全国高等医药院校教材配套用书

轻松记忆"三点"丛书

病理学速记<small>（第2版）</small>

主编　陈豆豆

U0297301

中国医药科技出版社

内容提要

本书是全国高等医药院校教材配套用书之一，全书高度浓缩了病理学的相关知识，切中要点又充分保留了学科系统的完整性，更广泛吸取了各名校优秀学习者的宝贵心得，利于读者提高学习效率。

本书是医学生专业知识学习、记忆及应考的必备书，也可作为参加卫生专业技术资格考试的参考书。

图书在版编目（CIP）数据

病理学速记/陈豆豆主编 . — 2 版 . — 北京：中国医药科技出版社，2017.5

（轻松记忆"三点"丛书）

ISBN 978-7-5067-9260-8

Ⅰ. ①病… Ⅱ. ①陈… Ⅲ. ①病理学 – 医学院校 – 教学参考资料 Ⅳ. ① R36

中国版本图书馆 CIP 数据核字（2017）第 083996 号

美术编辑 陈君杞
版式设计 大隐设计

出版 中国医药科技出版社
地址 北京市海淀区文慧园北路甲 22 号
邮编 100082
电话 发行：010-62227427 邮购：010-62236938
网址 www.cmstp.com
规格 787×1092mm $\frac{1}{32}$
印张 10 $\frac{1}{8}$
字数 259 千字
初版 2010 年 3 月第 1 版
版次 2017 年 5 月第 2 版
印次 2018 年 4 月第 2 次印刷
印刷 三河市荣展印务有限公司
经销 全国各地新华书店
书号 ISBN 978-7-5067-9260-8
定价 22.00 元

出版说明

　　本系列丛书以全国医学院校教学大纲为依据，以国内医学院校通用的权威教材为基础，针对医学知识难懂、难记、难背的特点，收集、整理中国协和医科大学、北京大学医学部、中国医科大学、中山大学中山医学院、华中科技大学同济医学院等国内知名院校优秀硕士、博士生多年的学习笔记和心得编撰而成。丛书在编写过程中对各校在用的教材进行了缜密的分析和比较，各科目分别选择了符合其学科特点，有助于学生进行系统性学习的教材体系作为蓝本。内容简洁精要，切中要点又充分保留了学科系统的完整性，其中更广泛汲取了各名校优秀学习者的宝贵心得，让学生既能将本丛书作为课前预习、课后复习识记的随身宝典，也能帮助学生明确重点和难点内容，提高听课效率，对知识总结归纳、融会贯通，从而减轻学习负担，增强学习效果。

　　我们鼓励广大读者将本丛书同自己正在进行的课程学习相结合，感受前辈学习者对于知识内容的理解，充分了解自己学习的得失，相互比较，互通有无。我们也相信在我们的帮助下，必定会有更多的医学学习者通过自己的努力品味到知识果实的甜美。

　　由于我们学识有限，编写时间仓促，疏漏或不当之处请各位同仁和读者批评指正。衷心感谢！祝所有读者学有所成，硕果累累！

目录

绪论

病理学（pathology）是研究疾病的病因（etiology）、发病机制（pathogenesis）、病理变化（pathological change）结局和转归的医学基础学科。病理学学习的目的是通过对上述内容的了解来认识和掌握疾病本质和发生发展的规律，为疾病的诊治和预防提供理论基础。

一、病理学的内容和任务

总论所研究和阐述的细胞和组织适应及损伤、损伤的修复、局部血液循环障碍、炎症和肿瘤等基本病理变化，为各种不同疾病发生发展的共同规律。而各论则是在总论学习的基础上，研究和阐述各种不同疾病发生发展的特殊规律。

二、病理学在医学中的地位

病理学可分为人体病理学和实验病理学。人体病理学通过尸体解剖、活体组织检查，或称外科病理学和细胞学检查所获得的材料对疾病做出最后诊断。实验病理学则以疾病的动物模型或在体外培养的细胞为材料进行医学研究。

在医疗工作中，活体组织检查是迄今诊断疾病的最可靠的方法。细胞学检查在发现早期肿瘤等方面具有重要作用。对不幸去世的病人进行尸体剖验能对其诊断和死因做出最权威的终极回答，也是提高临床诊断和医疗水平的最重要方法。

三、病理学的研究方法

（一）人体病理学的诊断和研究方法

1. 尸体剖检　尸体剖检简称尸检，即对死者的遗体进行病理解剖和后续的显微镜观察，是病理学的基本研究方法之一。

尸检的作用在于：①确定诊断，查明死因。协助临床总结性诊断和治疗过程中的经验和教训，以提高诊治水平；②及时发现和确诊某些传染病、地方病、流行病和新发生的疾病，为卫生防疫部门采取防治措施提供依据；③积累各种疾病的人体病理材料，作为深入研究和防治这些疾病的基础的基础，也为病理学教学收集各种疾病的病理标本。

2. 活体组织检查　活体组织检查简称活检，即局部切取、钳取、细针穿刺、搔刮和摘取等手术方法，从活体内获取病变组织进行病理诊断。

活体组织检查的意义在于：①由于组织新鲜，固定后能基本保存病变的原貌，有利于及时、准确地对疾病做出病理诊断，为临床指导治疗和判断预后的依据；②必要时还可在手术进行中做冷冻切片快速诊断，协助临床医生选择最佳的手术治疗方案；③在疾病治疗过程中，定期活检可动态了解病变的发展和判断疗效；④还可采用一些新的研究方法，如免疫组织化学、电镜观察和组织培养等对疾病进行更深入的研究。因此，活检是目前诊断疾病广为采用的方法，特别是对肿瘤良、恶性的鉴别具有十分重要的意义。

3. 细胞学检查　通过采集病变处的细胞，涂片染色后进行诊断。细胞的来源可以是运用各种采集器在女性生殖道、口腔、食管、鼻咽部等病变部位直接采集脱落的细胞，也可以是自然分泌物（如痰、乳腺溢液、前列腺液）、体液（如胸腹腔积液、心包积液和脑脊液）及排泄物（如尿）中的细胞，以及通过内镜或用细针直接穿刺病变部位（如前列腺、肝、肾、胰、乳腺、甲状腺、淋巴结）等采集的细胞，即细针穿刺细胞。

（二）实验病理学研究方法

1. 动物实验　运用动物实验的方法，可在适宜动物身上复制出某些人类疾病的动物模型。通过疾病复制过程可以研究疾病的病因学、发病学、病理改变及疾病的转归。

2. 组织和细胞培养　将某种组织或单细胞用适宜的培养基

在体外培养，可研究在各种因子作用下细胞、组织病变的发生和发展。例如在病毒感染和其他致癌因素的作用下，细胞如何发生恶性转化；在恶性转化的基础上发生哪些分子生物学和细胞遗传学改变；在不同因素作用下能否阻断恶性转化的发生或使其逆转；免疫因子、射线和抗癌药物等对癌细胞生长的影响等，这些都是对肿瘤研究十分重要的课题。

四、病理学的发展

病理学也有许多新的分支学科，如免疫病理学、分子病理学、遗传病理学和定量病理学等，使得对疾病的研究从器官、组织、细胞和亚细胞水平深入到分子水平；并使形态学观察结果从定位、定性走向定量，更具客观性、重复性和可比性。

第一章
细胞和组织的适应与损伤

第一节　适应

适应指细胞、组织、器官和机体对于持续性的内外刺激做出的非损伤性的应答反应。

一、萎缩

（一）概念

萎缩是已发育正常的实质细胞、组织或器官的体积缩小。组织与器官的萎缩除了其自身实质细胞体积缩小外，也可以伴发实质细胞数量的减少。

（二）分类

1. **营养不良性萎缩**　因蛋白质摄入不足、消耗过多和血液供应不足引起，如慢性消耗性疾病的全身肌肉萎缩和脑动脉粥样硬化后血管腔变窄引起的脑萎缩。

2. **压迫性萎缩**　因组织与器官长期受压产生，如尿路梗阻时肾盂积水引起的肾萎缩。

3. **失用性萎缩**　因器官组织长期功能和代谢低下所致，如久卧不动后的肌肉萎缩和骨质疏松。

4. **去神经性萎缩**　因运动神经元或轴突损害引起的效应器萎缩，如脑或脊髓神经损伤所致的肌肉萎缩。

5. **内分泌性萎缩**　由于内分泌腺功能下降引起靶器官细胞萎缩，如因腺垂体肿瘤或缺血坏死等引起促肾上腺激素释放减少所致的肾上腺萎缩。

（三）机制

主要涉及蛋白质合成和降解的平衡，蛋白质降解的增加在萎缩中起关键作用。

萎缩的细胞、组织、器官体积减小，重量减轻，色泽变深，细胞器大量退化。萎缩细胞胞质内可出现脂褐素颗粒，后者是细胞内未被彻底消化的富含磷脂的细胞器残体。萎缩细胞蛋白质合成减少、分解增加，或者两者兼有。萎缩的细胞和组织、器官功能大多下降，并通过减少细胞体积与降低血供，使之在营养、激素、生长因子的刺激及神经递质的调节之间达成了新的平衡。

二、肥大

（一）概念

由于功能增加、合成代谢旺盛，使细胞、组织或器官体积增大称为肥大。

（二）分类

1. **生理性肥大** 例如妊娠时子宫的增大，运动员的肌肉肥大。
2. **病理性肥大** 例如高血压病时心脏的肥大，一侧肾切除后对侧的肥大。

肥大的细胞内 DNA 含量和细胞器数量均增多，结构蛋白合成活跃，功能增强，但细胞肥大产生的功能代偿作用也是有限度的。如心肌肥大过度时心肌细胞的血液供应相对缺乏，心肌细胞中产生的正常收缩蛋白也会因胚胎性基因的激活而转变为产生收缩效率较差的幼稚收缩蛋白，部分心肌纤维收缩成分甚至会碎裂和缺失，因而最终会诱发心力衰竭（失代偿）。

三、增生

（一）概念

器官或组织的实质细胞数目增多称为增生。

（二）分类

1. **生理性增生**

（1）激素性增生　妊娠期子宫平滑肌的增生。

（2）代偿性增生　部分肝切除后肝细胞的增生。

2. 病理性增生　例如过量雌激素刺激引起的子宫内膜增生（激素性增生）。

增生是细胞有丝分裂活跃的结果，也与细胞凋亡受到抑制有关，通常受到增殖基因、凋亡基因、激素和各种肽类生长因子的精细调控。细胞增生可为弥漫性或局限性，表现为增生组织、器官的弥漫性增大，或者在组织、器官中形成单发或多发增生性结节。

四、化生

（一）概念

（1）<u>一种分化成熟的细胞为另一种分化成熟的细胞所替代的过程。</u>

（2）化生并不是由原来的成熟细胞直接转变所致，而是<u>该处具有分裂增殖和多向分化能力的幼稚未分化细胞、储备细胞等干细胞转型性分化的结果</u>，是环境因素引起细胞某些基因活化或受到抑制而重新编程表达的产物。

（3）<u>化生只出现在有增生能力的细胞。</u>

（二）分类

1. 上皮组织的化生　上皮组织化生以鳞状上皮化生最为常见。例如，慢性宫颈炎时子宫颈管的柱状上皮化生为鳞状上皮。

2. 间叶组织的化生　间叶组织的化生如成纤维细胞可转变为成骨细胞或软骨细胞，形成骨或软骨。

化生的生物学意义利弊兼有。例如呼吸道黏膜柱状上皮化生为鳞状上皮后，可强化局部抵御外界刺激的能力，但因鳞状上皮表面不具有柱状上皮的纤毛结构，故而减弱了黏膜自净能力。此外，如果引起化生的因素持续存在，则可能引起细胞恶变。例如支气管鳞状上皮化生和胃黏膜肠上皮化生，分别与肺鳞状细胞癌和胃腺癌的发生有一定关系。

第二节　细胞和组织损伤的原因和机制

一、细胞膜的破坏

细胞膜受到破坏的机制在于进行性膜磷脂减少，磷脂降解产物堆积，以及细胞膜与细胞骨架分离，使细胞膜易受拉力损害等。细胞膜破坏是细胞损伤特别是细胞不可逆性损伤的关键环节。

二、活性氧类物质的损伤

活性氧类物质又称反应性氧类物质，包括处于自由基状态的氧（如超氧自由基）以及不属于自由基的过氧化氢 H_2O_2。活性氧类物质的强氧化作用是细胞损伤的基本环节。

三、细胞质内高游离钙的损伤

细胞内钙浓度往往与细胞结构和功能损伤程度呈正相关，若大量钙流入会导致细胞内高游离钙（钙超载），这是许多因素损伤细胞的终末环节，并且是细胞死亡最终形态学变化的潜在介导者。

四、缺氧的损伤

（1）缺氧或低氧是导致细胞和组织损伤最常见和最重要的原因之一。

（2）轻度短暂缺氧可使细胞水肿和脂肪变，重度持续缺氧可引发细胞坏死。

（3）在一些情况下，缺血后血流的恢复会引起存活组织的过氧化，反而加剧组织损伤，称为缺血再灌注损伤。

五、化学性损伤

1. 分类　化学性损伤可为全身性或局部性两种类型：全身

性化学性损伤，如氯化物中毒；局部性化学性损伤，如接触强酸强碱对皮肤黏膜的直接损伤。

2. 途径 一些化学物质的作用还有器官特异性，如 CCl_4 可引起的肝损伤。化学性损伤的途径有：①化学物本身具有直接细胞毒作用；②代谢产物对靶细胞的细胞毒作用；③诱发过敏反应等免疫损伤，如青霉素引发 I 型变态反应；④诱发 DNA 损伤。

六、遗传变异

化学物质和药物、病毒、射线等均可损伤核内 DNA，诱发基因突变和染色体畸变，使细胞发生遗传变异。通过引起：①结构蛋白合成低下，细胞缺乏生命必需的蛋白质；②阻止重要功能细胞核分裂；③合成异常生长调节蛋白；④引发先天性或后天性酶合成障碍等环节，使细胞因缺乏生命必需的代谢机制而发生死亡。

第三节 细胞可逆性损伤

一、细胞水肿或称水变性

细胞肿胀几乎是所有细胞损伤最早的表现形式，系因线粒体受损，ATP 生成减少、细胞膜 Na^+–K^+ 泵功能障碍而导致细胞内钠离子和水的过多积聚。凡是能引起细胞液体和离子内稳态变化的所有形式的损害，都可导致细胞水肿，常见于缺氧、感染、中毒时心、肝、肾等器官的实质细胞。

二、脂肪变

（一）概念

（1）中性脂肪，即三酰甘油（甘油三酯），蓄积于非脂肪细胞的细胞质中，称为脂肪变，多发生于肝细胞、心肌细胞、肾小管上皮细胞、骨骼肌细胞等，与感染、酗酒、中毒、缺氧、营养不良、糖尿病及肥胖有关。

（2）PAS 染色阳性可明确为糖原沉积。确定脂肪变可用冰冻切片及苏丹Ⅲ染色，脂滴呈橘红色。若用锇酸染色则呈黑色。既无脂肪，又无糖原则空泡状胞质很可能是水分蓄积。

（二）分类

1. 肝脂肪变 肝脏是脂质代谢的主要器官，因此肝脂肪变最为常见。常见于慢性肝淤血、严重的中毒和传染病等疾病。

肝细胞脂肪变的机制大致如下：①肝细胞质内脂肪酸增多，如高脂饮食或营养不良时因体内脂肪组织分解，过多的脂肪酸经由血液入肝；或因缺氧致肝细胞乳酸大量转化为脂肪酸；或因氧化障碍，使脂肪酸利用下降，脂肪酸相对增多；②甘油三酯合成过多，如饮酒可改变线粒体和滑面内质网的功能，促进甘油三酯的合成；③脂蛋白、载脂蛋白减少，缺氧中毒或营养不良时，肝细胞中脂蛋白、载脂蛋白合成减少，脂肪输出受阻而堆积于细胞内。

2. 心肌脂肪变

（1）灶性心肌细胞脂肪变常发生于心内膜下及乳头肌处，多见于左心室。脂肪变的黄色条纹与未受侵犯的红色心肌相间排列，构成状似虎皮的斑纹，故有"虎斑心"之称。

（2）与心肌脂肪浸润的区别：后者常发生在右心室，特别是心尖区为严重。

三、玻璃样变（透明变）

（一）概念

细胞内或间质中出现 HE 染色为均质嗜伊红半透明状的蛋白质蓄积，称为玻璃样变，或称透明变。

（二）分类

1. 细胞内玻璃样变

（1）浆细胞质粗面内质网中蓄积的免疫球蛋白形成的 Rusell 小体。

（2）酒精性肝病时，肝细胞胞质中细胞中间丝前角蛋白变性形成的 Mallory 小体。

（3）阿尔茨海默病时，微管相关蛋白和神经微丝缠绕形成的包涵体。

（4）肾小管上皮细胞具有吸液作用的小泡重吸收原尿中的蛋白质，与溶酶体融合形成的玻璃样小滴。

2. 纤维结缔组织玻璃样变 纤维结缔组织玻璃样变见于萎缩的子宫和乳腺间质、瘢痕组织、动脉粥样硬化斑块及各种坏死组织的机化等。

3. 细动脉壁玻璃样变 细动脉壁玻璃样变又称细动脉硬化，常见于缓进型高血压和糖尿病的肾、脑、脾等脏器的细动脉壁。因有血浆蛋白质渗入而使管壁增厚、管腔狭窄。玻璃样变的细动脉壁弹性减弱、脆性增加，易继发扩张、破裂和出血。

良性高血压的动脉壁为透明变，恶性高血压的动脉壁为纤维素样变性。

四、淀粉样变

（一）概念

细胞间质，特别是小血管基底膜出现淀粉样蛋白质——黏多糖复合物沉淀，称为淀粉样变。

（二）HE 染色

HE 染色的镜下特点为淡红色均质状物，显示淀粉样呈色反应；刚果红染色为橘红色，遇碘则为棕褐色，再加稀硫酸便呈蓝色。

五、黏液样变

黏液样变是指细胞间质内黏多糖（透明质酸等）和蛋白质的蓄积，常见于间叶组织肿瘤、动脉粥样硬化斑块、风湿病灶和营养不良的骨髓和脂肪组织等。其镜下特点是在疏松的间质内，有多突起的星芒状纤维细胞散在于灰蓝色黏液基质中。甲状腺功能低下时，透明质酸酶活性受抑，含有透明质酸的黏液样物质及水分在皮肤及皮下蓄积形成黏液性水肿。

六、病理性色素沉着

（一）概念

正常人体内有含铁血黄素、脂褐素、黑色素、胆红素等多种内源性色素，炭尘、煤尘、文身色素等外源性色素有时也会进入体内。病理情况下，上述某些色素会增多并积聚于细胞内外，称为病理性色素沉着。

（二）分类

1. 含铁血黄素

（1）病理情况下，含铁血黄素主要出现在陈旧性出血和溶血性疾病时的肝、脾、淋巴结和骨髓等组织中。

（2）出现于左心衰患者肺内和痰内的含有含铁血黄素的巨噬细胞称为心力衰竭细胞。

2. 脂褐素

在老年人和营养耗竭性患者，萎缩的心肌细胞及肝细胞核周围出现大量黄褐色微细颗粒状脂褐素，是细胞以往受到自由基过氧化损伤的标志，故又有消耗性色素之称。

3. 黑色素

某些慢性炎症及色素痣、黑色素瘤、基底细胞癌时，黑色素可局部性增多。肾上腺皮质功能低下的 Addison 病患者，可出现全身性皮肤、黏膜的黑色素沉着。

七、病理性钙化

（一）概念

骨、牙之外的组织中有固态钙盐沉积称为病理性钙化。其主要成分是磷酸钙和碳酸钙及少量铁、镁等物质，显微镜下呈蓝色颗粒状至片块状。

（二）分类

1. 营养不良性钙化

（1）钙盐沉积于坏死或即将坏死的组织或异物中。

（2）见于结核病、血栓、动脉粥样硬化斑块、心脏脉瓣病变及瘢痕组织等。

2. 转移性钙化

（1）全身钙、磷代谢失调，血钙和血磷增高而致钙盐沉积于正常组织内。

（2）主要见于甲状旁腺功能亢进、维生素 D 摄入过多、肾衰及某些骨肿瘤，常发生在血管及肾、肺和胃的间质组织。

第四节　细胞死亡

一、坏死

（一）概念

坏死是以酶溶性变化为特点的活体内局部组织细胞的死亡。坏死可因致病因素较强直接导致，但大多由可逆性损伤发展而来，其基本表现是细胞肿胀、细胞器崩解和蛋白质变性。炎症时渗出的中性粒细胞释放溶酶体酶，可促进坏死发生和局部实质细胞溶解。

（二）基本病变

1. 核固缩　细胞核染色质 DNA 浓聚、皱缩，使核体积减小，嗜碱性增加，提示 DNA 转录停止。

2. 核碎裂　细胞核由于核染色质崩解和核膜破裂而发生碎裂，可由核固缩裂解成碎片而来。

3. 核溶解　由非特异性 DNA 酶和蛋白酶激活分解核 DNA 和核蛋白所致，核染色质嗜碱性下降，死亡细胞核在 1~2 天内将会完全消失。

（三）类型

1. 凝固性坏死

（1）蛋白质变性凝固且溶酶体酶水解作用较弱时，坏死区呈灰黄、干燥、质实状态，称为凝固性坏死。

（2）多见于心、肝、肾、脾等器官，常因缺血、缺氧、细菌毒素、化学腐蚀剂作用引起。

（3）在结核病时，因病灶中含脂质较多，坏死区呈黄色，状似干酪，称为干酪样坏死。

2. 液化性坏死

（1）由于坏死组织中可凝固的蛋白质少，或坏死细胞自身及浸润的中性粒细胞等释放大量水解酶，或组织富含水分和磷脂，则细胞组织易发生溶解液化，称为液化性坏死。

（2）常见于含脂质多（如脑）和碱性蛋白酶多（如胰腺）的组织。

（3）脑组织中水分和磷脂多而蛋白质成分少，坏死后能形成半流体状，称脑软化。

3. 纤维素样坏死

（1）是结缔组织及小血管壁常见的坏死形式。

（2）常见于某些变态反应性疾病如风湿病、结节性多动脉炎、新月体性肾小球肾炎以及急进型高血压、胃溃疡等。

4. 坏疽

（1）**概念** 指继发有腐败菌感染的大块组织坏死，常发生在肢体或与外界相通的内脏。

（2）**分类**

①**干性坏疽** 动脉阻塞而静脉回流正常的缺血性坏死，多发生在肢体特别是下肢。坏死的肢体干燥且呈黑色，与周围组织之间有明显的分界线。

②**湿性坏疽** 动脉管腔阻塞，静脉回流障碍的坏死，常发生在与体表相通的内脏如肺、肠和子宫等。坏死部位呈黑色或暗绿色，与健康组织无明显分界线，并伴有恶臭。

③**气性坏疽** 系深达肌肉的开放性创合并产气荚膜杆菌等厌氧菌感染所致，除发生坏死外，还产生大量气体，使坏死区更易诱发感染。

（四）结局

1. 坏死细胞溶解 引起局部急性炎症反应。

2. 溶解吸收 坏死细胞及周围中性粒细胞释放水解酶使组织溶解液化，由淋巴管或血管吸收，不能吸收的碎片则由巨噬细胞吞噬清除。坏死液化范围较大可形成囊腔。

3. 分离排出 坏死灶较大不易被完全溶解吸收时，发生在皮肤黏膜的坏死物可被分离，形成组织缺损，浅者称为糜烂，深者称为溃疡。组织坏死后形成的开口于皮肤黏膜表面的深在性盲管称为窦道，两端开口的通道样缺损称为瘘管。肺、肾等内脏坏死物液化后，经支气管、输尿管等自然管道排出，所残留的空腔称为空洞。

4. 机化与包裹 新生肉芽组织长入并取代坏死组织、血栓、脓液、异物等的过程，称为机化。如坏死组织等太大，难以完全长入或吸收，则由周围增生的肉芽组织将其包围，称为包裹。机化和包裹的肉芽组织最终形成纤维瘢痕。

5. 钙化 坏死细胞和细胞碎片若未被及时清除，则日后易发生钙盐和其他矿物质沉积，引起营养不良性钙化。

（五）对机体的影响及相关因素

1. 坏死细胞的生理重要性 例如心、脑组织的坏死后果严重。

2. 坏死细胞的数量 如广泛的肝细胞坏死可致机体死亡。

3. 坏死细胞周围同类细胞的再生情况 如肝、皮肤等易于再生的细胞，坏死组织的结构功能容易恢复。

4. 坏死器官的储备代偿能力 如肾、肺等成对器官，储备代谢能力较强。

二、凋亡

1. 概念 凋亡，也可称程序性细胞死亡，是由体内外某些因素触发细胞内预存的死亡程序而导致的细胞主动性死亡方式。凋亡在生物胚胎发生、器官形成发育、成熟细胞新旧交替、激素依赖性生理退化以及自身免疫性疾病和肿瘤发生进展中，都发挥不可替代的重要作用，并非仅是细胞损伤的产物。

凋亡的形态学特点是细胞皱缩，胞质致密，核染色质边集，而后胞核裂解，胞质生出芽突而脱落，形成含核碎片和（或）细胞器成分的膜包被凋亡小体，可被巨噬细胞和相邻其他实质细胞吞噬、降解。凋亡的生化特征是 Ca^{2+}/Mg^{2+} 依赖的内切核酸酶及需钙蛋白酶活化，早期出现 180~200bp 的 DNA 降解片段，琼脂凝胶电泳呈现特征性梯带状，半胱氨酸－天冬氨酸蛋白酶和凋亡蛋白酶活性增高。其中，内切核酸酶和凋亡蛋白酶是凋亡程序的主要执行者。

2. 凋亡与坏死的比较

	坏死	凋亡
诱导原因	仅见于病理性损伤（低氧、毒素等）	生理性和病理性均可
范围	一般发生于多个细胞	多发生于单个细胞
胞质	肿胀	皱缩
线粒体	肿胀→破坏	致密
其他细胞器	肿胀→破坏	致密
染色质	凝聚成块状	致密
细胞膜	完整性破坏 坏死细胞崩解	保持完整性 形成凋亡小体
炎症反应	存在	缺乏，凋亡小体被吞噬
DNA分解机制	随意性，弥漫性 ATP 减少 膜损害，自由基损害	核小体间分解（180~200bp） 基因活化（新蛋白质合成）内切核酸酶激活

第五节 细胞老化

一、概念

细胞老化是细胞随生物体年龄增长而发生退行性变化的总和。老化细胞在代谢和功能方面表现为线粒体氧化磷酸化功能减弱、核酸和蛋白质（结构蛋白质、酶、细胞受体和转录因子等）合成减少、摄取营养物质能力降低和DNA或线粒体损伤修复功能减弱等。

二、特征

1. **普遍性** 所有的细胞、组织、器官和机体都会在不同水平上出现老化改变。

2. **进行性或不可逆性** 随着时间的推移，老化不断进行性地发展。

3. **内因性** 不是由于外伤、事故等外因的直接作用，而是细胞内在基因决定性的衰退。

4. **有害性** 细胞老化时，细胞代谢、适应、代偿等多种功能低下且缺乏恢复能力，机体患病率和死亡率逐渐增加。

三、形态学改变

形态学上表现为细胞核不规则、异常分叶、线粒体空泡化、内质网减少、高尔基体扭曲和脂褐素沉积等。

第二章　损伤的修复

第一节　再生

一、细胞周期和不同类型细胞的再生潜能

细胞周期由间期和分裂期（M期）构成。

间期又可分为G_1期（DNA合成前期）、S期（DNA合成期）和G_2期（分裂前期）。不同种类的细胞，其细胞周期的时程长短不同，在单位时间里可进入细胞周期进行增殖的细胞数也不相同，因此具有不同的再生能力。

1. 不稳定细胞

（1）又称持续分裂细胞。这类细胞总在不断地增殖，以代替衰亡或破坏的细胞。

（2）如表皮细胞、呼吸道和消化道黏膜被覆细胞、男性及女性生殖器官管腔的被覆细胞、淋巴及造血细胞、间皮细胞等。这类细胞再生能力最强。

2. 稳定细胞

（1）又称静止细胞。在病理情况下，这类细胞增殖现象不明显，在细胞增殖周期中处于静止期（G_0），但受到组织损伤的刺激时，则进入DNA合成前期（G_1），表现出较强的再生能力。

（2）这类细胞包括各种腺体或腺样器官的实质细胞，如胰、涎腺、内分泌腺、汗腺、皮脂腺和肾小管的上皮细胞等。

3. 永久性细胞　又称非分裂细胞。属于这类细胞的有神经细胞、骨骼肌细胞及心肌细胞。

二、各种组织的再生

1. 上皮组织的再生

（1）被覆上皮再生　鳞状上皮缺损时，由创缘或底部的基

底层细胞分裂增生，向缺损中心迁移，先形成单层上皮，以后增生分化为鳞状上皮。黏膜，如胃肠黏膜的上皮缺损后，同样也由邻近的基底部细胞分裂增生来修补。新生的上皮细胞起初为立方形，以后增高变为柱状细胞。

（2）腺上皮再生　腺上皮虽有较强的再生能力，但再生的情况依损伤的状态而异。如果有腺上皮的缺损而腺体的基底膜未被破坏，可由残存的细胞分裂补充，完全恢复原来腺体结构；如腺体构造（包括基底膜）完全被破坏，则难以再生。

肝细胞有活跃的再生能力，肝再生可分为三种情况：①肝在部分切除后，通过肝细胞分裂增生，短期内就能使肝脏恢复原来的大小；②肝细胞坏死时，不论范围大小，只要肝小叶网状支架完整，从肝小叶周边区再生的肝细胞可沿支架延伸，恢复正常结构；③肝细胞坏死较广泛，肝小叶网状支架塌陷，网状纤维转化为胶原纤维，或者由于肝细胞反复坏死及炎症刺激，纤维组织大量增生，形成肝小叶内间隔，此时再生肝细胞难以恢复原来小叶结构，成为结构紊乱的肝细胞团，例如肝硬化时的再生结节。

2. 纤维组织的再生　在损伤的刺激下，受损处的成纤维细胞进行分裂、增生。成纤维细胞可由静止状态的纤维细胞转变而来，或由未分化的间叶细胞分化而来。当成纤维细胞停止分裂后，开始合成并分泌前胶原蛋白，在细胞周围形成胶原纤维，细胞逐渐成熟，变成长梭形，胞质越来越少，核越来越深染，成为纤维细胞。

3. 软骨组织和骨组织的再生　软骨再生起始于软骨膜的增生，这些增生的幼稚细胞形似成纤维细胞，以后逐渐变为软骨母细胞，并形成软骨基质，细胞被埋在软骨陷窝内而变为静止的软骨细胞。软骨再生能力弱，软骨组织缺损较大时由纤维组织参与修补。骨组织再生能力强，骨折后可完全修复。

4. 血管的再生

（1）毛细血管的再生　毛细血管的再生过程又称血管生成，是以生芽的方式来完成的。

（2）大血管的修复　大血管离断后需手术吻合，吻合处两侧内皮细胞分裂增生，互相连接，恢复原来内膜结构。但离断的肌层不易完全再生，而由结缔组织增生连接，形成瘢痕修复。

5. 肌组织的再生 肌组织的再生能力很弱。横纹肌的再生依肌膜是否存在及肌纤维是否完全断裂而有所不同。心肌再生能力极弱，破坏后一般都是瘢痕修复。

6. 神经组织的再生 脑及脊髓内的神经细胞破坏后不能再生，由神经胶质细胞及其纤维修补，形成胶质瘢痕。外周神经受损时，如果与其相连的神经细胞仍然存活，则可完全再生。

三、细胞再生的影响因素

1. 细胞外基质在细胞再生过程中的作用 细胞外基质在任何组织都占有相当比例，它的主要作用是把细胞连接在一起，借以支撑和维持组织的生理结构和功能。

（1）胶原蛋白 胶原蛋白是动物体内最常见的一种蛋白质，为所有多细胞生物提供细胞外支架。Ⅰ、Ⅱ、Ⅲ型胶原为间质性或纤维性胶原蛋白，体内含量最为丰富。Ⅳ、Ⅴ、Ⅵ型胶原为非纤维性（或无定形）胶原蛋白，存在于间质和基底膜内。

（2）弹力蛋白 各种组织，如血管、皮肤、子宫和肺组织在结构上需要弹性，以发挥功能。在大血管壁（如主动脉）、子宫、皮肤和韧带中存在大量弹力蛋白。

（3）黏附性糖蛋白和整合素

①纤维粘连蛋白 纤维粘连蛋白是一种多功能的黏附蛋白，其主要作用是能使细胞与各种基质成分发生粘连。可由成纤维细胞、单核细胞、内皮细胞及其他细胞产生。纤维粘连蛋白与细胞黏附、细胞伸展和细胞迁移直接相关。另外，纤维粘连蛋白还可增强某些细胞如毛细血管内皮细胞对生长因子增殖作用的敏感性。

②层粘连蛋白 层粘连蛋白是基底膜中含量最为丰富的大分子糖蛋白（分子量约为 820 000），为 3 个不同的亚单位共价结合形成的交叉状结构并跨越基底膜。层粘连蛋白一方面可与细胞表面的特异性受体结合，另一方面也可与基质成分如Ⅳ型胶原和硫酸肝素结合，还可介导细胞与结缔组织基质黏附。

③**整合素** 整合素是细胞表面受体的主要家族。对细胞和细胞外基质的黏附起介导作用。其特殊类型在白细胞黏附过程中还可诱导细胞与细胞间的相互作用。

（4）**基质细胞蛋白** 基质细胞蛋白是一类新命名的分泌性蛋白，可与基质蛋白、细胞表面受体及能作用于细胞表面的其他分子（如生长因子、细胞因子或蛋白水解酶）相互作用。

（5）**蛋白多糖和透明质酸** 蛋白多糖和透明质酸构成了细胞外基质的另一重要成分。透明质酸是大分子蛋白多糖复合物的骨架，与调节细胞增殖和迁移的细胞表面受体有关。

2. **生长因子** 当细胞受到损伤因素的刺激后，释放一些生长因子，刺激同类细胞或同一胚层发育来的细胞增生，促进修复。

（1）**血小板源性生长因子** 能引起成纤维细胞、平滑肌细胞和单核细胞的增生和游走，并能促进胶质细胞增生。

（2）**成纤维细胞生长因子** 主要作用于上皮细胞，特别在毛细血管的新生过程中，能使内皮细胞分裂并诱导其产生蛋白溶解酶，后者溶解基膜，便于内皮细胞穿越生芽。

（3）**表皮生长因子** 对上皮细胞、成纤维细胞、胶质细胞及平滑肌细胞有促进增殖的作用。

（4）**转化生长因子。**

（5）**血管内皮生长因子** 促进肿瘤血管的形成、正常胚胎的发育、创伤愈合及慢性炎症时的血管增生，还可明显增加血管的通透性，进而促进血浆蛋白在细胞基质中沉积，为成纤维细胞和血管内皮细胞长入提供临时基质。

（6）**具有刺激生长作用的其他细胞因子** 例如白介素–1（IL–1）和肿瘤坏死因子（TNF）能刺激成纤维细胞的增殖及胶原合成，TNF 还能刺激血管再生。

3. **抑素与接触抑制**

（1）抑素具有组织特异性，似乎任何组织都可以产生一种抑素抑制本身的增殖。

（2）皮肤创伤，缺损部周围上皮细胞分裂增生迁移，将创面覆盖而相互接触时，或部分切除后的肝脏，当肝细胞增生达到原有大小时，细胞停止生长，不致堆积起来。这种现象称为接触抑制。

四、人工干预下的组织再生

1. 概念 干细胞是一类未成熟、未分化的细胞群，在特定的条件下，具有再生各种组织细胞、神经器官的功能。

2. 特点 具有无限或较长时间自我更新和多向分化能力，同时还保留了非对称复制的生物学表型。

3. 分类

（1）**胚胎干细胞** 胚胎干细胞是指起源于着床前胚胎内细胞群的全能干细胞，具有向3个胚层分化的能力，可以分化为成体所有类型的成熟细胞。

（2）**成体干细胞** 成体干细胞是指存在于各组织器官中具有自我更新和一定分化潜能的不成熟细胞。

①**造血干细胞** 起源于胚胎时期的卵黄囊细胞，随着胚体血循环的建立，造血干细胞被播散到肝，最后主要定居在骨髓，并维持机体终身造血。

②**神经干细胞** 依据其体外培养时对丝裂原反应性的不同，分为EGF反应型细胞和FGF-2反应型细胞，EGF反应型细胞多分化为胶质细胞，FGF-2反应型细胞多分化为神经元表型祖细胞。

③**骨髓间充质干细胞** 是从骨髓中分离出来的最具有分化潜能的多能干细胞，可以向中胚层和神经外胚层各种不同类型的组织细胞分化，如骨、软骨、肌组织和神经组织等。

第二节 纤维性修复

一、肉芽组织的形态及作用

1. 肉芽组织的成分及形态

（1）肉芽组织由新生薄壁的毛细血管以及增生的成纤维细胞构成，并伴有炎性细胞浸润，肉眼表现为鲜红色，颗粒状，柔软湿润，形似鲜嫩的肉芽故而得名。

（2）镜下可见大量由内皮细胞增生形成的实性细胞索及扩张的毛细血管，<u>对着创面垂直生长</u>，并以小动脉为轴心，在周围形成袢状弯曲的毛细血管网。

（3）肉芽组织中一些成纤维细胞的胞质中含有肌细丝，此种细胞除有成纤维细胞的功能外，尚有平滑肌细胞的收缩功能，因此应称其为肌成纤维细胞，与肉芽组织和瘢痕收缩有密切关系。

2. 肉芽组织的作用

（1）<u>抗感染保护创面</u>。

（2）<u>填补创口及其他组织缺损</u>。

（3）<u>机化</u>或<u>包裹坏死</u>、血栓、炎性渗出物及其他异物。

二、瘢痕组织的形态及作用

1. 瘢痕组织的形成对机体有利的一面

（1）它能把损伤的创口或其他缺损长期地填补并连接起来，可使组织器官<u>保持完整性</u>。

（2）瘢痕组织含大量胶原纤维，故其填补及连接很牢固，可使组织器官<u>保持其坚固性</u>。

2. 瘢痕组织的形成对机体不利或有害的一面

（1）瘢痕<u>收缩</u>。

（2）瘢痕性<u>粘连</u>。

（3）瘢痕组织增生过度，又称<u>肥大性瘢痕</u>。

三、肉芽组织和瘢痕组织的形成过程及机制

1. 血管生成过程

（1）原有血管基底膜降解并引起毛细血管芽的形成和细胞迁移。

（2）内皮细胞向刺激方向迁移。

（3）位于迁移细胞后面的内皮细胞增殖和发育成熟。

后者包括生长停止、形成毛细血管管腔和内皮细胞外侧出

现新的细胞成分。在毛细血管外出现周细胞。在较大的血管外出现平滑肌细胞以支撑管腔，维持内皮细胞和周细胞的功能。

所有这些步骤均由生长因子、细胞和细胞外基质间的相互作用所调控：①生长因子和受体，多数实验结果表明，VEGF 和血管生成素在血管形成中发挥特殊作用。②细胞外基质，血管生成的关键环节是内皮细胞的运动和直接迁移。这些过程由几类蛋白质调控，包括整合素、基质－细胞蛋白（血栓黏合素 1、SPAR C 和细胞黏合素 C）、蛋白水解酶。

2. 纤维化 在富含新生血管和疏松细胞外基质构成的肉芽组织内发生纤维化的过程是：①损伤部位的成纤维细胞迁移和增殖；②细胞外基质的积聚。

3. 组织重构 肉芽组织转变为瘢痕的过程也包括细胞外基质的结构改变过程。一些能刺激胶原和其他结缔组织分子合成的生长因子，还有调节金属蛋白酶的合成与激活的作用，而金属蛋白酶是降解细胞外基质成分的关键酶。细胞外基质合成与降解的最终结果不仅导致了结缔组织的重构，而且又是慢性炎症和创伤愈合的重要特征。

第三节 创伤愈合

创伤愈合是指机体遭受外力作用，皮肤等组织出现离断或缺损后的愈复过程，为包括各种组织的再生和肉芽组织增生、瘢痕形成的复杂组合，表现出各种过程的协同作用。

一、皮肤创伤愈合

（一）创伤愈合的基本过程

1. 伤口的早期变化 伤口局部有不同程度的组织坏死和血管断裂出血，数小时内便出现炎症反应，表现为充血、浆液渗出及白细胞游出，故局部红肿。

2. 伤口收缩 2~3 天后边缘的整层皮肤及皮肤组织向中心

移动，于是伤口迅速缩小，直到 14 天左右停止。伤口收缩的意义在于缩小创面。

3. 肉芽组织增生和瘢痕形成　大约从<u>第 3 天开始</u>从伤口底部及边缘长出肉芽组织填平伤口。毛细血管大约以每日延长 0.1~0.61mm 的速度增长。其方向大都<u>垂直于创面</u>，并呈袢状弯曲。肉芽组织中没有神经，故无感觉。第 5~6 天起成纤维细胞产生胶原纤维，其后 1 周胶原纤维形成甚为活跃，以后逐渐缓慢下来。随着胶原纤维越来越多，出现瘢痕形成过程，大约在伤后 1 个月瘢痕完全形成。

4. 表皮及其他组织再生　创伤发生 24 小时内，伤口边缘的基底细胞即开始增生，并在凝块下面向伤口中心迁移，形成单层上皮，覆盖于肉芽组织的表面。当这些细胞彼此相遇时，则停止迁移，并增生、分化成为鳞状上皮。

（二）创伤愈合的类型

1. 一期愈合　见于<u>组织缺损少、创缘整齐、无感染、经黏合或缝合后创面对合严密的伤口</u>。这种伤口只有少量的血凝块，炎症反应轻微，表皮再生在 24~48 小时内便可将伤口覆盖。肉芽组织在第 3 天就可从伤口边缘长出并很快将伤口填满。5~7 天伤口两侧出现胶原纤维连接，此时切口已可拆线，切口达临床愈合标准。

2. 二期愈合　见于<u>组织缺损较大、创缘不整、哆开、无法整齐对合，或伴有感染的伤口，</u>这种伤口的愈合和一期愈合比较有以下不同。

（1）由于坏死组织多，或由于感染，继续引起局部组织变性、坏死，炎症反应明显。只有等到感染被控制，坏死组织被清除以后，再生才能开始。

（2）伤口大，伤口收缩明显，从伤口底部及边缘长出多量的肉芽组织将伤口填平。

（3）愈合的时间较长，形成的瘢痕较大。

二、骨折愈合

（一）骨折愈合的几个阶段

1. 血肿形成 骨组织和骨髓都有丰富的血管，在骨折的两端及其周围伴有大量出血，形成血肿，数小时后血肿发生凝固。

2. 纤维性骨痂形成 骨折后的 2~3 天，血肿开始由肉芽组织取代而机化，继而发生纤维化形成纤维性骨痂，或称暂时性骨痂，肉眼及 X 线检查见骨折局部呈梭形肿胀。约 1 周左右，上述增生的肉芽组织及纤维组织可进一步分化，形成透明软骨。

3. 骨性骨痂形成 上述纤维性骨痂逐渐分化出骨母细胞，并形成类骨组织，以后出现钙盐沉积，类骨组织转变为编织骨。纤维性骨痂中的软骨组织也经软骨化骨过程演变为骨组织，至此形成骨性骨痂。

4. 骨痂改建或再塑 编织骨由于结构不够致密，骨小梁排列紊乱，故仍达不到正常功能需要。为了适应活动时所受应力，编织骨经过进一步改建成为成熟的板层骨，皮质骨和髓腔的正常关系以及骨小梁正常的排列结构也重新恢复。改建是在破骨细胞的骨质吸收及骨母细胞的新骨质形成的协调作用下完成的。

（二）影响创伤愈合的因素

1. 全身因素

（1）年龄 青少年的组织再生能力强、愈合快。老年人则相反，组织再生力差，愈合慢，此与老年人血管硬化，血液供应减少有很大关系。

（2）营养 严重的蛋白质缺乏，尤其是含硫氨基酸（如甲硫氨酸、胱氨酸）缺乏时，肉芽组织及胶原形成不良，伤口愈合延缓。维生素中以维生素 C 对愈合最重要，这是由于维生素 C 缺乏时前胶原分子难以形成，从而影响了胶原纤维的形成。在微量元素中锌对创伤愈合有重要作用，能促进愈合的形成。

2. 局部因素

（1）感染与异物 感染对再生修复的妨碍甚大。许多化脓菌产生一些毒素和酶，能引起组织坏死，溶解基质或胶原纤维，加重局部组织损伤，妨碍创伤愈合；伤口感染时，渗出物很多，可增加局部伤口的张力，常使正在愈合的伤口或已缝合的伤口裂开，或者导致感染扩散加重损伤；坏死组织及其他异物，也妨碍愈合并有利于感染。

（2）**局部血液循环** 局部血液循环一方面保证组织再生所需的氧和营养，另一方面对坏死物质的吸收及控制局部感染也起重要作用。

（3）**神经支配** 正常的神经支配对组织再生有一定的作用。例如麻风引起的溃疡不易愈合，是神经受累致使局部神经营养不良的缘故。自主神经损伤，使局部血液供应发生变化，对再生的影响更为明显。

（4）**电离辐射** 能破坏细胞、损伤小血管、抑制组织再生，因此影响创伤的愈合。

（三）影响骨折愈合的因素

凡影响创伤愈合的全身及局部因素对骨折愈合都起作用。现需要强调以下三点。

（1）骨折断端的及时、正确复位。

（2）骨折断端及时、牢靠的固定。

（3）早日进行全身和局部功能锻炼，保持局部良好的血液供应。

第三章
局部血液循环障碍

局部血液循环障碍表现如下。

（1）血管内成分逸出血管外　水分在组织间隙中增加时称水肿；在体腔内积聚称积液；红细胞逸出血管称出血。

（2）局部组织血管内血液含量异常　动脉血量增加称充血；静脉血量增加称淤血；血管内血量减少称缺血。

（3）血液内出现异常物质　包括血液凝固形成的血栓以及血管内出现的空气、脂滴、羊水等异常物质阻塞局部血管，造成血管栓塞和组织梗死。

第一节　充血和淤血

一、充血

（一）概念

器官或组织因动脉输入血量的增多而发生的充血，称动脉性充血，是一主动过程，表现为局部组织或器官小动脉和毛细血管扩张，血液输入量增加。

（二）常见类型

1. 生理性充血　为适应器官和组织生理需要和代谢增强需要而发生的充血，称生理性充血，如进食后的胃肠道黏膜充血，运动时的骨骼肌充血和妊娠时的子宫充血等。

2. 病理性充血

（1）炎症性充血是较为常见的病理性充血。

（2）局部器官或组织长期受压，当压力突然解除时，细动脉发生反射性扩张引起的充血，称减压后充血。

（三）病变及后果

动脉性充血的器官和组织，由于微循环内血液灌注量增多，使体积轻度增大。充血若发生于体表时，由于局部微循环内氧合血红蛋白增多，局部组织颜色鲜红，因代谢增强使局部温度增高，镜下见局部细动脉及毛细血管扩张充血。

动脉性充血是短暂的血管反应，原因消除后，局部血量恢复正常，通常对机体无不良后果。但在有高血压或动脉粥样硬化等疾病的基础上，由于情绪激动等原因可造成脑血管（如大脑中动脉）充血、破裂，后果严重。

二、淤血

（一）概念

器官或局部组织静脉血液回流受阻，血液淤积于小静脉和毛细血管内，称淤血，又称静脉性充血。淤血是一被动过程，可发生于局部或全身。

（二）原因

1. **静脉受压** 静脉受外部各种原因压迫，静脉管腔发生狭窄或闭塞，血液回流障碍，导致器官或组织淤血。常见有肿瘤压迫局部静脉引起相应组织淤血；妊娠时增大的子宫压迫髂总静脉引起下肢淤血水肿；肠疝嵌顿、肠套叠、肠扭转压迫肠系膜静脉引起局部肠段淤血；肝硬化时，假小叶内纤维组织增生和假小叶的形成，常压迫肝窦和小叶下静脉，静脉回流受阻，门静脉压升高，导致胃肠道和脾脏淤血。

2. **静脉腔阻塞** 静脉血栓形成或侵入静脉内的肿瘤细胞形成瘤栓，可阻塞静脉血液回流，局部出现淤血。由于组织内静脉有较多的分支，相互联通，静脉淤血不易发生，只有在侧支循环不能有效地建立的情况下，静脉腔的阻塞才会出现淤血。

3. **心力衰竭** 心力衰竭时心脏不能排出正常容量的血液进入动脉，心腔内血液滞留，压力增高，阻碍了静脉的回流，造成淤血。二尖瓣或主动脉瓣狭窄和关闭不全，高血压病后期，或心肌梗死等引起左心衰竭，肺静脉压增高，造成肺淤血。

（三）病变及后果

（1）淤血发生于体表时，由于微循环的灌注量减少，血液内氧合血红蛋白含量减少而还原血红蛋白含量增加，局部皮肤呈紫蓝色，称发绀。

（2）左心衰——肺淤血，右心衰——体循环淤血。

（四）重要器官的淤血

1. 肺淤血

（1）由左心衰竭引起，左心腔内压力升高，阻碍肺静脉回流，造成肺淤血。

（2）肺淤血时肺体积增大，暗红色，切面流出泡沫状红色液体。

（3）镜下肺泡壁毛细血管扩张充血，慢性肺淤血时肺泡壁变厚和纤维化，可伴肺泡间隔水肿，肺泡腔除有水肿液及出血外，还可见大量含有含铁血黄素颗粒的巨噬细胞，称为心衰细胞（特指出现在左心衰时）。

（4）肺淤血的患者临床上有明显气促、缺氧、发绀，咳出大量浆液性粉红色泡沫痰等症状。

2. 肝淤血

（1）常由右心衰竭引起，肝静脉回流心脏受阻，血液淤积在肝小叶循环的静脉端，致使肝小叶中央静脉及肝窦扩张淤血。急性肝淤血时，肝脏体积增大，呈暗红色。

（2）镜下小叶中央静脉和肝窦扩张，充满红细胞，严重时可有小叶中央肝细胞坏死。小叶外围汇管区附近的肝细胞由于靠近肝小动脉，缺氧程度较轻，可仅出现肝脂肪变性。

（3）慢性肝淤血时，肝小叶中央区因严重淤血呈暗红色，两个或多个肝小叶中央淤血区可相连，而肝小叶周边部肝细胞则因脂肪变性呈黄色，致使在肝的切面上出现红（淤血区）黄（肝脂肪变区）相间的状似槟榔切面的条纹，称为槟榔肝。

第二节 出血

血液从血管或心腔逸出，称为出血。毛细血管出血常常发生于慢性淤血；大动脉、大静脉的破裂性出血则常由于血管外伤引起，或由于炎症和肿瘤侵蚀血管壁所引起。根据发生部位不同，出血可分为内出血（指血液逸入体腔或组织内）和外出血（指血液流出体外）。

一、病因和发病机制

出血有生理性出血和病理性出血。生理性出血，如正常月经的子宫内膜出血；病理性出血多由创伤、血管病变及出血性疾病等引起。

（一）破裂性出血

1. 血管机械性损伤 如割伤、刺伤、弹伤等。

2. 血管壁或心脏病变 如心肌梗死后形成的室壁瘤、主动脉瘤或动脉粥样硬化破裂等。

3. 血管壁周围病变侵蚀 如恶性肿瘤侵及其周围的血管；结核性病变侵蚀肺空洞壁的血管；消化性溃疡侵蚀溃疡底部的血管等。

4. 静脉破裂 常见于肝硬化时食管下段静脉曲张，破裂出血。

5. 毛细血管破裂 此类出血多发生于局部软组织的损伤。

（二）漏出性出血

1. 血管壁的损害 血管壁的损害是很常见的出血原因，常由于缺氧、感染、中毒等因素的损害引起。

2. 血小板减少或功能障碍 如再生障碍性贫血、白血病、骨髓内广泛性肿瘤转移等均可使血小板生成减少；原发性或继发性血小板减少性紫癜、弥漫性血管内凝血（DIC）使血小板破坏或消耗过多；细菌的内毒素及外毒素也有破坏血小板的作用。

在血小板数少于 5×10^9/L 时，即有出血倾向。

3. 凝血因子缺乏　如凝血因子Ⅷ（血友病 A）、凝血因子Ⅸ（血友病 B）以及纤维蛋白原、凝血酶原，凝血因子Ⅳ、Ⅴ、Ⅶ、Ⅹ、Ⅺ等因子的先天性缺乏；肝实质疾患如肝炎、肝硬化、肝癌时，凝血因子Ⅶ、Ⅸ、Ⅹ合成减少；DIC 时凝血因子消耗过多等。

二、病理变化

（一）内出血

内出血可见于体内任何部位，血液积聚于体腔内，称体腔积血，如心包积血、胸腔积血、腹腔积血和关节腔积血。在组织内局限性的大量出血，称为血肿，如脑硬膜下血肿、皮下血肿、腹膜后血肿等。

（二）外出血

1. 鼻衄　指鼻黏膜出血排出体外。

2. 咯血　指肺结核空洞或支气管扩张出血经口排出到体外。

3. 呕血　指消化性溃疡或食管静脉曲张出血经口排出到体外。

4. 血便　指结肠、胃出血经肛门排出。

5. 尿血　指泌尿道出血经尿排出。

6. 瘀点　指微小的出血进入皮肤、黏膜、浆膜面形成较小（直径 1~2mm）的出血点。

7. 紫癜　指稍微大（直径 3~5mm）的出血。

8. 瘀斑　指直径超过 1~2cm 的皮下出血灶。

（三）后果

人体具有止血的功能，缓慢少量的出血，多可自行止血，主要由于局部受损血管发生反射性收缩，或血管受损处血小板黏集经凝血过程形成血凝块，阻止继续出血。局部组织或体腔内的血液，可通过吸收或机化消除，较大的血肿吸收不完全则可机化或纤维包裹。

第三节 血栓形成

在活体的心脏和血管内，血液发生凝固或血液中某些有形成分凝集形成固体质块的过程，称为血栓形成。所形成的固体质块称为血栓。

一、血栓形成的条件和机制

（一）心血管内皮细胞的损伤

心血管内膜的内皮细胞具有抗凝和促凝的两种特性，在生理情况下，以抗凝作用为主，从而使心血管内血液保持流体状态。

1. 内皮细胞的抗凝作用

（1）屏障。

（2）抗血小板黏集。

（3）抗凝血酶或凝血因子。

（4）促进纤维蛋白溶解。

2. 内皮细胞的促凝作用

（1）激活外源性凝血过程。

（2）辅助血小板黏附。

（3）抑制纤维蛋白溶解。

心血管内膜的损伤，是血栓形成的最重要和最常见的原因。内皮细胞损伤后，暴露出内皮下的胶原，激活血小板和凝血因子Ⅻ，启动了内源性凝血过程。与此同时，损伤的内皮细胞释放组织因子，激活凝血因子Ⅶ，启动外源性凝血过程。在凝血过程启动中，血小板的活化极为重要，主要表现为三种连续的反应：黏附反应、释放反应、黏集反应。

（二）血流状态的改变

1. 血流状态的改变主要指血流减慢和血流产生漩涡等改变，有利于血栓的形成。

2. 血流缓慢是静脉血栓形成的主要原因；血液涡流是动脉

和心脏血栓形成的主要原因。

3.静脉比动脉发生血栓的机会多4倍，其原因如下。

（1）静脉内有静脉瓣，静脉瓣膜处的血流不但缓慢，而且出现漩涡，因而静脉血栓形成常以瓣膜处为起始点。

（2）静脉没有搏动，血流有时出现短暂的停滞。

（3）静脉壁较薄，容易受压。

（4）血流通过毛细血管到达静脉后，血液的黏性增加。

（三）血液凝固性增加

血液凝固性增加是指血液中血小板和凝血因子增多，或纤维蛋白溶解系统活性降低，导致血液的高凝状态。

二、血栓的类型和形态

（1）动脉血栓朝着血流的相反方向延伸，而静脉血栓则顺着血流的方向发展。

（2）白色血栓——动脉血栓；红色血栓——静脉血栓；透明血栓——微循环血栓（DIC）；混合血栓——心脏或动脉壁上的血栓。

（3）动脉血栓常引起血管阻塞，最常见的部位顺序为冠状动脉、脑动脉、股动脉。

（4）静脉血栓最常见的部位为下肢静脉，占静脉血栓的90%，其次为上肢静脉、前列腺周围的静脉丛、卵巢和子宫静脉。

三、血栓的结局

1. **软化、溶解、吸收** 新近形成的血栓，由于血栓内的纤维蛋白溶解酶的激活和白细胞崩解释放的溶蛋白酶，可使血栓软化并逐渐被溶解。血栓的溶解快慢取决于血栓的大小和新旧程度。小的新鲜的血栓可被快速完全溶解；大的血栓多为部分软化，若被血液冲击可形成碎片状或整个脱落，随血流运行到组织器官中，在与血栓大小相应的血管中停留，造成血栓栓塞。

2. **机化、再通** 由肉芽组织逐渐取代血栓的过程，称为血栓机化。较大的血栓约2周便可完全机化，此时血栓与血管壁紧密黏着不再脱落。在血栓机化过程中，由于水分被吸收，血栓干燥收缩或部分溶解而出现裂隙，周围新生的血管内皮细胞长入并被覆于裂隙表面形成新的血管，并相互吻合沟通，使被阻塞的血管部分地重建血流。这一过程称为再通。

3. 钙化 若血栓未能软化又未完全机化，可发生钙盐沉着，称为钙化。血栓钙化后成为静脉石或动脉石。机化的血栓，在纤维组织玻璃样变的基础上也可发生钙化。

四、血栓对机体的影响

1. **阻塞血管** 动脉血管管腔未完全阻塞时，可引起局部器官或组织缺血，实质细胞萎缩。若完全阻塞而又无有效的侧支循环时，则引起局部器官或组织缺血性坏死（梗死）。如脑动脉血栓引起脑梗死；心冠状动脉血栓引起心肌梗死；血栓闭塞性脉管炎时引起患肢的梗死，合并腐败菌感染而成为坏疽等。静脉血栓形成，若未能建立有效的侧支循环，则引起局部淤血、水肿、出血、甚至坏死。如肠系膜静脉血栓可引起肠的出血性梗死。

2. **栓塞** 当血栓与血管壁黏着不牢固时，或在血栓软化、碎裂过程中，血栓的整体或部分脱落成为栓子，随血流运行，引起栓塞。深部静脉形成的血栓或在心室、心瓣膜上形成的血栓最容易脱落成为栓子。若栓子内含有细菌，可引起栓塞组织的败血性梗死或脓肿形成。

3. **心瓣膜变形** 风湿性心内膜炎和感染性心内膜炎时，心瓣膜上反复形成的血栓发生机化，可使瓣膜增厚变硬、瓣叶之间粘连，造成瓣膜口狭窄；瓣膜增厚、卷缩，腱索增粗缩短，则引起瓣膜关闭不全。

4. **广泛性出血** 见于弥漫性血管内凝血（DIC），微循环内广泛性纤维素性血栓形成。

$$血栓\begin{cases}阻塞血管\rightarrow\begin{cases}淤血、水肿（静脉）\\梗死（动脉）\\微小梗死（微血管）\end{cases}\\栓塞\\心瓣膜变性\rightarrow狭窄、关闭不全\\出血（DIC）\end{cases}$$

第四节 栓塞

一、概念

在循环血液中出现的不溶于血液的异常物质，随血流运行阻塞血管腔的现象称为栓塞。阻塞血管的异常物质称为栓子。栓子可以是固体、液体或气体。最常见的栓子是脱落的血栓碎片或节段。罕见的为脂肪滴、空气、羊水和肿瘤细胞团。

二、栓子的运行途径

1. **静脉系统及右心栓子** 来自体静脉系统及右心的栓子，随血流进入肺动脉主干及其分支，引起肺栓塞。某些体积小而又富于弹性的栓子（如脂肪栓子）可通过肺泡壁毛细血管回流入左心，再进入体动脉系统，阻塞动脉小分支。

2. **主动脉系统及左心栓子** 来自主动脉系统及左心的栓子，随动脉血流运行，阻塞于各器官的小动脉内，常见于脑、脾、肾及四肢的指、趾部等。

3. **门静脉系统栓子** 来自肠系膜静脉等门静脉系统的栓子，可引起肝内门静脉分支的栓塞。

4. **交叉性栓塞** 交叉性栓塞又称反常性栓塞，偶见来自右心或腔静脉系统的栓子，在右心压力升高的情况下通过先天性房（室）间隔缺损到达左心，再进入体循环系统引起栓塞。罕见有静脉脱落的小血栓经肺动脉未闭的动脉导管进入体循环而引起栓塞。

5. 逆行性栓塞 极罕见于下腔静脉内血栓，在胸、腹压突然升高（如咳嗽或深呼吸）时，使血栓一时性逆流至肝、肾、髂静脉分支并引起栓塞。

三、分类

（一）血栓栓塞

1. 概念 由血栓或血栓的一部分脱落引起的栓塞称为血栓栓塞。血栓栓塞是栓塞最常见的原因，占所有栓塞的99%以上。

2. 类型

（1）肺动脉栓塞 造成肺动脉栓塞的栓子95%以上来自下肢膝以上的深部静脉，特别是腘静脉、股静脉和髂静脉。

（2）体循环动脉栓塞 栓子80%来自左心，常见有亚急性感染性心内膜炎时心瓣膜上的赘生物、二尖瓣狭窄时左心房附壁血栓、心肌梗死区心内膜上的附壁血栓，其余见于动脉粥样硬化溃疡或动脉瘤的附壁血栓。

（二）脂肪栓塞

1. 概念 循环血流中出现脂滴阻塞小血管，称为脂肪栓塞。

2. 原因 脂肪栓塞的栓子常来源于长骨骨折、脂肪组织严重挫伤和烧伤，这些损伤可导致脂肪细胞破裂和释出脂滴，由破裂的骨髓血管窦状隙或静脉进入血循环引起脂肪栓塞。

（三）气体栓塞

1. 空气栓塞 多由于静脉损伤破裂，外界空气由缺损处进入血流所致。

2. 减压病

（1）又称沉箱病和潜水员病，是气体栓塞的一种。

（2）人体从高气压环境迅速进入常压或低气压环境，原来溶于血液、组织液和脂肪组织的气体包括氧气、二氧化碳和氮气迅速游离形成气泡。氧和二氧化碳可再溶于体液内被吸收，但氮气在体液内溶解迟缓，致在血液和组织内形成很多微气泡或融合成大气泡，引起气体栓塞，又称为氮气栓塞。

（四）羊水栓塞

1. 羊水栓塞的证据 是在显微镜下观察到肺小动脉和毛细血管内有羊水的成分，包括角化鳞状上皮、胎毛、胎脂、胎粪和黏液。

2. 羊水栓塞引起猝死的发病机制 ①羊水中胎儿代谢产物入血引起过敏性休克；②羊水栓子阻塞肺动脉及羊水内含有血管活性物质引起反射性血管痉挛；③羊水具有凝血激活酶的作用引起 DIC。

类型	栓子来源	栓塞部位	影响
血栓栓塞	下肢静脉血栓（90% 见于大手术、分娩、长期卧床、心功能衰竭）	肺动脉主干或分支	猝死，肺梗死
	左心（常见于感染性心内膜炎赘生物、附壁血栓）	体循环动脉分支	脾、肾、脑贫血性梗死，肠段湿性坏疽
	各动脉分支（少见于动脉粥样硬化、动脉瘤）		下肢末端干性坏疽
气体栓塞 空气栓塞	空气经颈胸部破裂的大静脉、分娩破裂的子宫静脉进入血液	右心和肺动脉，体循环动脉	量少无严重后果，一次 >100ml 导致猝死
氮气栓塞（减压病）	人体从高压迅速进入低压状态，从血液中游离出的氮气进入血液	肺动脉，体循环动脉	少量：相应局部症状；大量：严重循环障碍，甚至死亡
羊水栓塞	分娩时羊水进入破裂的子宫壁静脉窦	肺动脉分支，少见于体循环动脉分支	肺动脉栓塞，DIC，过敏性休克

第五节 梗死

一、梗死形成的原因和条件

（一）梗死形成的原因

1. 血栓形成 是梗死最常见的原因。主要见于冠状动脉、脑动脉粥样硬化合并血栓形成时引起的心肌梗死和脑组织梗死。伴有血栓形成的脚背动脉闭塞性脉管炎可引起脚部梗死。静脉内血栓形成一般只引起淤血、水肿，但肠系膜静脉血栓形成可引起所属静脉引流肠段的梗死。

2. 动脉栓塞 多为血栓栓塞，亦可为气体、羊水、脂肪栓塞，常引起脾、肾、肺和脑的梗死。

3. 动脉痉挛 在严重的冠状动脉粥样硬化或合并硬化灶内出血的基础上，冠状动脉可发生强烈和持续的痉挛，引起心肌梗死。

4. 血管受压闭塞 如位于血管外的肿瘤压迫血管；肠扭转、肠套叠和嵌顿疝时，肠系膜静脉和动脉受压或血流中断；卵巢囊肿扭转及睾丸扭转致血流供应中断等引起的坏死。

（二）梗死形成的条件

1. 器官血供特性 有双重血液循环的器官，其中一条动脉阻塞，因有另一条动脉可以维持供血，通常不易引起梗死，如肺、肝、上肢、手等。

2. 局部组织对缺血的敏感程度 大脑的神经细胞的耐受性最低，3~4分钟的缺血即引起梗死。心肌细胞对缺血也很敏感，缺血20~30分钟就会死亡。

二、梗死的病变及类型

（一）梗死的形态特征

梗死的形状是由血管走形决定的。

（1）脾、肾、肺的梗死灶呈锥形，切面呈三角形。

（2）心肌的梗死灶呈地图状。

（3）肠的梗死灶呈节段形。

（二）梗死的类型

1. 贫血性梗死

（1）发生于组织结构较致密、侧支循环不充分的实质器官，如脾、肾、心和脑组织。

（2）当动脉分支阻塞时，局部组织缺血、缺氧，使其所属微血管通透性增高，病灶边缘侧支血管内的血液通过通透性增高的血管漏出于病灶周围，在肉眼或在显微镜下，呈现为梗死灶周围交界处的呈灰白色充血出血带。

2. 出血性梗死

（1）发生条件

①严重淤血　当器官原有严重淤血时，血管阻塞引起的梗死为出血性梗死，如肺淤血。

②组织疏松　肠和肺的组织较疏松，梗死初期疏松的组织间隙内可容纳多量漏出的血液，当组织坏死吸收水分而膨胀时，也不能把漏出的血液挤出梗死灶外，因而梗死灶为出血性。若肺有炎症而实变时，所发生的肺梗死一般为贫血性梗死。

（2）常见类型

①肺出血性梗死　肺出血性梗死常位于肺下叶，尤好发于肋膈缘，常多发，病灶大小不等，呈锥形（楔形），尖端朝向肺门，底部紧靠肺膜，肺膜表面有纤维素性渗出物。梗死灶质实，因弥漫性出血呈暗红色，略向表面隆起，时间久后由于红细胞崩解颜色变浅，肉芽组织长入逐渐机化，梗死灶变成灰白色。由于瘢痕组织收缩使病灶表面局部下陷。

②肠出血性梗死　肠出血性梗死多见于肠系膜动脉栓塞和静脉血栓形成，或在肠套叠、肠扭转、嵌顿疝、肿瘤压迫等情况下引起出血性梗死。肠梗死灶呈节段性，暗红色，肠壁因淤血、水肿和出血呈明显增厚，随之肠壁坏死，质脆易破裂，肠浆膜面可有纤维素性脓性渗出物被覆。

3. 败血性梗死　由含有细菌的栓子阻塞血管引起。常见于

急性感染性心内膜炎，含细菌的栓子从心内膜脱落，顺血流运行而引起相应组织器官动脉栓塞所致。

三、梗死对机体的影响和结局

1. **梗死对机体的影响**　取决于发生梗死的器官、梗死灶的大小和部位以及有无细菌感染等因素。梗死发生在重要器官，如心肌梗死可影响心功能，范围大者可导致心功能不全。脑梗死灶大者也可导致死亡。梗死若发生在脾、肾，则对机体影响不大，仅引起局部症状。如肾梗死可出现腰痛和血尿，不影响肾功能。肺梗死有胸痛和咯血。肠梗死常出现剧烈腹痛、血便和腹膜炎症状。肺、肠、四肢的梗死，若继发腐败菌感染，可引起坏疽，后果严重。败血性梗死，如急性感染性心内膜炎含化脓性细菌栓子的脱落引起的栓塞，梗死灶内可出现脓肿。

2. **梗死的结局**　梗死→肉芽→瘢痕。

附：贫血性梗死与出血性梗死的比较

	贫血性梗死	出血性梗死
常见部位	心、肾、脾等	肺、肠等
器官特点	组织致密，无淤血 侧支循环少	组织疏松，严重淤血 双重血供，吻合支丰富
梗死形态	梗死灶灰白色，出血少， 充血、出血带较清楚	梗死灶红色，出血明显， 充血、出血带不清楚

第六节　水肿

一、水肿的发病机制

1. **静脉流体静压的增高**　局部静脉流体静压的升高可由静脉回流障碍引起，如下肢深部静脉血栓形成使下肢受影响，导致压力升高，进入组织间的液体增加，最终出现水肿。

2. **血浆胶体渗透压的降低**　血浆胶体渗透压主要由血浆白

蛋白维持，当血浆白蛋白合成减少或大量丧失时，血浆胶体渗透压下降，平均实际滤过压相应增大，组织液的生成增加。

3. 淋巴回流障碍 当淋巴道堵塞时，淋巴回流受阻或不能代偿地加强回流时，含蛋白质的水肿液在组织间隙聚积，可形成淋巴性水肿。如乳腺癌治疗时将乳腺或腋下淋巴结手术切除或用放射治疗，由于淋巴回流受阻，可引起患侧上肢的严重水肿。乳腺癌时，由于癌细胞浸润阻塞乳腺皮肤表浅淋巴管，导致皮下组织水肿，临床出现所谓"橘皮"样外观，小凹陷是由皮肤的毛囊牵拉引起。

4. 毛细血管壁通透性增加 正常时毛细血管壁是一层半透膜，血液中的蛋白质由于分子量较大而不易通过。感染、烧伤、冻伤、化学伤和昆虫咬伤等可直接损伤毛细血管壁后通过炎症介质如组胺、激肽等的作用使毛细血管壁通透性增高而引起水肿。

5. 水钠潴留 正常时肾通过肾小球的滤过和肾小管的重吸收功能维持体内水、钠的动态平衡。当肾的这些功能紊乱时，可使水、钠在体内过多的潴留而形成水肿。

二、水肿的病理变化

1. 皮下水肿 右心心力衰竭性水肿是典型的体位性水肿，长期站靠时下肢水肿，而卧床时骶部水肿。由肾功能不全或肾病综合征引起的水肿影响全身各部位。但早期时首先影响疏松结缔组织，如眼睑水肿。皮肤水肿时表面紧张、苍白，用手指压时留下凹陷，称为凹陷性水肿。

2. 肺水肿 引起肺水肿的最常见原因是左心室心力衰竭，其次为肾衰竭、成人呼吸窘迫综合征、肺部感染和过敏反应。水肿液积聚于肺泡腔内，使肺肿胀有弹性，质变实，重量比正常增加 2~3 倍，切面有淡红色泡沫状液体渗出。

3. 脑水肿 脑水肿可以位于局部受损伤的脑组织如脓肿、肿瘤灶的周围，也可全脑性水肿，如脑炎、高血压危象和脑静脉流出通道阻塞。

第四章 炎症

第一节 概述

一、炎症的概念

（1）外源性和内源性损伤因子可引起机体细胞和组织各种各样的损伤性变化，与此同时，机体的局部和全身也发生一系列复杂的反应，以局限和消灭损伤因子，清除和吸收坏死组织和细胞，并修复损伤，这种综合的机体防御反应称为炎症。

（2）炎症是损伤、抗损伤和修复的综合过程。

二、炎症的原因

1. 物理性因子　高温、低温、机械性创伤、紫外线和放射线等。

2. 化学性因子

（1）外源性　强酸、强碱、强氧化剂和芥子气等。

（2）内源性　坏死组织的分解产物。

3. 生物性因子　细菌、病毒、立克次体、原虫、真菌、螺旋体和寄生虫等为炎症最常见的原因。

4. 组织坏死　缺血或缺氧等原因可引起组织坏死，坏死组织是潜在的致炎因子，在新鲜梗死灶的边缘所出现的出血、充血带便是炎症反应。

5. 变态反应

三、炎症的基本病理变化

<u>1. 变质</u>　实质细胞常出现的变质性变化，包括细胞水肿、脂肪变性、细胞凝固性坏死和液化性坏死等。间质细胞常出现的变质性变化，包括黏液变性和纤维素样坏死等。变质由致病

因子直接作用，或由血液循环障碍和炎症反应产物的间接作用引起。

2. 渗出　炎症局部组织血管内的液体成分、纤维素等蛋白质和各种炎症细胞通过血管壁进入组织间隙、体腔、体表和黏膜表面的过程叫做渗出。

（1）渗出液　炎症渗出形成，蛋白质含量较高，有纤维蛋白，比重高于1.018，其血管通透性增加。

（2）漏出液　单纯血液循环障碍引起，蛋白质含量较低，无纤维蛋白，比重低于1.018，其血管通透性正常。

3. 增生

（1）实质细胞的增生，如鼻黏膜上皮和腺体的增生，慢性肝炎中肝细胞的增生。

（2）间质细胞的增生，包括巨噬细胞、内皮细胞和成纤维细胞。

注：急性炎症以渗出为主；慢性炎症以增生为主；病毒性肝炎以变质为主。

四、炎症的局部表现和全身反应

1. 炎症的局部表现

（1）包括红、肿、热、痛和功能障碍。炎症局部发红和发热是由于局部血管扩张、血流加快所致。

①红　最初为鲜红，动脉性充血，为末端毛细血管扩张充血形成；以后为暗红，静脉性充血（氧合血红蛋白降低，还原血红蛋白增高），血流缓慢，血液在静脉中停滞。

②肿　主要为炎性水肿，炎症时血液中的液体和细胞成分由于血管通透性升高而渗出到组间隙内，从而形成水肿；同时炎症时血管有充血，细胞渗出及增生都可导致局部炎症组织出现水肿。

③热　动脉性充血，使局部的血流量增加，血流速度加快。体表发炎时才有明显的局部温度升高。

④痛　多种炎症时的炎症介质（如前列腺素、缓激肽等）、

H⁺、K⁺（组织分解代谢增加）都是导致疼痛的主要因子和原因；此外，由于大量的渗出液在组织间隙造成了组织水肿，局部张力增加，从而压迫神经末梢导致局部疼痛。

⑤功能障碍 致炎因子造成的局部组织损伤以及炎症渗出物造成了管道阻塞及压迫，局部疼痛等都导致了炎症局部的活动受限，功能受限。

（2）冷脓肿：红、肿、冷、痛。

2. 炎症的全身反应 炎症的全身急性期反应包括发热、嗜睡、厌食、肌肉蛋白降解加速、补体和凝血因子合成增多以及末梢血白细胞数目的改变。

第二节 急性炎症

炎症依其病程经过分为两大类：急性炎症和慢性炎症。

（1）急性炎症 持续时间短，常常仅几天，一般不超过1个月，以渗出性病变为主，炎症细胞浸润以中性粒细胞为主。

（2）慢性炎症 持续时间较长，为数月到数年，病变以增生性变化为主，其炎症细胞浸润以淋巴细胞和单核细胞为主。

一、急性炎症过程中的血流动力学改变

1. 细动脉短暂收缩

2. 血管扩张和血流加速 先发生细动脉扩张，然后毛细血管床开放，使局部血流加快，是局部发红和发热的原因。

3. 血流速度缓慢 血流速度缓慢是由血管通透性增高造成的。富含蛋白质的液体外渗到血管外，导致血管内红细胞浓集和血液黏稠度增加。最后在扩张的小血管内挤满红细胞，称为血流淤滞。

二、血管通透性增加

1. **内皮细胞收缩** 组胺、缓激肽、白细胞三烯等炎症介质作用于内皮细胞受体，使内皮细胞迅速发生收缩。

2. **内皮细胞的细胞骨架重构** 干扰素 γ（IFN-γ）、缺氧和某些亚致死性损伤可引起内皮细胞的细胞骨架重构，内皮细胞发生收缩。

3. **内皮细胞穿胞作用增强** 在接近内皮细胞之间的连接处存在着相互连接的囊泡所构成的囊泡体，形成穿胞通道。富含蛋白质的液体通过穿胞通道穿越内皮细胞称为穿胞作用，这是血管通透性增加的另一机制。

4. **直接损伤内皮细胞** 严重烧伤和化脓菌感染时可直接损伤内皮细胞，使之坏死脱落，发生迅速血管通透性增加，并在高水平上持续几小时到几天，直至血栓形成或内皮细胞再生修复为止，此过程称为速发持续反应。微循环的细动脉、毛细血管和细静脉均可受累。

5. **迟发持续性渗漏** 轻度和中度热损伤、X 线和紫外线照射、某些细菌毒素引起的血管通透性增加发生较晚，常在 2~12 小时之后，但可持续几小时到几天，累及毛细血管和细静脉。

6. **白细胞介导的内皮细胞损伤** 白细胞黏附于内皮细胞，使白细胞激活，并释放具有活性的氧代谢产物和蛋白水解酶，引起内皮细胞损伤和脱落，使血管通透性增加。

7. **新生毛细血管管壁的高通透性** 在炎症修复过程中形成的新生毛细血管内皮细胞，其细胞连接不健全；血管内皮生长因子促进内皮细胞增生的同时，还可使血管通透性增加；新生的血管内皮细胞有较多的血管活性介质的受体，因而新生毛细血管具有高通透性。

三、白细胞渗出和吞噬作用

1. 白细胞边集和滚动

2. 白细胞黏附

3. **白细胞游出和化学趋化作用** 是指白细胞沿浓度梯度向着化学刺激物做定向移动，移动的速度为每分钟 5~20 μm。

4.白细胞在局部的作用

（1）吞噬作用。

（2）免疫作用。

（3）组织损伤作用。

5.白细胞功能缺陷

（1）黏附缺陷。

（2）吞入和脱颗粒障碍。

（3）杀菌活性障碍。

（4）骨髓白细胞生成障碍。

四、炎症介质在炎症过程中的作用

1.细胞释放的炎症介质

（1）血管活性胺。

（2）花生四烯酸代谢产物。

（3）白细胞溶酶体酶。

（4）细胞因子。

（5）血小板激活因子。

（6）活性氧和一氧化氮。

（7）神经肽。

2.体液中的炎症介质

（1）激肽系统。

（2）补体系统。

（3）凝血系统。

主要炎症介质的作用

功能	炎症介质种类
血管扩张	组胺、5-HT、缓激肽、PGE_2、PGE_1、PGD_2、PGI_2、NO
血管通透性增高	组胺、5-HT、缓激肽、C3a、C5a、LTC_4
趋化作用	C5a、LTB_4、细菌产物、中性粒细胞阳离子蛋白、细胞因子、IL-1、TNF

功能	炎症介质种类
发热	细胞因子、PG
疼痛	PGE_2、缓激肽
组织损伤	氧自由基、溶酶体酶、NO

五、急性炎症的类型及其病理变化

1. 浆液性炎

（1）浆液性炎以浆液渗出为其特征，浆液性渗出物以血浆成分为主，含有 3%~5% 的蛋白质，其中主要为白蛋白，同时混有少量中性粒细胞和纤维素。

（2）浆液性炎常发生于黏膜、浆膜和疏松结缔组织。浆液性渗出物弥漫浸润组织，局部出现炎性水肿，如毒蛇咬伤的局部炎性水肿。

2. 纤维素性炎

（1）纤维素性炎以纤维蛋白原渗出为主，继而形成纤维蛋白，即纤维素。

（2）纤维蛋白原大量渗出说明血管壁损伤严重，通透性明显增加，多由某些细菌毒素（如白喉、痢疾杆菌和肺炎球菌的毒素），或各种内源性和外源性毒物（如尿毒症时的尿素和汞中毒）引起。

（3）纤维素性炎易发生于黏膜、浆膜和肺组织。

（4）发生于黏膜者渗出的纤维蛋白、坏死组织和中性粒细胞共同形成假膜，又称假膜性炎。

（5）纤维素性炎发生在：①黏膜→白喉；②浆膜→绒毛心；③肺→大叶性肺炎。

3. 化脓性炎

化脓性炎以中性粒细胞渗出为主，并伴有不同程度的组织坏死和脓液形成为特点。

（1）表面化脓和积脓　发生在黏膜和浆膜的化脓性炎。黏膜的化脓性炎又称脓性卡他性炎，此时中性粒细胞向黏膜表面渗出，深部组织的中性粒细胞浸润不明显。

（2）蜂窝织炎　①是疏松结缔组织的弥漫性化脓性炎，常发生于皮肤、肌肉和阑尾；②主要由溶血性链球菌引起。

（3）脓肿　①脓肿为局限性化脓性炎症，其主要特征是组织发生溶解坏死，形成充满脓液的腔；②主要由金黄色葡萄球菌引起。

4. 出血性炎　常见于流行性出血热、钩端螺旋体病和鼠疫等。

六、急性炎症的结局

1. 痊愈

2. 迁延为慢性炎症

3. 蔓延扩散

（1）局部蔓延。

（2）淋巴道蔓延。

（3）血行蔓延。可导致：

①毒血症　即细菌的毒性产物或毒素被吸收入血。临床上出现高热和寒战等中毒症状，同时伴有心、肝、肾等实质细胞的变性或坏死，严重时出现中毒性休克。

②菌血症　即细菌由局部病灶入血，全身无中毒症状，但从血液中可查到细菌。一些炎症性疾患的早期就有菌血症，如大叶肺炎和流行性脑脊髓膜炎。菌血症发生在炎症的早期阶段，肝、脾和骨髓的吞噬细胞可组成一道防线，以清除细菌。

③败血症　即细菌由局部病灶入血后，不仅没有被清除，而且还大量繁殖，并产生毒素，引起全身中毒症状和病理变化。败血症除有毒血症的临床表现外，还常出现皮肤和黏膜的多发性出血斑点，以及脾脏和淋巴结肿大等。

④脓毒败血症　即化脓菌所引起的败血症进一步发展的结果。此时，除有败血症的表现外，可在全身一些脏器中出现多发性栓塞性脓肿，或称转移性脓肿。显微镜下小脓肿中央的小血管或毛细血管中可见细菌菌落，并有大量中性粒细胞局限性浸润伴局部组织的化脓性溶解破坏。

第三节 慢性炎症

一、一般慢性炎症的病理变化特点

（1）炎症灶内浸润细胞主要为淋巴细胞、浆细胞和单核细胞，反映了机体对损伤的持续反应。

（2）主要由炎症细胞的产物引起组织破坏。

（3）常有较明显的成纤维细胞和血管内皮细胞的增生，被覆上皮和腺上皮等实质细胞的增生，以替代和修复损伤的组织。

二、慢性肉芽肿性炎

1. **慢性肉芽肿性炎的概念** 慢性肉芽肿性炎是一种特殊的慢性炎症，以肉芽肿形成为其特点，所谓肉芽肿是由渗出的单核细胞和以局部增生的巨噬细胞形成的境界清楚的结节状病灶。

2. **慢性肉芽肿性炎的常见病因**

（1）细菌感染 结核杆菌和麻风杆菌分别引起结核病和麻风。

（2）螺旋体感染 梅毒螺旋体引起梅毒。

（3）真菌和寄生虫感染。

（4）异物 如手术缝线、石棉、铍和滑石粉。

（5）原因不明 如结节病。

由感染引起的慢性肉芽肿性炎包括结核、麻风、伤寒、梅毒、血吸虫病。

3. **肉芽肿的形成条件和组成**

（1）肉芽肿的主要细胞成分是上皮样细胞和多核巨细胞。

（2）上皮样细胞胞体大，胞质丰富，胞质幅员明显增宽，淡粉色，略呈颗粒状，胞质界限不清，细胞核呈圆形或长圆形，染色浅淡，核内可有 1~2 个小核仁。

（3）肉芽肿内的巨细胞是由上皮样细胞融合而来，细胞核数目可达几十个，甚至几百个。

急性炎症与慢性炎症的区别

	急性炎症	慢性炎症
临床表现	起病快，病程短	起病缓慢或由急性炎症转变而来，病程较长
血管反应	明显的血管反应（血管扩张，血管通透性增加）	可以不明显
炎细胞浸润	常以中性粒细胞为主，一般没有炎细胞的分裂繁殖	慢性炎细胞（巨噬细胞、淋巴细胞、浆细胞），可以有炎细胞的增殖
间质的改变	较轻，以炎性水肿为主	成纤维细胞增殖，纤维化

第五章　肿瘤

第一节　肿瘤的概念

肿瘤是机体在各种致瘤因素作用下，局部组织的某一个细胞在基因水平上失去对其生长的正常调控，导致其克隆性异常增生而形成的新生物。

第二节　肿瘤的形态

一、肿瘤的一般形态和结构

1. 数目

（1）可以只有一个肿瘤（单发肿瘤）。

（2）同时或先后发生多个原发肿瘤（多发肿瘤）。

2. 大小

（1）肿瘤的体积差别很大　极小的肿瘤，用肉眼很难查见，需在显微镜下才能观察到，例如甲状腺的一些体积十分微小的癌。很大的肿瘤，重量可达数千克甚至数十千克，如发生在卵巢的囊腺瘤。

（2）肿瘤的体积与很多因素有关　①肿瘤的性质（良性还是恶性）；②生长时间；③发生部位。发生在体表或大的体腔（如腹腔）内的肿瘤，由于有充裕的生长空间，可以长得很大。发生在密闭的狭小腔道（如颅腔、椎管）内的肿瘤，生长受限，体积通常比较小。生长缓慢的肿瘤，时间可以很长，体积可以很大。生长迅速的恶性肿瘤，常常较快发生转移或者导致患者死亡。

3. **形状**　肿瘤可以有各种各样的形状，可因组织类型、发生部位、生长方式和良恶性质的不同而不同．乳头状；绒毛状；

息肉状；结节状；分叶状；浸润性；溃疡状；囊状。

4．颜色

（1）良性肿瘤的颜色一般接近其来源的正常组织，如脂肪瘤呈黄色。

（2）恶性肿瘤的切面多呈灰白或灰红色，但因其含血量的多寡、有无变性、坏死、出血，以及是否含有色素等而呈现各种不同的颜色。

5．质地　不同肿瘤可有不同的质地。

（1）脂肪瘤一般比较软。

（2）乳腺癌的质地较硬。

（3）肿瘤中除了肿瘤细胞，还有一些非肿瘤性的间质成分，它们在肿瘤组织中占的比例，可以影响肿瘤的质地。①纤维间质较少的肿瘤，如大肠的腺瘤，一般较软；②有些肿瘤纤维间质丰富，质地较硬。

二、肿瘤的组织形态

各种肿瘤的镜下形态改变虽然多种多样，但任何一个肿瘤在镜下都可分为实质和间质两部分。

1．肿瘤的实质

（1）概念　肿瘤细胞构成肿瘤实质，是肿瘤的主要成分。

（2）临床意义　肿瘤的生物学特点以及每种肿瘤的特殊主要是由肿瘤的实质决定的。

2．肿瘤的间质

（1）概念　肿瘤的间质一般是由结缔组织和血管组成，肿瘤边缘还可有淋巴管。

（2）特点　间质成分不具有特异性，起着支持和营养肿瘤实质的作用。

（3）临床意义　生长缓慢的肿瘤，其间质血管较少；而生长迅速的肿瘤，其间质血管多较丰富。间质血管的多少对肿瘤的生长快慢起决定的作用。

第三节 肿瘤的分化与异型性

一、肿瘤的分化

1. **概念** 肿瘤组织在形态和功能上可以表现出与某种正常组织的相似之处。

2. **肿瘤的分化程度** 相似的程度称为肿瘤的分化程度。

（1）**分化程度高或分化好** 肿瘤的形态和功能比较接近某种正常组织。

（2）**分化程度低或分化差** 肿瘤的形态和功能与某种正常组织相似性较小。

（3）**未分化** 肿瘤缺乏与正常组织的相似之处。

二、肿瘤的异型性

1. **概念** 由于分化程度不同，肿瘤的细胞形态和组织结构与相应的正常组织相比，有不同程度的差异。病理学上将这种差异称为异型性。

2. **分类**

（1）细胞异型性。

（2）结构异型性。

3. **表现**

（1）细胞体积异常，有些表现为增大，有的表现为原始的小细胞。

（2）肿瘤细胞的大小和形态很不一致（多形性），可以出现瘤巨细胞，即体积巨大的肿瘤细胞。但是，有些分化甚差的肿瘤，其瘤细胞很原始，体积不大，大小和形态也可以比较一致。

（3）肿瘤细胞核的体积增大。胞核与细胞质的比例（核浆比）增高。

（4）核的大小、形状和染色差别较大（核的多形性）。核内 DNA 常增多，核深染，染色质呈粗颗粒状，分布不均匀，常堆积在核膜下。

（5）核仁明显，体积大，数目也可增多。

（6）核分裂象常增多，出现病理性核分裂象。

第四节　肿瘤的命名与分类

一、肿瘤命名的一般原则

（一）良性肿瘤命名

一般原则是在组织或细胞类型的名称后面加一个"瘤"字（英文为后缀 –oma）。

（1）腺上皮的良性肿瘤，称为腺瘤。

（2）平滑肌的良性肿瘤，称为平滑肌瘤。

（二）恶性肿瘤命名

1. 癌

（1）概念　上皮组织的恶性肿瘤统称为癌，这些肿瘤表现出向某种上皮分化的特点。

（2）命名方式　在上皮的名称后面加一个"癌"字。①鳞状上皮的恶性肿瘤称为鳞状细胞癌（简称鳞癌）；②腺上皮的恶性肿瘤称为腺癌；③有些癌可以具有不止一种上皮分化，例如，肺的"腺鳞癌"同时具有腺癌和鳞状细胞癌成分；④如果一个肿瘤从形态上或免疫表型可以确定为癌，但缺乏向某种特定类型上皮分化的特征时，称为未分化癌。

2. 肉瘤

（1）概念　间叶组织的恶性肿瘤，这些肿瘤表现出向某种间叶组织分化的特点。间叶组织包括纤维组织、脂肪、肌肉、脉管、骨、软骨组织等。

（2）命名方式　在间叶组织名称之后加"肉瘤"二字。例如纤维肉瘤、脂肪肉瘤、骨肉瘤。①如果一个肉瘤缺乏向某种特定间叶组织分化的特征，称为未分化肉瘤；②一个肿瘤若既有癌的成分，又有肉瘤的成分，则称为癌肉瘤。

二、肿瘤命名的特殊情况

1. 结合肿瘤的形态特点命名，如呈乳头状生长并有囊形成的腺瘤，称为乳头状囊腺瘤；形成乳头状及囊状结构的腺癌，则称为乳头状囊腺癌。

2. 有些肿瘤的形态类似某种幼稚组织，称为"母细胞瘤"。

（1）良性者如骨母细胞瘤；

（2）恶性者如神经母细胞瘤、髓母细胞瘤和肾母细胞瘤等。

3. 白血病、精原细胞等，虽称为"病"或"瘤"，实际上都是恶性肿瘤。

4. 有些恶性肿瘤，既不叫癌也不叫肉瘤，而直接称为"恶性瘤"。

（1）恶性黑色素瘤。

（2）恶性畸胎瘤。

（3）恶性脑膜瘤。

（4）恶性神经鞘瘤。

5. 有的肿瘤以最初描述或研究该肿瘤的人的名字命名。

（1）尤文肉瘤。

（2）霍奇金淋巴瘤。

6. 有些肿瘤以肿瘤细胞的形态命名，如透明细胞肉瘤。

7. 神经纤维瘤病、脂肪瘤病、血管瘤病等名称中的"……瘤病"，指肿瘤多发的状态。

8. 畸胎瘤

（1）概念 性腺或胚胎附件中的全能细胞发生的肿瘤，常发生于性腺，一般含有两个以上胚层的多种成分，结构混乱。

（2）分类 良性畸胎瘤、恶性畸胎瘤。

三、肿瘤的分类

1. **依据** 肿瘤的分类主要以肿瘤的<u>组织</u>、<u>细胞类型和生物学行为</u>作依据，包括各种肿瘤的临床病理特征及预后情况。

2. **世界卫生组织肿瘤分类**

（1）对每一种肿瘤性疾病进行编码，用一个4位数字组成的主码代表一个特定的肿瘤性疾病。同时，用一个斜线和一个附加的数码代表肿瘤的生物学行为，置于疾病主码之后。

（2）例如肝细胞腺瘤的完整编码是8170/0，肝细胞癌的完整编码为8170/3。/0代表良性肿瘤。/1代表交界性或生物学行为未定或不确定的肿瘤。/2代表原位癌，包括某些部位的Ⅲ级上皮内瘤变以及某些部位的非浸润性肿瘤。/3代表恶性肿瘤。

第五节　肿瘤的生长和扩散

一、肿瘤的生长

（一）生长方式

1. 膨胀性生长

（1）特点　许多良性肿瘤生长较慢，随着体积增大，肿瘤推挤但不侵犯周围组织，与周围组织分界清楚，可以在肿瘤周围形成完整的纤维性被膜。

（2）对局部器官、组织的影响　主要是挤压。

2. 外生性生长

（1）特点　体表肿瘤和体腔（如胸腔、腹腔）内面的肿瘤，或管道器官（如消化道）腔面的肿瘤，常向表面形成突起，呈乳头状、息肉状、蕈状或菜花状。

（2）肿瘤的性质　①良性肿瘤和恶性肿瘤都可呈外生性生长，但恶性肿瘤在外生性生长的同时，其基底部往往也有浸润；②外生性恶性肿瘤，肿瘤细胞易发生坏死，坏死组织脱落后形成底部高低不平、边缘隆起的恶性溃疡。

3. 浸润性生长

（1）特点　瘤细胞长入并破坏周围组织（包括组织间隙、淋巴管或血管），这种现象叫做浸润。浸润性肿瘤没有被膜，与邻近的正常组织无明显界限。

（2）肿瘤性质　恶性肿瘤多呈浸润性生长。触诊时，肿瘤固定，活动度小。

（3）临床意义　手术切除这种肿瘤时，需要比较广泛地切除周围组织，因为其中也可能有少量肿瘤细胞浸润。若切除不彻底，术后容易复发。

（二）生长动力学

1. 生长速度

（1）良性肿瘤生长一般较缓慢，肿瘤生长的时间可为数年甚至数十年。

（2）恶性肿瘤生长较快，特别是成熟程度低、分化差的恶性肿瘤，可在短期内形成明显的肿块。

2. 影响因素

（1）肿瘤细胞的倍增时间

①概念　从一个细胞分裂繁殖为两个子代细胞所需的时间。

②意义　多数恶性肿瘤细胞的倍增时间并不比正常细胞更快，所以恶性肿瘤生长迅速的主要原因并不是肿瘤细胞倍增时间缩短。

（2）生长分数

①概念　生长分数是指肿瘤细胞群体中处于增殖阶段（$S+G_2$期）的细胞的比例。

②进程

③细胞恶性转化的初期　绝大多数的细胞处于复制期，所以生长分数很高。

④中、晚期　随着肿瘤的不断生长，不断有瘤细胞发生分化，离开增殖阶段的细胞越来越多，使得大多数肿瘤细胞处于 G_0 期。即使生长迅速的肿瘤，其生长分数也只在 20% 左右。

（三）演进和异质性

1. 肿瘤的演进

（1）概念　恶性肿瘤在生长过程中，其侵袭性增加，获得了更大的恶性潜能。

（2）分类　生长加快；浸润周围组织；远处转移。

2. 肿瘤的异质化　由一个克隆来源的肿瘤细胞群在生长过

程中形成在侵袭能力、生长速度、对激素的反应、对抗癌药的敏感性等方面有所不同的亚克隆的过程。

二、肿瘤的扩散

（一）直接蔓延

1. **概念** 随着恶性肿瘤不断长大，肿瘤细胞常常沿着组织间隙、淋巴管、血管或神经束衣连续地浸润生长，破坏邻近器官或组织。

2. **常见的蔓延**

（1）晚期子宫癌可蔓延到直肠和膀胱。

（2）晚期乳腺癌可穿过胸肌和胸腔至肺脏。

（二）转移

1. **概念** 恶性肿瘤细胞从原发部位侵入淋巴管、血管或体腔，迁徙到其他部位，继续生长，形成同样类型的肿瘤的过程。

2. **常见的转移途径**

（1）淋巴道转移。

（2）血道转移 最常见的是肺，其次是肝和骨。转移瘤的特点：多个散在分布边界清楚的结节，多接近器官的表面。

（3）种植性转移 胃癌可种植到大网膜、腹膜、盆腔内器官如卵巢等处。肺癌可在胸腔内形成广泛的种植性转移。

三、恶性肿瘤浸润和血行转移机制

浸润和转移是恶性肿瘤最主要的生物学标记，是导致恶性肿瘤病人发病和死亡的主要原因。

第六节　肿瘤的分级和分期

一、用途

仅用于恶性肿瘤。

二、肿瘤分级的依据

（1）分化程度的高低。

（2）异型性的大小。

（3）核分裂数的多少。

三、肿瘤的三级分级法

（1）Ⅰ级为高分化，分化良好，恶性程度低。

（2）Ⅱ级为中分化，中度恶性。

（3）Ⅲ级为低分化，恶性程度高。

四、肿瘤的分期

1. 临床意义　代表恶性肿瘤的生长范围和播散程度。生长范围越宽，播散程度越大，病人的预后越差。

2. 肿瘤分期需要考虑的因素

（1）原发肿瘤的大小。

（2）浸润深度。

（3）浸润范围。

（4）邻近器官受累情况。

（5）局部和远处淋巴结转移情况。

（6）远处转移。

3. TNM 分期系统

（1）T 指肿瘤原发灶的情况，随着肿瘤体积的增加和邻近组织受累范围的增加，依次用 $T_1 \sim T_4$ 来表示。

（2）N 指区域淋巴结受累情况。淋巴结未受累时，用 N_0 表示。

随着淋巴结受累程度和范围的增加，依次用 N_1~N_3 表示。

（3）M 指远处转移（通常是血道转移），没有远处转移者用 M_0 表示，有远处转移者用 M_1 表示。

第七节　肿瘤对机体的影响

一、良性肿瘤

一般对机体的影响相对较小，主要表现为局部压迫和阻塞症状。

二、恶性肿瘤

（1）浸润并破坏器官的结构和功能；

（2）引起局部压迫和阻塞症状；

（3）发生转移；

（4）溃疡；

（5）出血；

（6）穿孔。

三、异位内分泌综合征

内分泌系统的恶性肿瘤，可产生生物胺或多肽激素，引起内分泌紊乱。一些非内分泌腺肿瘤，也可以产生和分泌激素或激素类物质，引起内分泌症状。

四、副肿瘤综合征

肿瘤的产物或异常免疫反应或其他原因，引起内分泌、神经、消化、造血、骨关节、肾脏及皮肤等系统发生病变，出现相应的临床表现，但这些表现不是由原发肿瘤或转移灶直接引起的。

第八节　良性肿瘤与恶性肿瘤的区别

一、良性肿瘤

（1）可以见于正常的细胞更新、刺激因子或损伤引起的防御反应或修复。

（2）增殖的细胞或组织，能够分化成熟。

（3）非肿瘤性增殖一般是多克隆性的并不都来自同一个亲代细胞，而是从不同的亲代细胞衍生而来的子代细胞。

（4）细胞增殖受到控制，有一定限度。

（5）引起细胞增殖的原因消除后一般不再继续增生。

二、恶性肿瘤

（1）一般是单克隆性的：一个肿瘤中的肿瘤细胞群，由单个发生了肿瘤性转化的亲代细胞经过反复分裂繁殖产生的子代细胞组成。

（2）肿瘤细胞的形态、代谢和功能均有异常，不同程度地失去了分化成熟的能力。

（3）肿瘤细胞生长旺盛，失去控制，具有相对自主性。

（4）即使引起肿瘤性增殖的初始因素已消除，仍能持续生长。

第九节　常见肿瘤举例

一、上皮性肿瘤

（一）上皮组织良性肿瘤

1. 乳头状瘤

2. 腺瘤

（1）囊腺瘤　常发生于卵巢。

（2）纤维腺瘤。

（3）多形性腺瘤。

（4）管状腺瘤。

（二）上皮组织恶性肿瘤

1. 癌的概念　由上皮发生的恶性肿瘤统称为癌。

2. 常见类型

（1）**鳞状细胞癌**　身体有些部位正常时虽不是由鳞状上皮覆盖，但可通过鳞状上皮化生发生鳞状细胞癌。常呈菜花状，也可坏死脱落而形成溃疡。可见到细胞间桥。分化较差的鳞状细胞癌无角化珠形成，有明显的异型性。

（2）**基底细胞癌**　多见于老年人头面部，表面常形成溃疡，几乎不发生转移，对放射治疗很敏感。

（3）**移行细胞癌**。

（4）**腺癌**。

二、间叶组织肿瘤

（一）间叶组织良性肿瘤

1. 脂肪瘤

2. 淋巴管瘤

3. 平滑肌瘤

4. 软骨瘤

5. 血管瘤

（1）血管瘤　海绵状血管瘤；毛细血管瘤；混合型血管瘤。

（2）淋巴管瘤。

（二）间叶组织恶性肿瘤

1. 概念　恶性间叶组织肿瘤统称为肉瘤。

2. 病理特点

（1）多发生于儿童或青少年。

（2）切面呈鱼肉状。

（3）镜下，肉瘤细胞大多弥漫分布，不形成细胞巢。

（4）多先由血道转移。

3. 分类

（1）纤维肉瘤。

（2）脂肪肉瘤　多见于40岁以上成年人，发生于腹膜后及软组织深部，大多数肿瘤呈结节状或分叶状，可见明显异型性和多形性的脂肪母细胞。

（3）横纹肌肉瘤　是儿童中除白血病外最常见的恶性肿瘤，主要见于10岁以下儿童和婴幼儿，肿瘤由不同分化阶段的横纹肌母细胞组成，生长迅速，易早期发生血道转移，如不及时治疗，预后极差。

（4）平滑肌肉瘤。

（5）血管肉瘤　多见于皮肤。

（6）骨肉瘤和软骨肉瘤。

（7）Kaposi 肉瘤。

三、癌与肉瘤的区别

	癌	肉瘤
组织来源	上皮组织	间叶组织
发病率	较常见，约为肉瘤的9倍，多见于40岁以上成人	较少见，大多见于青少年或儿童
大体特点	质较硬、色灰白、较干燥	质软、色灰红、湿润、鱼肉状
组织学特点	多形成癌巢，实质与间质分界清楚，纤维组织每有增生	肉瘤细胞多弥漫分布，实质与间质分界不清，间质内血管丰富，纤维组织少
网状纤维	癌细胞间多无网状纤维	肉瘤细胞间多有网状纤维
免疫组织化学	癌细胞表达上皮标记	肉瘤细胞表达间叶标记（如波形蛋白）
转移	多经淋巴道转移	多经血道转移

第十节 癌前疾病（或病变）、非典型增生和原位癌

一、癌前病变

1. 概念 某些病变或疾病虽然本身不是恶性肿瘤，但具有发展为恶性肿瘤的潜在可能性。

2. 常见的癌前病变

（1）大肠腺瘤。

（2）慢性子宫颈炎伴子宫颈糜烂。

（3）乳腺纤维囊性病。

（4）慢性萎缩性胃炎伴肠上皮化生。

（5）慢性溃疡性结肠炎。

（6）皮肤慢性溃疡。

（7）黏膜白斑。

（8）肝硬化。

二、非典型增生

是上皮癌前病变的形态学改变。指增生的上皮细胞出现一定程度的异型性，但还不足以诊断为癌。

三、原位癌

黏膜或皮肤鳞状上皮层内的重度非典型增生已累及上皮的全层（上皮内瘤变Ⅲ级），但尚未浸破基底膜而向下浸润生长者。

第十一节　肿瘤发生的分子基础

一、原癌基因的激活

1. **概念**　原癌基因转变为细胞癌基因的过程。

2. **方式**

（1）点突变。

（2）基因扩增。

（3）染色体转位。

二、多步癌变的分子基础

要使得细胞完全恶性转化，需要多个基因的改变。

（1）几个癌基因的激活。

（2）两个或更多肿瘤抑制基因的失活。

（3）凋亡调节和 DNA 修复基因的改变。

第十二节　环境致瘤因素

一、亚硝胺类物质

（1）亚硝胺类物质致癌谱很广。

（2）食管癌发病率很高与食物中高含量的亚硝胺有关。

二、黄曲霉素 B_1

HBV 感染和黄曲霉素 B_1 的协同作用是我国肝癌高发地区的主要致癌因素。

三、DNA 致瘤毒素的分类

（1）人乳头瘤病毒（HPV）。

（2）Epstein-Barr 病毒（EBV）。

（3）乙型肝炎病毒（HBV）。

第十三节　肿瘤与遗传

一、常染色体显性遗传的遗传性肿瘤综合征

家族性视网膜母细胞瘤，一些癌前疾病，如家族性腺瘤性息肉病、神经纤维瘤病等。

二、常染色体隐性遗传的遗传性肿瘤综合征

如着色性干皮病。

三、多因素遗传

乳腺癌、胃肠癌等。

第十四节　肿瘤免疫

肿瘤抗原可分为肿瘤特异性抗原和肿瘤相关抗原，肿瘤特异性抗原是肿瘤细胞独有的抗原。甲胎蛋白可见于胎儿肝细胞和肝细胞癌中。

机体的抗肿瘤免疫反应主要是细胞免疫，其效应细胞有：细胞毒性 T 细胞、自然杀伤细胞和巨噬细胞等。

第六章
环境和营养病理学

第一节　环境污染和职业暴露

一、空气污染

1. 室外空气污染
（1）臭氧。
（2）微粒及酸性气溶胶。
（3）一氧化碳。

2. 室内空气污染
（1）一氧化碳。
（2）甲醛。
（3）木材烟雾。
（4）其他：氡。

二、职业及环境暴露性污染

（1）有机溶剂　常见的有三氯甲烷、四氯化碳、苯、三氯乙烯和甲醇等。
（2）塑料、橡胶和高分子聚合物。
（3）金属元素　如砷、汞、铅、锰、镉等。
（4）非金属元素　氟、碘等。
（5）农药及灭鼠药污染。

第二节　个人暴露
——成瘾及其相关疾病

一、吸烟

（1）吸烟与心血管疾病。

（2）吸烟与肺癌。

（3）吸烟与其他疾病　慢性气管炎、消化性溃疡等。

（4）被动吸烟　指不吸烟者非自愿地暴露于烟雾环境中而不自觉地吸进烟雾尘粒和各种有毒物质。

二、乙醇中毒

1. 类型

（1）急性乙醇中毒　饮入过量含乙醇的饮料后所引起的中枢神经系统兴奋剂随后的抑制状态，重度中毒可造成呼吸、心跳抑制而死亡。

（2）慢性乙醇中毒　性格改变、智能衰退和心理障碍。

2. 乙醇对器官和组织的作用

（1）消化系统　肝损害、消化性溃疡、反流性食管炎、急性胰腺炎。

（2）神经系统　大脑皮质萎缩。

（3）心血管系统　扩张型心肌病。

（4）其他系统　巨幼细胞性贫血、肌肉萎缩等。

（5）胎儿乙醇综合征。

（6）多器官功能衰竭。

三、药物滥用

海洛因、可卡因、甲基苯丙胺、摇头丸、大麻、苯环己哌啶等，可引起生理、情感、精神或感官上的损害。

四、戒断综合征

指在戒烟、戒酒等情况下出现的一系列癥癖症候群，临床表现为精神症状、躯体症状或社会功能损害。

第三节　营养性疾病

一、肥胖症

1. **病因和发病机制**　热量摄入多于热量消耗，使脂肪合成增加，是肥胖的物质基础；活动过少、体育锻炼不足、产后休养等导致热量消耗不足也是肥胖的原因。

2. **肥胖的危害**　与肥胖相关的疾病有 2 型糖尿病、动脉粥样硬化症、高血压、脑血管病、脂肪肝、骨关节炎、胆结石、血脂异常等。

二、营养不良

1. **蛋白质–能量营养不良**　是因食物供应不足或疾病因素引起的一种营养缺乏症。

2. **维生素缺乏症**

第七章　心血管系统疾病

第一节　动脉粥样硬化

动脉硬化是指一组以动脉壁增厚、变硬和弹性减退为特征的动脉疾病。

动脉硬化包括三种类型：动脉粥样硬化、动脉中层钙化、细动脉硬化。

动脉粥样硬化（AS）是心血管系统疾病中最常见的疾病，也是危害人类健康的常见病。

AS主要累及大、中动脉，基本病变是动脉内膜的脂质沉积、内膜灶状纤维化、粥样斑块形成，致管壁变硬、管腔狭窄，并引起一系列继发性病变，特别是发生在心和脑等器官，可引起缺血性改变。

动脉粥样硬化多见于中老年人，40~50岁发展最快。

一、病因和发病机制

（一）危险因素

1. 高脂血症

（1）是指血浆总胆固醇(TC)和(或)三酰甘油(甘油三酯(TG))的异常增高。

（2）大多数AS患者血的胆固醇水平比正常人高，而AS的严重程度随血浆胆固醇的水平的升高而加重，特别是血浆低密度脂蛋白（LDL）、极低密度脂蛋白（VLDL）水平的持续升高和高密度脂蛋白（HDL）水平的降低与AS的发病率呈正相关。

（3）与动脉粥样硬化发生关系密切的血浆胆固醇的主要成分是LDL，尤其是LDL亚型中的小颗粒致密低密度脂蛋白sLDL的水平被认为是判断冠心病的最佳指标。

（4）高密度脂蛋白（HDL）具有很强的抗动脉粥样硬化和冠心病发病的作用。

2. 高血压 高血压患者与同年龄、同性别的无高血压者相比，高血压患者 AS 的发病较早，病变较重。高血压患者的冠状动脉粥样硬化患病率比正常血压者高 4 倍。

3. 吸烟 吸烟是冠心病的主要独立危险因子。吸烟致动脉粥样硬化的机制可能与内皮细胞损伤和血内一氧化碳浓度升高有关。

4. 糖尿病和高胰岛素血症 冠心病是糖尿病的主要并发症，糖尿病患者中动脉粥样硬化发生较早更为常见，冠心病、脑血管疾病和周围血管疾病在成人糖尿病患者的死亡原因中占 75%~80%。

5. 遗传因素

（1）某些已知基因可能对脂质的摄取、代谢和排泄产生影响，是导致高脂血症的最常见原因。

（2）家族性高胆固醇血症患者是由于 LDL 受体的基因突变致功能缺陷导致血浆 LDL 水平极度增高。

6. 年龄 动脉粥样硬化是从婴儿期就开始的缓慢发展过程，其检出率和病变程度的严重性随年龄增高而增高，并与动脉壁的年龄性变化有关。在 40~60 岁之间，心肌梗死的发病率增加 5 倍。

7. 性别 女性绝经期前冠状动脉粥样硬化的发病率低于同龄组男性，其高密度脂蛋白（HDL）水平高于男性，低密度脂蛋白（LDL）水平低于男性。

8. 其他因素 包括：肥胖；A 型血性格的人患冠心病的危险性增加；微量元素铬、锰、锌、钒和硒等的摄取减少；血中抗氧化物浓度低；长期进食高热量、较多动物性脂肪和胆固醇等。

9. 体力活动 规律性的体育活动可减少冠心病的危险性，久坐的职业人员与积极活动的职业人员相比，冠心病的相对危险增加 1.9 倍。

10. 乙醇摄入 适量饮酒可以降低冠心病的死亡率，这可能与适量乙醇可以升高 HDL 及载脂蛋白 A_1 并降低纤维蛋白原浓度和抑制血小板聚集等有关。

（二）发病机制

1. 损伤 - 应答反应学说

（1）认为动脉粥样硬化是动脉壁对内皮细胞损伤的一种慢性炎症反应，通过氧化修饰的脂蛋白、单核源性巨噬细胞、T淋巴细胞与动脉壁的正常细胞成分相互作用促进病变的进展。

（2）此学说的核心　①慢性内皮细胞损伤，常伴有功能障碍，引起通透性增加、白细胞黏附和血栓形成的潜能；②含高胆固醇的 LDL 在血管壁聚积；③脂蛋白的氧化修饰；④血液单核胞黏附与内皮细胞迁入内膜，转化成巨噬细胞和泡沫细胞；⑤血小板黏附；⑥激活的血小板、巨噬细胞或有中膜迁入内膜的 SMC 等释放多种因子；⑦内膜 SMC 增生，胶原和蛋白聚糖等细胞外基质聚积；⑧细胞内外脂质聚积增加。

2. 脂质渗入学说

（1）该学说认为 AS 的发生是血浆中含量高的脂质沉积在动脉内膜并刺激结缔组织增生的结果。

（2）高脂血症引起的内皮细胞损伤和内皮细胞通透性增加使血液中的脂质易沉积在内膜，引起巨噬细胞的清除反应和筋膜平滑肌细胞的增生形成粥样斑块。上述变化导致动脉内膜脂纹、纤维斑块和（或）粥样斑块的形成。

（3）单核 - 巨噬细胞作用学说。

二、病理变化

（一）基本病变

1. 脂纹

（1）概念　脂纹是动脉粥样硬化的早期变化。

（2）肉眼观　动脉内膜面可见黄色帽针头大的半点或长短不一的条纹，条纹宽 1~2mm，长 1~5mm。

（3）光镜下　病灶处内皮细胞下有大量泡沫细胞聚集，并且脂纹中多为巨噬细胞源性的泡沫细胞。

（4）脂纹最早可出现在儿童期，是一种可逆性变化。

2. 粥样斑块

（1）概念 粥样斑块亦称粥瘤，为动脉粥样硬化的典型性病变。

（2）肉眼观 动脉内膜面见灰黄色斑块，既向内膜表面隆起，又向深部压迫中膜。切面见纤维帽的下方有多量黄色粥样物。

（3）光镜下 在玻璃样变的纤维帽深部，有大量无定形物质，为细胞外脂质及坏死物，其中可见胆固醇结晶，有时可见钙化。粥瘤处中膜平滑肌细胞受压萎缩，弹性纤维破坏，该处中膜变薄。外膜可见毛细血管新生、结缔组织增生及淋巴细胞、浆细胞浸润。

（二）继发病变

1. **斑块内出血** 斑块内新生的血管破裂形成血肿，血肿使斑块进一步隆起，甚至完全闭塞管腔，导致急性供血中断。

2. **斑块破裂** 斑块表面的纤维帽破裂，粥样物自破裂口逸入血流。可致胆固醇性栓塞，破裂出遗留粥瘤样溃疡。

3. **血栓形成** 病灶处的内皮损伤和粥瘤性溃疡，使动脉壁内的胶原纤维暴露，血小板在局部聚集形成血栓，加重血管阻塞，导致缺血及梗死，如脱落可致栓塞。

4. **钙化** 在纤维帽和粥瘤病灶内可见钙盐沉积，致管壁变硬、变脆。

5. **动脉瘤形成** 严重的粥样斑块底部的中膜平滑肌可发生不同程度的萎缩和弹性下降，在血管内压力的作用下，动脉壁局限性扩张，形成动脉瘤，动脉瘤破裂可致大出血。

6. **血管管腔狭窄** 弹力肌层动脉（中等动脉）口形成粥样斑块而导致管腔狭窄，引起所供应区域的血液减少，致相应器官发生缺血性病变。

三、重要器官的动脉粥样硬化症

1. 主动脉粥样硬化

（1）病变好发于主动脉的后壁及其分支开叉处，以腹主动脉病变最为严重，依次为胸主动脉、主动脉弓和升主动脉。

（2）动脉瘤主要见于腹主动脉，可于腹部触及搏动性的肿块，听到杂音。

2. 冠状动脉粥样硬化

3. 颈动脉及脑动脉粥样硬化

（1）病变最常见于颈内动脉起始部、基底动脉、大脑中动脉和 Willis 环。

（2）纤维斑块和粥样斑块常导致管腔狭窄，并可因血栓形成等继发病加重狭窄甚至闭塞。

（3）长期供血不足可致脑实质萎缩。

（4）急速的供血中断可致脑梗死。

（5）脑小动脉关闭较薄，脑动脉粥样硬化病变可形成小动脉瘤，破裂可引起致命性脑出血。

4. 肾动脉粥样硬化 病变最常累及肾动脉开叉及主干近侧端，亦可累及叶间动脉和弓状动脉。<u>肾动脉粥样硬化时可致管腔狭窄，引起肾血管性高血压。</u>

5. 四肢动脉粥样硬化

（1）病变以下肢动脉为重，常发生在髂动脉、股动脉及前后胫动脉。

（2）当较大的动脉管腔狭窄时，可因供血不足致耗氧量增加，出现疼痛，休息后好转，即所谓间歇性跛行。

6. 肠系膜动脉粥样硬化 肠系膜动脉的管腔狭窄甚至阻塞时，患者有剧烈腹痛、腹胀和发热等症状，可导致肠梗死、麻痹性肠梗阻及休克等严重后果。

四、冠状动脉粥样硬化及冠状动脉粥样硬化性心脏病

（一）冠状动脉粥样硬化

1. 冠状动脉粥样硬化 是 AS 中对人类威胁最大的疾病。

2. 动脉粥样硬化病变分布的特点

（1）<u>左侧冠状动脉多于右侧。</u>

（2）<u>大支多于小支。</u>

（3）<u>同一支的近端多于远端，</u>即在心肌表面走行的血管病

变程度比穿梭在心肌内的血管严重。

（4）左冠状动脉前降支病变严重程度最高，其次为右主干、左主干或左旋支、后降支。

（二）冠状动脉粥样硬化性心脏病

冠状动脉粥样硬化性心脏病（CHD），简称冠心病，是由冠状动脉狭窄所致心肌缺血的心脏病，也称缺血性心脏病（IHD）。冠心病临床可表现为不稳定型心绞痛、急性心肌梗死或心源性猝死，称为"急性冠状动脉综合征"（ACS）。

冠心病的临床表现如下。

1. 心绞痛

（1）心绞痛是由于心肌急剧的、暂时性缺血、缺氧所造成的一种常见的临床综合征。

（2）典型的临床症状为阵发性胸骨后部位的压榨性或紧缩性疼痛感，可放射至心前区或左上肢，持续数分钟。

（3）心绞痛的发生机制　心肌缺血、缺氧而造成的代谢不全的酸性产物或多肽类物质的堆积，此物质刺激心脏局部的神经末梢，信号经1~5胸交感神经节和相应脊髓段传至大脑，产生痛觉。

（4）心绞痛类型

①稳定型心绞痛　一般不发作，可稳定数月，仅在体力活动过度增加、心肌耗氧量增多时发作。经休息或舌下含服硝酸甘油后可迅速消失。

②不稳定型心绞痛　是一种进行性加重的心绞痛。临床上颇不稳定，在负荷时、休息时均可发作，患者多有一支或多支冠状动脉病变。休息或舌下含服硝酸甘油只能暂时或不完全性地缓解症状。

③变异型心绞痛　又称Prinzmetal心绞痛　多无明显诱因，常在休息或梦醒时发作。患者冠状动脉明显狭窄，亦可因发作性痉挛所致。吸烟是变异型心绞痛的重要危险因素。

2. 心肌梗死

（1）心肌梗死（MI）是由于冠状动脉供血中断，引起供血区持续缺血而导致的较大范围的心肌缺血性坏死。原因通常是在冠状动脉粥样硬化病变基础上继发血栓形成或持续性痉挛所致。

（2）临床上有剧烈而较持久的胸骨后疼痛，用硝酸酯制剂或休息后症状不能完全缓解，伴发热、白细胞增多、红细胞沉降率加快、血清心肌酶增高及进行性心电图变化，可并发心律失常、休克或心力衰竭。心肌梗死多发生于中老年人。

（3）心肌梗死部位的冠状动脉因动脉粥样硬化而高度狭窄，并多数合并血栓形成。常累及 1 支以上的冠状动脉分支。

（4）根据 MI 的范围和深度可分为心内膜下心肌梗死和透壁性心肌梗死两个主要类型。

①心内膜下心肌梗死　心内膜下心肌梗死病变主要累及心室壁内层 1/3 的心肌，并波及肉柱和乳头肌，常表现为多发性、小灶性坏死，直径 0.5~1.5cm。病变分布常不限于某支冠状动脉的供血范围，而是不规则地分布于左心室四周，严重时病灶扩大融合累及整个心内膜下心肌，呈环状梗死。患者通常有冠状动脉三大支严重动脉粥样硬化性狭窄，当附加休克、心动过速、不适当的体力活动等诱因可加重冠状动脉供血不足，造成各支冠状动脉最末梢的心内膜下心肌缺血、缺氧，导致心内膜下心肌梗死。

②透壁性心肌梗死　透壁性心肌梗死是典型心肌梗死的类型，也称为区域性心肌梗死。

（5）心肌梗死的部位与闭塞的冠状动脉支供血区一致，病灶较大，最大直径在 2.5cm 以上，累及心室壁全层或未累及全层但已深达室壁 2/3（称后层梗死），最常见的梗死部位多发生在冠状动脉左前降支的供血区，即左室前壁、室间隔前 2/3 及前乳头肌内，约占全部心肌梗死的 50%。

（6）病理变化　心肌梗死多属贫血性梗死。梗死一般在 6 小时后肉眼才能辨认，梗死灶呈苍白色，8~9 小时后成土黄色。

光镜下心肌纤维早期凝固性坏死、核碎裂、消失，胞质均质红染或不规则粗颗粒状间质水肿，少量中性粒细胞浸润。

一般心肌细胞梗死后 30 分钟内，心肌细胞内糖原减少或消失。心肌细胞受损后，肌红蛋白（Mb）迅速从心肌细胞逸出入血，在 MI 后 6~12 小时内出现峰值。

（7）并发症

①心力衰竭　当心内膜下心肌梗死累及二尖瓣乳头肌，可致二尖瓣关闭不全而诱发急性左心衰竭。梗死后心肌收缩力丧失，可致左、右或全心衰竭。

②心脏破裂　心脏破裂是急性透壁性心肌梗死的严重并发症，占 MI 致死之病例的 3%~13%，发生于梗死后的 2 周内。好发部位是左心室下 1/3 处、室间隔和左心室乳头肌。破裂原因是由于梗死灶失去弹性，坏死的心肌细胞，尤其是坏死的中性粒细胞和单核细胞释放大量蛋白水解酶的作用，使梗死灶发生溶解所致。

③室壁瘤　10%~30% 的心肌梗死合并室壁瘤，可发生在心肌梗死的急性期，但常见于心肌梗死的愈合期。原因是梗死心肌或形成的瘢痕组织在左心室内压力作用下形成的局限性向外膨隆。多发生于左心室前壁近心尖处，引起心功能不全或继发血栓形成。

④附壁血栓形成　多见于左心室，MI 波及心内膜使之粗糙，或因室壁瘤形成处血流形成涡流等原因，可促进局部附壁血栓形成。

⑤心源性休克　心肌梗死面积＞40% 时，心肌收缩力极度减弱，心脏排血量显著下降，即可发生心源性休克而死亡。

⑥急性心包炎　15%~30% 患者 MI 后 2~4 天发生，由于坏死累及心外膜可引起纤维素性心包炎。

⑦心律失常　心肌梗死累及传导系统，引起传导紊乱，严重时可导致心脏骤停、猝死。

3. 心肌纤维化　心肌纤维化是由于中至重度的冠状动脉粥样硬化性狭窄引起的心肌纤维持续性和(或)反复加重的缺血、缺氧所产生的结果，是逐渐发展为心力衰竭的慢性缺血性心脏病。

4. 冠状动脉性猝死　多见于 40~50 岁成年人，男性比女性多 3.9 倍。

冠状动脉性猝死可发生于某种诱因后，如饮酒、劳累、吸烟及运动后，患者突然昏倒，四肢抽搐，小便失禁，或突然发生呼吸困难，口吐白沫，迅速昏迷。可立即死亡或在一至数小时后死亡，有的则在夜间睡眠中死亡。

第二节　高血压

高血压是人类最常见的心血管疾病之一，是以体循环动脉压升高为主要特点的临床综合征，动脉压持续升高可导致心、脑、肾和血管的改变，并伴全身代谢性改变。高血压多见于30~40岁以后的中老年人，是以细小动脉硬化为基本病变的全身性疾病。

高血压可分为原发性高血压和继发性高血压，后者又称症状性高血压。

（一）发病因素

1. 遗传因素　高血压患者常有明显的遗传倾向。

目前已发现肾素-血管紧张素系统（RAS）的编码基因有多种变化（多态性和突变点），如有高血压患者伴有血管紧张素原位点和血管紧张素Ⅱ的Ⅰ型受体位点的多样性外，高血压患者及有高血压家族史而血压正常者的血清中有一种激素样物质，可抑制 Na^+、K^+-ATP 酶活性，使 Na^+-K^+ 泵功能降低，向细胞外的转运减少，导致细胞内 Na^+、K^+ 浓度增加，细小动脉壁收缩减慢，从而使血压升高。

2. 环境因素

（1）饮食因素　摄入钠盐可引起高血压。世界卫生组织建议每人每日摄入钠盐量应控制在5g以下，可起到预防高血压的作用。

（2）社会心理因素　精神长期或反复处于紧张状态的职业，其高血压患病率比对照组升高；应激事件如暴怒、过度惊恐和忧伤等使神经精神受到剧烈冲击，可导致高血压的发生发展。

（3）神经内分泌因素　细动脉的交感神经纤维兴奋性增强

是高血压病发病的主要神经因素。缩血管递质（去甲肾上腺素、神经肽等）和舒血管神经递质（降钙素基因相关肽、P物质等）具有升压或降压作用。

（二）发病机制

1. 各种机制引起的 Na^+ 潴留 Na^+ 在体内过多，因而引起水潴留，使细胞外液增加，致心排血量增加，血压升高。摄入的盐过多，主要是通过钠水潴留的途径引起血压升高。

2. 外周血管功能和结构异常 凡是能引起外周血管收缩物质（肾素、儿茶酚胺、内皮素等）增多的因素，都可以通过缩血管作用使血管口径缩小，从而使外周阻力增加，导致血压升高。

如交感神经兴奋可通过分泌大量的去甲肾上腺素（儿茶酚胺类），作用于细小动脉平滑肌受体，引起细小动脉收缩或痉挛，使血压升高。

交感神经兴奋的缩血管作用可导致肾缺血，刺激球旁装置的球旁细胞分泌肾素，肾素入血流，使血管紧张素原转变为血管紧张素 I，后者随血经过肺、肾组织时，在血管紧张素活化酶的作用下形成血管紧张素 II，可直接引起细小动脉强烈收缩，使血压升高。

血管紧张素 II 还能刺激肾上腺皮质分泌醛固酮，进而引起 Na^+、水潴留，增加血容量，使血压升高。

（三）分类

1. 良性高血压 良性高血压又称缓进性高血压，约占原发性高血压的 95%，病程长，进程缓慢可长达十余年或数十年，最终常死于心、脑病变，死于肾病变者少见。按病变的发展可分为三期。

（1）功能紊乱期 为高血压的早期阶段。全身细小动脉间歇性痉挛收缩、血压升高，因动脉无器质性病变，痉挛缓解后血压可恢复正常。

临床表现血压升高，但常有波动，可伴有头晕、头痛，经过适当休息和治疗，血压可恢复正常。

（2）动脉病变期

①细动脉硬化　细动脉硬化是高血压病的主要病变特征，表现为细动脉玻璃样变。细小动脉玻璃样变最易累及肾的入球动脉、脾中心动脉及和视网膜动脉。

②小动脉硬化　主要累及肌型小动脉，如肾小叶间动脉、弓状动脉及脑的小动脉等。

③大动脉　弹力肌型及弹力型大动脉无明显病变或伴发动脉粥样硬化。

（3）内脏病变期

①心脏病变　长期慢性高血压可引起心脏病，称为高血压性心脏病，主要表现为<u>左心室肥大</u>。由于血压持续升高，外周阻力增加，左心室因压力性负荷增加而发生代偿性肥大。心脏重量增加可达400g以上，有的可达800g以上。<u>左心室壁增厚可达1.5~2.0cm，乳头肌和肉柱增粗变圆，但心腔不扩张，甚而缩小，称向心性肥大。若病变继续发展，肥大的心肌因供血不足而收缩力降低，发生失代偿逐渐出现心脏扩张，称离心性肥大。</u>

②肾病变　肾的病变是由于肾入球动脉和肌型小动脉硬化，致使受累肾单位因缺血而萎缩纤维化，导致肾的萎缩硬化，表现为原发性颗粒性固缩肾或细动脉性硬化肾。

③脑病变

脑水肿：由于高血压病脑内细小动脉的硬化和痉挛，局部组织缺血，毛细血管通透性增加，发生脑水肿。临床表现：头痛、头晕、眼花、呕吐、视力障碍等，有时血压急剧升高，患者可出现剧烈头痛、意识障碍、抽搐等症状，称为高血压危象。

脑软化：由于脑的细小动脉硬化和痉挛，供血区脑组织缺血而发生多数小坏死灶，即微梗死灶。光镜下梗死灶组织液化坏死，形成质地疏松的筛网状病灶，后期坏死组织被吸收，由胶质纤维增生来修复。

脑出血：脑出血是高血压最严重的并发症，亦是致命性的并发症。<u>脑出血常发生于基底核、内囊</u>，其次为大脑白质、脑桥和小脑。多见于基底核区域（尤以豆状核区最多见），是因为供应该区域的豆纹动脉从大脑中动脉呈直角分支，直接受到大脑中动脉的压力较高的血流冲击和牵引，致豆纹动脉破裂出血。内囊出血可引起对侧肢体偏瘫而感觉消失。左侧脑出血常引起失语。脑桥出血可引起同侧面神经及对侧上下肢瘫痪。脑出血可因血肿占位及脑水肿，引起颅内高压，并发脑疝形成。

④视网膜病变 视网膜中央动脉发生细动脉硬化时眼底检查可见血管迂曲，反光增强，动静脉交叉处出现压痕。严重者视盘水肿，视网膜出血，视力减退。

2. 恶性高血压 又称为急进型高血压，多见于青少年，血压显著升高，常超过230/130mmHg，病变进展迅速，可发生高血压脑病，或较早就出现肾衰竭。

（1）病理变化 特征性的病变是增生性小动脉硬化和坏死性细动脉炎，主要累及肾。

①增生性小动脉硬化 主要表现为动脉内膜显著增厚，伴有平滑肌细胞增生，胶原纤维增多，致血管壁呈层状葱皮样增厚，管腔狭窄。

②坏死性细动脉炎 病变累及内膜和中膜，管壁发生纤维素样坏死，HE染色管壁伊红深染，周围有单核细胞及中性粒细胞浸润。免疫组化检查，含大量纤维素、免疫球蛋白和补体成分。

（2）临床表现 血压显著升高，常超过230/130mmHg，可发生高血压性脑病。常出现视网膜出血及视神经乳头水肿。常有持续性蛋白尿、血尿及管型尿。患者多在1年内迅速发展为尿毒症而死亡，也可因脑出血或心力衰竭致死。

第三节 风湿病

风湿病是一种与A组β溶血性链球菌感染有关的变态反应性疾病。病变主要累及全身结缔组织及血管，最常侵犯心脏、关节和血管等处，以心脏病变最为严重，常形成特征性风湿性肉芽肿，即Aschoff小体病变。风湿病的急性期有发热、心脏和关节损害、环形红斑、皮下节结、舞蹈病等症状和体征。

风湿病多发于5~15岁，以6~9岁为发病高峰，男女患病率无差别。出现心瓣膜变形常在20~40岁之间。

风湿病与类风湿关节炎、硬皮病、皮肌炎、结节性多动脉炎及系统性红斑狼疮等同属于结缔组织病，也称胶原病。

一、病因和发病机制

风湿病的发生与咽喉部A组β溶血性链球菌感染有关。目前被大多说学者所接受的风湿病发病机制的学说为抗原抗体交叉反应学说，即链球菌细胞壁的C抗原（糖蛋白）引起的抗体可与结缔组织（如心脏瓣膜及关节等）的糖蛋白发生交叉反应，而链球菌壁的M蛋白与存在于心脏、关节及其他组织中的糖蛋白亦发生交叉反应，导致组织损伤。

二、基本病理变化

1. 变质渗出期　是风湿病的早期改变。在心脏、浆膜、关节、皮肤等病变部位表现为结缔组织基质的黏液样变性和胶原纤维的纤维素样坏死。

2. 增生期或肉芽肿期

（1）此期的特点是变质渗出期病变基础上形成具有特征性的肉芽肿性病变，称为Aschoff小体。

（2）Aschoff小体是由成群的风湿细胞聚集于纤维素样坏死灶内，并由少量渗出的淋巴细胞和浆细胞等共同构成。

（3）风湿细胞体积大，圆形、多边形，胞界清而不整齐，胞质丰富均质；核大，圆形或卵圆形，核膜清晰，染色质集中于中央并呈细丝状向核膜发散，因而核的横切面似枭眼状，称枭眼细胞，长形核的纵切面像毛虫状，称毛虫细胞。

（4）镜下观察到Aschoff小体时，提示有风湿正在活动。

3. 瘢痕期或愈合期　Aschoff小体内的坏死细胞逐渐被吸收，Aschoff细胞变为纤维细胞，使风湿小体逐渐纤维化，最后形成梭形瘢痕，此期病变可持续2~3个月。

三、风湿病的各器官病变

（一）风湿性心脏病

风湿性心脏病包括急性期的风湿性心肌炎和静止期的慢性风湿性心脏病。风湿性心脏病多见于青壮年，17~18 岁为高峰。

风湿病引起的心脏病变可以表现为风湿性心内膜炎、风湿性心肌炎和风湿性心外膜炎。若病变累及心脏全层组织，则称风湿性全心炎或风湿性心肌炎。在儿童风湿病患者中，60%~80% 有心肌炎的临床表现。

1. 风湿性心内膜炎

（1）风湿性心内膜炎是风湿病最重要的病变，主要累及心瓣膜，引起瓣膜炎，也可累及瓣膜临近的心内膜和腱索，引起瓣膜变形和功能障碍。瓣膜病变以二尖瓣最多见，其余依次为二尖瓣和主动脉瓣联合受累，主动脉瓣、三尖瓣、肺动脉瓣极少受累。

（2）在急性期，瓣膜肿胀，间质有黏液样变性和纤维素样坏死，偶见风湿小体。病变瓣膜表面，尤以闭锁缘向血流面的内皮细胞，由于受到瓣膜开、关时的摩擦，易发生变性、脱落，暴露其下的胶原，诱导血小板在该处沉积、凝集，形成白色血栓，称赘生物。

（3）赘生物大小如粟粒（1~3mm），灰白色，半透明呈疣状。常成串珠状单行排列于瓣膜闭锁缘，与瓣膜粘连紧密，不易脱落，故称疣状心内膜炎。

（4）病变后期，炎症病变累及房、室内膜时，引起内膜灶状增厚及附壁血栓形成。由于病变所致瓣膜口狭窄或关闭不全，受血流反流冲击较重，引起左房后壁粗糙，内膜增厚，称为McCallum 斑。

2. 风湿性心肌炎

病变主要累及心肌间质结缔组织，常表现为灶状间质性心肌炎，间质水肿，在间质血管附近可见Aschoff 小体和少量的淋巴细胞浸润。病变反复发作，Aschoff 小体机化形成小瘢痕。病变常见于左心室、室间隔、左心房及左心耳等处。

风湿性心肌炎在儿童可发生急性充血性心力衰竭；累及传导系统时，可出现传导阻滞。

3. 风湿性心外膜炎 病变主要累及心外膜脏层，突出的变化是多少不一的纤维蛋白和浆液渗出。在心外膜腔内有大量浆液渗出，形成心外膜积液，当渗出以纤维素为主时，覆盖于心外膜表面的纤维素可因心脏的不停搏动和牵拉而形成绒毛状称为绒毛心。

渗出的大量纤维素如不能被溶解吸收，则发生机化，使心外膜脏层和壁层互相粘连，形成缩窄性心外膜炎。

干性心外膜炎，患者心前区疼痛，听诊可闻及心包摩擦音。

湿性心外膜炎，患者可诉胸闷不适，听诊心音弱而遥远。

（二）风湿性关节炎

约 75% 的风湿热患者在疾病的早期出现风湿性关节炎。以游走性、反复发作性多关节炎为临床特征。

最常侵犯膝、踝、肩、腕、肘等大关节，也可累及小关节。关节局部会出现红、肿、热、痛和功能障碍等典型临床症状。关节腔内有浆液及纤维素渗出，病变滑膜充血肿胀，邻近软组织内可见不典型的 Aschoff 小体。

（三）皮肤病变

1. 环形红斑 为渗出性病变。多见于躯干和四肢皮肤，为淡红色环状红晕，中央皮肤色泽正常。光镜下红斑处真皮浅层血管充血，血管周围水肿及淋巴细胞和单核细胞浸润。病变常在 1~2 天消退。

2. 皮下结节 为增生性病变。多见于肘、腕、膝、踝关节附近的伸侧面皮下结缔组织，直径 0.5~2cm，呈圆形或椭圆形，质硬、无压痛的结节。光镜下结节中心为大片的纤维素样坏死物，周围呈放射状排列的 Aschoff 细胞和成纤维细胞，伴有以淋巴细胞为主的炎细胞浸润。

（四）风湿性动脉炎

风湿性动脉炎，大、小动脉均可受累，如冠状动脉、肾动脉、肠系膜动脉、脑动脉及肺动脉等，并以小动脉受累较为常见。主要病变在急性期表现为血管壁发生黏液变性，纤维素样坏死和淋巴细胞、单核细胞浸润，并可伴有 Aschoff 小体形成。病变后期，血管壁纤维化而增厚，使管腔狭窄，并发血栓形成。

（五）风湿性脑病

多见于 5~12 岁儿童，女孩较多。病变主要累大脑皮质、基底核、丘脑及小脑皮层。主要病变为脑的风湿性动脉炎和皮质下脑炎，后者表现为神经细胞变性及胶质细胞增生，胶质结节形成。当病变主要累积基底节（尤以纹状体）和尾核等锥体外系时，患儿可出现面肌及肢体不自主运动，称小舞蹈症或 Sydenham 舞蹈症。

第四节　感染性心内膜炎

感染性心内膜炎（IE）是由病原微生物经血行途径直接侵袭心内膜、心瓣膜或邻近大动脉内膜而引起的内膜炎症，伴赘生物形成。病原微生物包括各种细菌、真菌、立克次体等，以细菌最为多见，故也称为细菌性心内膜炎。通常分为急性和亚急性两种。

一、急性感染性心内膜炎

急性感染性心内膜炎或称急性细菌性心内膜炎，主要是由于致病力强的化脓菌（如金黄色葡萄球菌、溶血性链球菌、肺炎球菌等）引起。

通常病原体是在身体某部位发生感染，如化脓性骨髓炎、痈、产褥热等，当机体抵抗力降低时，细菌入血引起脓毒血症、败血症，并侵犯心内膜。

主要侵犯二尖瓣和主动脉瓣，引起急性化脓性心瓣膜炎，在受累的心瓣膜上形成赘生物。疣状赘生物主要由脓性渗出物、血栓、坏死组织和大量细菌菌落混合而成的。疣状赘生物体积庞大、质地松脆、灰黄或浅绿色，破碎后形成含菌性栓子，可引起心、脑、肾、脾等器官的感染性梗死和脓肿。受累瓣膜可发生破裂、穿孔或腱索断裂，引起急性心瓣膜功能不全。

二、亚急性感染性心内膜炎

亚急性感染性心内膜炎也称为亚急性细菌性心内膜炎。

草绿色葡萄球菌、大肠球菌、革兰阴性杆菌、立克次体、真菌等这些病原体可自感染灶（扁桃体炎、咽喉炎、骨髓炎等）入血，形成菌血症，再随血流侵入瓣膜；也可因拔牙、心导管及心脏手术等医源性操作致细菌入血侵入瓣膜而发病。主要病理变化如下。

1. **心脏**　此病最常侵犯二尖瓣和主动脉瓣，病变特点是常在有病变的瓣膜上形成赘生物。赘生物单个或多个，体积较大或大小不一，呈息肉状或菜花状，质松脆，易破碎、脱落。受累瓣膜易变形，发生溃疡和穿孔。

2. **血管**　菌毒素和赘生物脱落形成栓子，引起动脉性栓塞和血管炎。栓塞最多见于脑，其次为肾、脾等，由于栓子不含菌或含极少的细菌，细菌毒力弱，常为无菌性梗死。

3. **变态反应**　因微栓塞的发生引起局灶性或弥漫性肾小球肾炎。皮肤出现红色、微隆起、有压痛的小结节，称 Osler 小结。

4. **败血症**　脱落的赘生物内有细菌，侵入血流，并在血流中繁殖，致患者有长期发热、脾脏肿大、白细胞增多，皮肤、黏膜和眼底常有小出血点、贫血等表现。

第五节　心瓣膜病

心瓣膜病是指心瓣膜因各种原因损伤后或先天性发育异常所造成的器质性病变，表现为瓣膜口狭窄和（或）关闭不全，最后导致心功能不全，引起全身血液循环障碍，是最常见的慢性心脏病之一。

瓣膜口狭窄简称狭窄，是指瓣膜开放时不能充分张开，使瓣膜口缩小，血流通过障碍；瓣膜关闭不全，是指心瓣膜关闭时瓣膜口不能完全闭合，使一部分血液反流。

瓣膜关闭不全是由于瓣膜增厚、变硬、卷曲、缩短或瓣膜的破裂和穿孔，亦可因腱索增粗，缩短和粘连，使心瓣膜关闭时瓣膜口不能完全闭合，使部分血液发生反流。

瓣膜口狭窄的原因是相邻瓣膜互相粘连、瓣膜增厚，其弹性减弱或消失，瓣膜环硬化和缩窄，瓣膜开放时不能完全张开而导致血流通过障碍。

一、二尖瓣狭窄

（1）二尖瓣狭窄多由风湿性心内膜炎反复发作所致，少数由感染性心内膜炎引起。正常二尖瓣口面积为 5cm²，可通过两个手指。狭窄时，依面积缩小情况可分为三度：轻度，1.5~2.0cm²；中度，1.0~1.5cm²；重度，小于1.0cm²。病变早期瓣膜轻度增厚，呈隔膜状；后期瓣叶增厚、硬化、腱索缩短，使瓣膜呈"鱼口状"。

（2）临床表现 颈静脉怒张，肝淤血肿大，下肢水肿及浆膜腔积液等心力衰竭症状。听诊心尖区可闻及舒张期隆隆样杂音。X线显示左心房、右心房、左房室增大，晚期左心室略缩小，因而心脏是"三大一小"，X线显示为倒置的"梨形心"。

二、二尖瓣关闭不全

（1）二尖瓣关闭不全，多为风湿性心内膜炎的后果，也可由亚急性细菌性心内膜炎等引起，偶为先天畸形。二尖瓣关闭不全常与狭窄合并发生。

（2）二尖瓣关闭不全时，在左心收缩期，左心室部分血液反流到左心房内，加上接纳肺静脉的血液，左心房血容量较正常增多，久之出现左心房代偿性肥大，继而左心房、左心室容积性负荷增加，使左心室代偿性肥大，右心室、右心房代偿性肥大，右心衰竭和大循环淤血。

（3）临床表现　听诊心尖区可闻及收缩期吹风样杂音。<u>X线显示左心室肥大扩张，呈"球形心"。</u>

三、主动脉瓣狭窄

（1）主动脉瓣狭窄主要由风湿性主动脉炎引起，少数是由先天性发育异常、动脉粥样硬化引起的主动脉瓣膜钙化所致。主动脉瓣膜间发生粘连、瓣膜增厚、变硬，并发生钙化致瓣膜口狭窄。主动脉瓣狭窄后左心室排血受阻，左心室发生代偿性肥大，室壁增厚，呈向心性肥大。后期左心功能代偿性失调，出现左心衰竭，进而引起肺淤血、右心衰竭和大循环淤血。

（2）临床表现　听诊主动脉瓣区可闻及粗糙、喷射性收缩期杂音。<u>X线显示左室影更加突出，心脏呈"靴形心"。</u>

四、主动脉瓣关闭不全

（1）主动脉瓣关闭不全主要由风湿性主动脉炎引起，少数由感染性心内膜炎、主动脉粥样硬化、梅毒性主动脉炎引起。另外，类风湿性主动脉炎及 Marfan 综合征也可使主动脉环扩大而造成主动脉关闭不全。

（2）在舒张期，主动脉瓣关闭不全，主动脉部分血液反流至左心室，使左心室血容量增加，发生代偿性肥大。久而久之，相继发生左心衰竭、肺淤血、肺动脉高压，进而引起右心肥大，大循环淤血，发生右心衰。

（3）临床表现　听诊主动脉瓣区可闻及舒张期吹风样杂音。<u>患者可出现颈动脉搏动、水冲脉、血管枪击音及毛细血管搏动现象，脉压差加大。</u>

第六节　心肌病

心肌病是指除心脏瓣膜病、冠状动脉粥样硬化性心脏病、高血压性心脏病、肺源性心脏病和先天性心脏病以外的以心肌病变为主要表现的一组疾病。

心肌病是指合并有心脏功能障碍的心肌疾病，其类型包括扩张型心肌病、肥厚型心肌病、限制型心肌病、致心律失常性右室心肌病、未分类的心肌病、特异性心肌病。

一、扩张型心肌病

扩张型心肌病，亦称充血性心脏病，是心肌病中最常见的类型，约占心肌病的 90%，以进行性心脏肥大，心腔扩张和心肌收缩能力下降为特征的一种类型。发病年龄多在 20~50 岁，男性多于女性。

1. 病理变化

（1）肉眼观 心脏体积增大，重量增加，常超过正常人 50%~100% 以上，500~800g 以上（诊断标准：男性大于 350g，女性大于 300g）。各心腔均明显扩张，室壁略厚或正常（离心性肥大）。心尖部室壁常呈钝圆形。二尖瓣和三尖瓣可因心室扩张导致二尖瓣和三尖瓣关闭不全。心内膜增厚，常见附壁血栓形成。心脏成苍白色，可伴有钙化、心内膜增厚和纤维化。

（2）光镜下 心肌细胞不均匀肥大、伸长，细胞核大，浓染，核型不整。肥大和萎缩的心肌细胞交错排列。心肌细胞常发生空泡变及小灶状液化性肌溶解、心肌间质纤维化和微小坏死灶或瘢痕灶。

2. 临床表现 主要表现为心力衰竭的症状和体征。心电图显示心肌劳损和心律失常，部分患者可发生猝死。

二、肥厚型心肌病

肥厚型心肌病是以心肌肥大尤以左心室显著肥厚、室间隔非对称性增厚、舒张期心室充盈异常及左心室流出道受阻为特征，并以流出道梗阻明显与否分为梗阻性和非梗阻性两种类型。本病常为青年猝死的原因。

1. 病理变化

（1）肉眼观 心脏增大、重量增加，可为正常的 1~2 倍。成人者心脏多重达 500g 以上，两侧心室壁肥厚、室间隔厚度大于左心室壁的游离侧，二者之比＞1.3（正常 0.95），并明显凸向左心室。乳头肌肥大、心室腔及室流出道狭窄，左室尤其显著。由于收缩期二尖瓣向前移动与室间隔左侧心内膜接触，可引起二尖瓣增厚和主动脉瓣下的心内膜局限性增厚。

（2）光镜下　心肌细胞弥漫性肥大，核大、畸形、深染，心肌纤维走行紊乱，尤以室间隔深部及左室游离壁明显紊乱面积占心室肌的 30%~50%。

（3）电镜下　肌原纤维排列方向紊乱，肌丝交织或重叠排列，Z 带不规则，可见巨大线粒体。

2. 临床表现　因心排血量下降，可引发心悸、心绞痛；肺动脉高压可致呼吸困难；附壁血栓脱落可引起栓塞性症状；长期左室过度负荷，可引起心力衰竭。

三、闭塞性心肌病

闭塞性心肌病又称限制性心肌病，是以一侧或双侧心室充盈受限和舒张期容量降低为特点的心肌病。典型病变为心室内膜和内膜下心肌进行性纤维化，导致心室壁顺应性降低、心腔狭窄，舒张期心室充盈受限。

1. 病理变化

（1）肉眼观　心腔狭窄，心内膜及心内膜下纤维性增厚可达 2~3mm，呈灰白色，质地较硬，以心尖部为重，向上蔓延，累及三尖瓣或二尖瓣（可引起关闭不全）心室容积及顺应性因而下降。

（2）电镜下　心内膜纤维化，可发生玻璃样变性和钙化，伴有附壁血栓形成。心内膜下心肌常见萎缩和变性改变，亦称心内膜的心肌纤维化。

2. 临床表现　心力衰竭和栓塞，少数可发生猝死。

四、致心律失常性右室心肌病

致心律失常性右室心肌病又称右室心肌病。本病以右心室心肌纤维脂肪组织进行性替代为特征，家族性发病常见，多为常染色体显性遗传，心律失常和猝死多见，尤其是年轻人。临床表现为右心室进行性扩大、难治性右心衰竭和（或）室性心动过速。

五、特异性心肌病

1. 克山病 克山病是一种地方性心肌病，它以心肌变性坏死及修复后的瘢痕形成为病变特点。临床上常伴有急、慢性心力衰竭，甚至危及生命。

1935 年首先在黑龙江省克山县发现，因此命名为克山病。本病主要流行在我国东北、西北、华北和西南一带山区和丘陵地带。

病理变化 肉眼观：心脏不同程度增大和重量增加，可达正常心脏 2~3 倍以上。两侧心室呈肌源性扩张，心室壁不变薄，尤以心尖部为重，使心脏略呈球形。慢性病例心脏重量增加更明显可达 500g 以上。切面心室壁可见散在分布的变性坏死及机化的瘢痕灶。病灶在分布上通常是心室重于心房，左室及室间隔重于右室，心室壁内侧重于外侧。部分病例（尸体例）在心室肉柱间或左、右心耳内可见附壁血栓形成。

2. 乙醇性心肌病 乙醇性心肌病以长期过量饮酒或反复大量酗酒或出现心脏扩大和心力衰竭为特点的心肌病。发病早期表现为酒后心悸、胸部不适或晕厥、阵发性心房颤动或心室颤动等，晚期患者发生心力衰竭，类似于扩张型心肌病。

3. 围生期心肌病 围生期心肌病是指在妊娠末期或产后 5 个月内，首次发生以心肌受累为主的一种心脏病，临床主要表现为心力衰竭，类似于扩张型心肌病。

4. 药物性心肌病 药物性心肌病是指接受某些药物治疗的患者，因为药物对心肌的毒素作用，引起心肌损害，临床表现以服药后出现心律失常、心脏增大和心功能不全，而服药前无其他心脏病为表现特点。常见药物包括抗肿瘤药物、抗精神病药物、三环类抗抑郁药等。

第七节　心肌炎

心肌炎是指病原微生物感染或物理化学因素引起的心肌炎症性疾病。炎症可累及心肌细胞、间质及血管、心瓣膜、心包，甚至整个心脏。致心肌炎的主要病原微生物有：病毒、细菌、螺旋体、真菌和寄生虫等。以病毒性和细菌性心肌炎最常见。

病毒性心肌炎是有嗜心肌病毒感染引起的，以心肌间质原发性非特异性炎症为主要病变的心肌炎，常累及心包，引起心包心肌炎。

病毒性心肌炎的初期可见心肌细胞变性坏死及间质内中性粒细胞浸润。其后，代之以淋巴细胞、巨噬细胞和浆细胞浸润以及肉芽组织形成。成人多累及心房后壁、室间隔及心尖区，有时可累及传导系统。

病毒性心肌炎临床表现轻重不一，常出现不同程度的心律失常。一般预后较好，但病变严重者及婴幼儿可引起心力衰竭等并发症。

第八节　心包炎

心包炎可由病原微生物（主要为细菌）和某些代谢产物引起的脏、壁层心外膜发生的炎症反应，大多是一种伴发疾病。多继发于变态反应性疾病、尿毒症、心脏创伤及恶性肿瘤转移等。

一、急性心包炎

急性心包炎多为渗出性炎症，常形成心包积液。按渗出的主要成分可分为以下4种。

1. 浆液性心包炎

（1）浆液性心包炎　以浆液渗出为主的急性心外膜炎症，

表现为心包积液。主要由非感染性疾病引起，如风湿病、系统性红斑狼疮、硬皮病、肿瘤、尿毒症等。病毒感染以及伴有其他部位的感染亦常引起心包炎。患者多为青年人。累及心肌者亦称心肌心包炎。

（2）病理变化　心外膜血管扩张、充血，血管壁通透性增高。心包腔有一定量的浆液性渗出液，并伴有少量的中性粒细胞、淋巴细胞和单核细胞的渗出。

2. 纤维素性及浆液纤维素性心包炎

（1）纤维素性及浆液纤维素性心包炎是指以纤维素或浆液与纤维素渗出为主的急性心包炎，是心包炎中最常见的类型。常由系统性红斑狼疮、风湿病、尿毒症、结核、急性心肌梗死、Dressler 综合征（心肌梗死后综合征，在心肌梗死后数周内发生的类似自身免疫性病变）以及心外科手术等引起。临床上可有心前区疼痛及心包摩擦音。

（2）病理变化

①肉眼观　心包脏、壁两层表面附着一层粗糙的黄白色纤维素渗出物，呈绒毛状，故称绒毛心。

②光镜下　渗出物由浆液、纤维蛋白、少量的炎性细胞和变性的坏死组织构成。

3. 化脓性心包炎

（1）化脓性心包炎是由链球菌、葡萄球菌和肺炎双球菌等化脓菌侵袭心包所致。这些细菌可经多种途径侵入心包，如通过邻近组织病变直接蔓延；或血液、淋巴道播散所致；或心脏手术直接感染。

（2）病理变化

①肉眼观　心包面覆盖一层较厚的呈灰绿色、浑浊而黏稠（似乳膏状）的纤维性脓性渗出物。

②光镜下　心外膜表面血管扩张充血，大量中性粒细胞浸润，渗出物内可见大量变性、坏死的中性粒细胞及无结构粉染物质。炎症累及周围心肌细胞，称纵隔心包炎。

（3）临床表现　除感染症状外，可伴有上述两种心包炎（浆液性、纤维素性）的症状和体征。当渗出物吸收不完全时，可发生机化，导致缩窄性心包炎。

4. 出血性心包炎 大多数是由结核杆菌经血道感染引起，亦可由或恶性肿瘤累及心包所致。心包腔含大量浆液性、出血性的积液。此外，心外科手术等可继发出血性心包炎，出血多时可致心脏压塞。

二、慢性心包炎

慢性心包炎多由急性心包炎转化而来，临床病程持续 3 个月以上者。

1. 粘连性纵隔心包炎 粘连性纵隔心包炎常继发于较重的化脓性心包炎、干酪样心包炎、心外科手术或纵隔放射性损伤之后。心外膜因纤维粘连而闭塞，并与纵隔及周围器官粘连。心脏因受心外膜壁层的限制和受到与周围器官粘连的牵制而工作负担增加，引起心脏肥大、扩张。

2. 缩窄性心包炎 缩窄性心包炎多继发于化脓性、出血性或干酪样心包炎和心外科手术之后，病变主要局限于心包本身。由于心包腔内渗出物的机化和瘢痕形成，玻璃样变和钙化等，致使心包完全闭锁，形成一个硬而厚的、灰白色，半透明的结缔组织囊紧紧包绕在心脏周围，形似盔甲，故称盔甲心。使心脏舒张期充盈受限，严重影响心排血量。多继发于化脓性心包炎、结核性心包炎和出血性心包炎。

第九节　先天性心脏病

一、房间隔缺损

1. X 线 心脏扩大，以右房右室最明显，肺动脉段突出，主动脉结缩小。

2. 典型体征 肺动脉瓣区第二心音亢进。

二、室间隔缺损

1. X线 心脏增大，肺血管影加重。

2. ECG 双侧心室负荷增加。

三、法洛四联症

法洛四联症包括室间隔缺损、肺动脉口狭窄、主动脉骑跨、右心室肥厚，前两者为基本病变。

发绀是主要体征。

X线：心脏大小一般正常，肺动脉相对狭小，呈"靴形心"。

四、动脉导管未闭

明显体征：胸骨左缘第2肋间及左锁骨下方可闻及连续性机械样杂音，伴有震颤。

五、主动脉狭窄

1. 婴儿型 为动脉导管之前的主动脉狭窄。常较重。

2. 成人型 动脉导管之后的主动脉峡部狭窄。常较轻。

六、大动脉移位

1. 纠正型 主动脉移向前方，肺动脉移向后侧，但通常伴有左、右心室互相移位。

2. 非纠正型 又称完全性大动脉移位，即主动脉和肺动脉互相交换位置，主动脉出自右心室，肺动脉出自左心室。

第十节 心脏肿瘤

一、心脏良性肿瘤

1. 黏液瘤 黏液瘤是最常见的一种，多见于左心房，多为单发。肿瘤大小不等，多为分叶状或乳头状，表面淡黄色，呈半透明胶胨状，质软易碎。光镜下，瘤细胞周围充满大量浅蓝色黏液基质（HE染色），奥辛蓝染色为强阳性。

临床表现与肿瘤发生的部位和大小有关。左侧肿瘤可表现为二尖瓣关闭不全，右侧肿瘤表现为呼吸困难、颈静脉怒张等症状。

2. 横纹肌瘤　横纹肌瘤多见于婴幼儿，常为多发性。瘤结节散在分布于心肌内，最多见于室间隔。部分病例伴有结节硬化症。光镜下瘤细胞较正常心肌细胞大，胞质因含有大量糖原而呈空泡状，核位于中央，肌原纤维疏松，呈网状、放射状分布，似蜘蛛，具有诊断意义。

二、心脏恶性肿瘤

心脏恶性肿瘤很少见。在心脏恶性肿瘤当中，以血管肉瘤、横纹肌肉瘤较多见。

三、心脏转移性肿瘤

心脏转移性肿瘤比心脏原发性肿瘤多，但与其他一些器官相比，心脏转移性肿瘤少见。恶性肿瘤转移到心脏可以是从邻近器官的恶性肿瘤蔓延而来，但主要是通过血道转移至心脏。心脏内的转移瘤一般为多发性、结节状。各种肉瘤、恶性淋巴瘤、白血病以及恶性黑色素瘤主要经血行转移到心脏。

第十一节　周围血管病

周围血管病中以多发性大动脉炎多见。多发性大动脉炎主要累及主动脉及其大分支。包括高安动脉炎和巨细胞性。

一、高安动脉炎

高安动脉炎是 Takayasu 于 1908 年首次描述，主要累及主动脉及其大分支，亦称特发性主动脉炎及无脉病。本病多发于青年女性，世界各地均有发生，但东方人发病率较高。

病理变化：肉眼观受累的动脉壁增厚、变硬、管腔狭窄。光镜下动脉中膜黏液变性，弹力纤维断裂崩解，其间可见淋巴细胞、浆细胞、单核细胞浸润，伴少量的巨细胞。晚期，中膜平滑肌细胞增生，动脉壁全层纤维组织增生，伴瘢痕形成。

二、巨细胞性动脉炎

巨细胞性动脉炎是主要累及颞动脉、颅动脉以及全身的中等大动脉和小动脉的一种肉芽肿性炎。本病主要累及中老年人，多为女性。

病理变化：病变的动脉呈节段性血管壁增厚，可伴有血栓形成。光镜下动脉中膜平滑肌细胞变性、坏死，内弹力膜周围可见淋巴细胞和单核细胞浸润，并可见有 $CD4^+$、$CD8^+$ 的 T 淋巴细胞和巨噬细胞。病变进展，导致内弹力膜断裂和肉芽肿性炎症反应。

三、结节性多动脉炎

结节性多动脉炎是一类原因不明的，主要侵犯中、小肌动脉的一种坏死性血管炎。本病可能是一种自身免疫性疾病，可累及多个器官和组织，最常累及的器官为肾、心、肝和胃肠道。受累的动脉壁全层炎细胞浸润，动脉中膜纤维素样坏死，继而肉芽组织形成，致动脉壁增厚，管腔狭窄。

四、Wegener 肉芽肿

Wegener 肉芽肿或 Wegener 肉芽肿病，是一种少见的原因不明的疾病。其主要病变特点是上、下呼吸道的坏死性肉芽肿性血管炎，局灶性坏死性肾小球肾炎和其他部位（眼、皮肤）坏死性小血管炎。本病可见于各年龄段。

五、动脉瘤

动脉瘤是指动脉壁因局部病变（可因薄弱或结构破坏）而向外膨出，形成永久性的局限性扩张。动脉病变可发生在身体任何部位，最常见于弹性动脉及其主要分支。动脉瘤的病因可有先天性和后天性之分，后天性的动脉瘤多继发于动脉粥样硬化、细菌感染和梅毒等。类型有以下 6 种。

1. **囊状动脉瘤** 某一段血管壁局部性向外膨出，呈气球状囊性扩张，直径多在 2cm 左右，有的可达 5cm。此种动脉瘤可使血流形成逆行性旋涡。

2. **梭形动脉瘤** 所累及的血管部位呈均匀性扩张，两端均匀性缩小，可回到正常血管直径。

3. **蜿蜒性动脉瘤** 所累及的血管呈不对称性扩张，呈蜿蜒状膨隆。

4. **舟状动脉瘤** 累及的血管壁一侧扩张，对侧管壁正常。

5. **夹层动脉瘤** 常发生于血压变动最明显的升主动脉和主动脉弓等部位。动脉瘤可从动脉内膜的破裂口进入动脉的中膜，使中膜形成假血管腔。

6. **假性动脉瘤** 多由外伤引起，故又称外伤性动脉瘤。动脉瘤壁由动脉外膜和局部血管破裂形成的血肿及周围结缔组织构成，并与动脉腔相通。

第八章 呼吸系统疾病

第一节 呼吸道和肺炎症性疾病

一、鼻炎

1. 急性鼻炎

（1）急性病毒性鼻炎 ①最常见的病因为鼻病毒，其次为冠状病毒、副流感病毒等。②临床症状：鼻黏膜充血、水肿，浆液渗出，常常可由病毒性鼻炎转化为黏液化脓性鼻炎。③婴幼儿由于抵抗力和免疫力低下，有时产生严重后果，需注意及时治疗。

（2）过敏性鼻炎 ①Ⅰ型变态反应性疾病。②常见的变态反应原：吸入的花粉及草类、谷物和某些树木的粉尘；室内尘螨及动物的毛屑等；碘、油漆、药品、某些食物和化妆品。③镜下，鼻黏膜上皮层内肥大细胞增多，并有大量嗜酸性粒细胞、淋巴细胞和浆细胞浸润。

2. 慢性鼻炎

（1）慢性单纯性鼻炎。

（2）慢性肥厚性鼻炎。

（3）慢性萎缩性鼻炎。

（4）特异性鼻炎。

二、鼻窦炎

发病部位：上颌窦炎的发病率最高，其次为筛窦炎、额窦炎和蝶窦炎。

三、咽炎、喉炎

（一）咽炎

1. 概念　咽部黏膜及淋巴组织的炎症。

2. 常见病原体

（1）柯萨奇病毒。

（2）腺病毒。

（3）副流感病毒。

3. 慢性咽炎分类

（1）慢性单纯性咽炎。

（2）慢性肥厚性咽炎。

（3）慢性萎缩性咽炎。

（二）喉炎

1. 急性喉炎

2. 慢性喉炎

（1）早期黏膜充血水肿，然后出现中性粒细胞浸润伴黏液脓性分泌物形成。

（2）白喉杆菌引起者表现为假膜性炎，且多由咽白喉蔓延而来。

四、急性支气管炎

1. 易感人群　多见于儿童及老年人。

2. 组织学分类

（1）急性卡他性气管支气管炎。

（2）急性化脓性气管支气管炎。

（3）急性溃疡性气管支气管炎。

3. 特殊类型的气管支气管炎

（1）白喉时的假膜性气管支气管炎。

（2）麻疹时的巨细胞支气管炎。

（3）支气管扩张症伴发腐败菌感染引起的坏疽性支气管炎。

五、急性细支气管炎

（1）常见于 4 岁以下的婴幼儿，特别是 1 岁以内的婴儿。

（2）多在冬季发病。

（3）炎症时易于发生管腔阻塞，导致通气障碍，呼吸困难，严重者可出现呼吸衰竭和窒息。

六、肺炎

（一）细菌性肺炎

1. 大叶性肺炎

（1）主要由肺炎球菌引起。

（2）以肺泡内弥漫性纤维素渗出为主。

（3）典型症状　咳铁锈色痰，呼吸困难。

（4）多发于青壮年男性。

（5）病因和发病机制　90% 以上是由肺炎链球菌引起；当机体受寒、醉酒、过度疲劳和麻醉时呼吸道的防御功能减弱，机体抵抗力降低，易致细菌侵入肺泡而发病。

（6）病理变化

①充血水肿期　发病后 1~2 天，病变肺叶肿胀，暗红色，渗出液中常可检出肺炎链球菌，此期细菌可在富含蛋白质的渗出物中迅速繁殖。

②红色肝样变期　发病后的第 3~4 天，镜下，肺泡腔内充满大量红细胞，一定量的纤维素，质地变实，切面灰红色。

③灰色肝样变期　发病后的第 5~6 天，切面灰白色，质实如肝，肺泡腔内几乎很少见到红细胞，因大部分红细胞溶解消失，渗出的纤维素增多，肺泡壁毛细血管受压而呈贫血状态。

④溶解消散期　发病后 1 周左右，病原菌被巨噬细胞吞噬、溶解，中性粒细胞变性、坏死，并释放出大量蛋白水解酶，使渗出的纤维素逐渐溶解，由于炎症未破坏肺泡壁结构，无组织坏死，故最终肺组织可完全恢复正常的结构和功能。

（7）并发症　大叶性肺炎的并发症现已少见。①肺肉质变：由于肺内炎性病灶中中性粒细胞渗出过少，释放的蛋白酶量不足以溶解渗出物中的纤维素，大量未能被溶解吸收的纤维素即被肉芽组织取代而机化。病变肺组织呈褐色肉样外观，故称肺肉质变；②胸膜肥厚和粘连；③肺脓肿及脓胸；④败血症或脓毒败血症；⑤感染性休克。

（8）临床病理　渗出物中的红细胞被巨噬细胞吞噬、破坏，形成含铁血黄素，混于痰中，使痰液呈铁锈色。

2. 小叶性肺炎

（1）主要由化脓性细菌引起。

（2）病变常以细支气管为中心。

（3）病理变化

①小叶性肺炎的病变特征是以细支气管为中心的肺组织化脓性炎症，故又称支气管肺炎。

②肉眼观　双肺表面和切面散在分布灰黄、质实病灶，以下叶和背侧多见。

③病灶形状不规则，色暗红或灰黄色，质实，多数病灶中央可见受累的细支气管，挤压可见淡黄色脓性渗出物溢出；严重者，病灶互相融合成片，形成融合性小叶肺炎。

④光镜下　病灶中支气管、细支气管管腔及其周围的肺泡腔内出现较多中性粒细胞、少量红细胞及脱落的肺泡上皮。

⑤常见并发症　呼吸功能不全、心力衰竭、脓毒血症、肺脓肿、脓胸，可继发支气管扩张。

3. 军团菌肺炎

（1）由嗜肺军团杆菌引起。

（2）以肺组织急性纤维素性化脓性炎为病变特点。

（3）属急性传染病。

（4）病死率可高达 15% 左右，尤以老年人、免疫缺陷者及伴有其他疾病（糖尿病、肿瘤）者死亡率高。

（5）传染源是人、水源和空调系统，主要通过空气传播。

（二）病毒性肺炎

1. 常见病原体

（1）流感病毒（最常见）。

（2）呼吸道合胞病毒。

（3）腺病毒。

（4）副流感病毒。

（5）麻疹病毒。

（6）单纯疱疹病毒。

（7）巨细胞病毒。

2.病理变化

（1）基本病变为急性间质性肺炎。

（2）支气管、细支气管及其周围组织和小叶间隔等肺间质充血水肿，致使肺泡间隔明显增宽，肺泡腔内无渗出物或仅见少量浆液。

（3）浆液纤维素性渗出物浓缩在肺泡腔面，形成一层均匀红染的膜状物，即透明膜。

（4）病理诊断的依据是找到病毒包涵体，常呈圆形、椭圆形、红细胞大小，嗜酸性红染。

（5）肺泡间隔增宽，内见大量单核细胞、淋巴细胞浸润。

（三）支原体性肺炎

（四）卡氏肺孢菌性肺炎

第二节　慢性阻塞性肺疾病

慢性阻塞性肺病（COPD）是一组由各种原因引起的以肺实质和小气管受损后，导致慢性不可逆性的气道阻塞、呼气阻力增加以及肺功能不全为共同特征的肺疾病的统称，主要指慢性支气管炎、肺气肿、支气管哮喘和支气管扩张等疾病。

一、慢性支气管炎

（一）概念

慢性支气管炎是指气管、支气管黏膜及周围组织的慢性非特异性炎症。

（二）诊断标准

症状每年至少持续 3 个月，连续两年以上。

（三）病理变化

1. 主要病变 为黏膜上皮损伤与修复性改变，支气管黏膜腺体肥大、增生、黏液腺化生以及支气管壁其他组织的慢性炎性损伤。

2. 黏膜上皮的损伤和修复

（1）支气管黏膜上皮纤毛发生粘连、变短、倒伏。

（2）杯状细胞数量增加。

3. 腺体增生、肥大及黏液腺化生

（1）黏膜上皮及腺体分泌功能亢进。

（2）黏液分泌增多使分泌物变黏稠。

（3）患者支气管黏膜及腺体出现萎缩性改变，致使黏液分泌减少，咳痰减少或无痰。

4. 支气管壁其他组织的慢性炎性损伤

（四）临床病理联系及并发症

（1）由于管壁组织的炎性破坏，使其弹性及支撑力削弱，加之长期慢性咳嗽，使支气管吸气时被动扩张，呼气时不能充分回缩，久之则形成支气管扩张。

（2）支气管黏膜因炎性渗出及肿胀而增厚，管腔内黏液潴留及黏液栓形成，阻塞支气管腔，使末梢肺组织过度通气而并发肺气肿，进而发展成慢性肺源性心脏病。

二、支气管哮喘

（一）概念

呼吸道过敏引起的以支气管可逆性发作性痉挛为特征的慢性阻塞性炎性疾病。患者大多具有特异性变态反应体质。

（二）症状

（1）反复发作性喘息。

（2）伴有哮鸣音的呼气性呼吸困难、咳嗽或胸闷。

（3）发作间歇期可完全无症状。

（三）病理变化

（1）支气管管腔内可见黏液栓。

（2）杯状细胞增多。

（3）管壁及黏液栓中常可见尖棱状结晶（嗜酸性粒细胞的崩解产物）及 Curschmann 螺旋，此乃崩解的上皮细胞和黏液成分形成的螺旋状细丝。

三、支气管扩张症

（一）概念

以肺内小支气管管腔持久性扩张伴管壁纤维性增厚为特征的慢性呼吸道疾病。

（二）临床表现

（1）慢性咳嗽。

（2）大量脓痰。

（3）反复咯血。

（三）病因和发病机制

1. 重要发病因素 支气管及肺组织感染造成支气管壁支撑组织的破坏及支气管腔阻塞。

（1）因反复感染，特别是化脓性炎症常导致管壁平滑肌、弹力纤维和软骨等支撑结构破坏。

（2）受支气管壁外周肺组织慢性炎症所形成的纤维瘢痕组织的牵拉及咳嗽时，支气管腔内压的增加，最终导致支气管壁持久性扩张。

2. 相关因素 少数与支气管先天性发育缺陷及遗传因素有关。支气管壁的平滑肌、弹力纤维和软骨薄弱或缺失，再继发感染，管壁弹性降低易致支气管扩张。

（四）病理变化

（1）**肉眼观** 支气管呈筒状或囊状扩张。

（2）扩张的支气管腔内常含有黏液脓性渗出物，若继发腐败菌感染，可散发恶臭，偶可有血性分泌物。

（3）一般下叶多见，特别是下叶背部，左肺多于右肺。

（4）光镜下　淋巴细胞、浆细胞甚或中性粒细胞浸润，管壁腺体、平滑肌、弹力纤维和软骨不同程度遭受破坏，萎缩或消失，代之以肉芽组织或纤维组织。

（5）扩张支气管周围纤维组织增生，逐渐发生纤维化。

（五）并发症

1.并发化脓菌感染

（1）肺炎。

（2）肺脓肿。

（3）肺坏疽。

（4）脓胸。

（5）脓气胸。

2.慢性肺源性心脏病　当肺组织发生广泛纤维化，肺毛细血管床遭到严重破坏时，可导致肺动脉循环阻力增加，肺动脉高压，引起慢性肺源性心脏病。

（六）临床病理

（1）患者因支气管受慢性炎症及化脓性炎性渗出物的刺激，常有频发的咳嗽及咳出大量脓痰。

（2）若支气管壁血管遭破坏则可咯血，大量的咯血致失血过多或血凝块阻塞气道，严重者可危及生命。

（3）患者常因支气管引流不畅或痰不易咳出而感胸闷、憋气，炎症累及胸膜者可出现胸痛。

（4）慢性重症患者常伴严重的肺功能障碍，出现气急、发绀和杵状指等。

四、肺气肿

（一）概念

肺气肿是指呼吸性细支气管、肺泡管、肺泡囊、肺泡因肺组织弹性减弱而过度通气，呈永久性扩张，并伴有肺泡间隔破坏，致使肺容积增大的病理状态。

（二）发病机制

1. 肺气肿常为支气管和肺疾病的并发症，其中尤以慢性支气管炎最为多见。

（1）支气管阻塞性通气功能障碍　①炎性渗出物造成支气管阻塞；②小支气管和细支气管管壁结构遭受破坏及以纤维化为主的增生性改变，导致管壁增厚、管腔狭窄；③呼气时细支气管腔内黏液栓阻塞，肺泡间孔关闭，同时细支气管失去周围组织的支撑，管腔因而闭塞，气体流出受阻，使肺内残气量增多，导致肺泡扩张、肺大泡形成。

（2）黏液性渗出物的增多和黏液栓的形成进一步加剧小气道的通气障碍，使肺排气不畅，残气量过多。

2. 弹性蛋白酶及抑制物失衡

（1）肺组织内渗出的中性粒细胞和单核细胞较多，二者释放大量弹性蛋白酶和氧自由基。

（2）弹性蛋白酶对支气管壁及肺泡间隔的弹力蛋白有破坏溶解作用。

（3）中性粒细胞、巨噬细胞释放的氧自由基可氧化 α_1-AT 活性中心的甲硫氨酸，使之失活，从而对弹性蛋白酶的抑制减弱，使其活性增强，过多降解肺组织中的弹性硬蛋白，使肺组织中的支撑组织受破坏，肺泡间隔断裂，肺泡融合成肺气肿。

（4）遗传性 α_1-AT 缺乏者因血清 α_1-AT 水平极低，故肺气肿的发病率较一般人高 15 倍，主要是全小叶型肺气肿。

3. 吸烟

（1）吸烟导致肺组织内中性粒细胞和单核细胞渗出并释放弹性蛋白酶。

（2）吸烟可形成大量的氧自由基，抑制肺组织中的 α_1-AT 的活性，进一步增强弹性蛋白酶活性，使肺组织结构破坏，弹性下降。

（三）类型

1. 肺泡性肺气肿

（1）腺泡中央型肺气肿。

（2）腺泡周围型肺气肿。

（3）全腺泡型肺气肿。

2. 间质性肺气肿

3. 其他类型肺气肿

（1）瘢痕旁肺气肿

①概念　系指出现在肺组织瘢痕灶周围，由肺泡破裂融合形成的局限性肺气肿，其发生部位、形态各异。

②若气肿囊腔直径超过 2cm，破坏了肺小叶间隔时，称肺大疱。

③肉眼观　表面可见肋骨压痕，肺组织柔软而缺乏弹性，色灰白，切面肺组织呈蜂窝状，触之捻发音增强。

④光镜下　肺泡明显扩张，肺泡壁毛细血管受压且数量减少。

（2）代偿性肺气肿。

（3）老年性肺气肿。

（四）并发症

长期严重的肺气肿可导致以下并发症：

（1）肺源性心脏病及右心衰竭。

（2）自发性气胸和皮下气肿。

（3）急性肺感染。

第三节　肺尘埃沉着病

一、肺硅沉着病

（一）概念

因长期吸入含大量游离二氧化硅粉尘颗粒而引起的以硅结节形成和肺广泛纤维化为病变特征的尘肺。

（二）病因和发病机制

（1）一般硅尘颗粒直径 > 5μm 被吸入后，经过上呼吸道时易附着于黏膜表面，大多被黏液－纤毛排送系统清除出体外，<u>不能进入肺内</u>。

（2）< 5μm 者则可被吸入肺内，直达肺泡并被聚集于肺泡间隔或支气管周围的巨噬细胞吞噬，形成早期硅肺的细胞性结节，<u>尤以 1~2μm 的硅尘颗粒致病性最强</u>。

（3）硅尘颗粒被巨噬细胞吞噬后，硅尘表面的二氧化硅与水作用形成硅酸，从而改变了溶酶体膜的稳定性和完整性，使膜的通透性增强，导致巨噬细胞溶酶体崩解，使细胞崩解死亡，硅尘释放，又被其他巨噬细胞吞噬，如此反复。

（三）病理变化

<u>硅肺的基本病变是硅结节的形成和肺组织的弥漫性纤维化</u>。

1. 硅结节

（1）硅结节为境界清楚的<u>圆形或椭圆形结节，直径 3~5mm</u>，色灰白，触之有沙砾感。

（2）结节内成纤维细胞增生，结节发生纤维化遂形成纤维性结节。

（3）结节内胶原纤维呈同心圆或旋涡状排列，部分结节中胶原纤维发生玻璃样变。

（4）相邻的硅结节可以融合形成大的结节状病灶，其中央常因缺血、缺氧发生坏死和液化，形成<u>硅肺性空洞</u>。

<u>2. 肺组织的弥漫性纤维化</u>

（1）可见范围不等的弥漫性纤维化病灶。

（2）镜下为致密的玻璃样变胶原纤维。

（3）<u>晚期病例纤维化肺组织可达全肺 2/3 以上</u>。

（4）胸膜也可因弥漫性纤维化而广泛增厚，厚度可达 1~2cm。

3. 硅肺的分期和病变特点

（1）I 期硅肺　①<u>硅结节主要局限于肺门淋巴结</u>；②肺组织内硅结节数量较少，主要分布于双肺中、下叶近肺门处，结节直径一般为 1~3mm；③X 线检查肺门阴影增大，密度增强，肺野内可见少量类圆形或不规则形小阴影；④胸膜可有硅结节形成。

（2）Ⅱ期硅肺　①硅结节数量增多，体积增大，伴有较明显的肺纤维化；②总的病变范围未超过全肺的1/3；③X线检查肺野内见较多直径小于1cm的阴影，分布范围较广；④肺的重量和硬度增加，体积增大。

（3）Ⅲ期硅肺（重症硅肺）　①硅结节密度增大并与肺纤维化融合成团块，病灶周围肺组织常有肺气肿或肺不张；②X线检查肺内可出现直径超过2cm的大阴影；③肺门淋巴结肿大，密度高，可见蛋壳样钙化；④肺重量和硬度明显增加，大团块病灶的中央可见硅肺空洞。

（四）并发症

1. 肺结核病

（1）硅肺患者易并发肺结核病，称硅肺结核病。

（2）硅肺结核病率的发病率随病变的加重而增加。

（3）原因可能是由于肺间质弥漫性纤维化使肺内淋巴和血液循环障碍及巨噬细胞的吞噬功能下降。

（4）硅肺结核病病变更重，发展更快，更易形成空洞。

2. 慢性肺源性心脏病

3. 肺部感染

4. 阻塞性肺气肿

二、石棉肺

1. **概念**　长期吸入石棉粉尘引起的以肺组织和胸膜纤维化为主要病变的职业病。

2. **病理变化**　肺石棉沉着症的病变特点为肺间质弥漫性纤维化（内含石棉小体）及胸膜脏层肥厚和胸膜壁层形成胸膜斑。

三、肺结节病

1. **基本病变**　形成非干酪样、坏死性肉芽肿。

2. **易感人群**　多见于中、青年女性。

第四节 慢性肺源性心脏病

一、概念

慢性肺源性心脏病简称肺心病，是由慢性肺疾病、肺血管疾病及胸廓运动障碍性疾病引起肺循环阻力增加、肺动脉压力增高、右心室肥厚、扩张为特征的心脏病。

二、病因和发病机制

1.支气管、肺疾病

（1）慢性支气管炎并发阻塞性肺气肿最常见，占80%~90%。

（2）由于阻塞性通气障碍及肺气－血屏障破坏，使气体交换面积减少等，均可导致肺泡气氧分压降低。

（3）阻塞性肺通气障碍可破坏肺气－血屏障，减少气体交换面积，导致氧气的弥散障碍而发生低氧血症。

（4）缺氧使收缩血管物质和舒张血管物质的比例失调，造成肺血管收缩。

（5）各种肺部病变还可造成肺毛细血管减少，使循环阻力增加和肺动脉高压，最终导致右心室肥大、扩张。

2.胸廓运动障碍性疾病

3.肺血管疾病

三、病理变化

1.肺部病变

（1）主要病变是肺小动脉的改变。

（2）无肌型细动脉出现中膜基层和内、外弹力层，即发生无肌细动脉肌化。

2.心脏病变

（1）诊断标准　通常以肺动脉瓣下2cm处右心室前壁肌层

厚度≥5mm（正常3~4mm）作为诊断肺心病的病理形态标准。

（2）镜下，可见缺氧所致的心肌纤维萎缩，肌浆溶解，横纹消失。

（3）可见到心肌纤维横径增宽、核大，深染，心肌间质水肿及胶原纤维增生等改变。

四、临床病理联系

（1）代偿期主要为原有肺、胸廓疾病的症状和体征，并逐渐出现肺、右心衰竭的征象。

（2）由于肺组织的严重损伤导致缺氧和二氧化碳潴留，严重者出现肺性脑病。

第五节　呼吸窘迫综合征

一、成人呼吸窘迫综合征

1. 概念　成人呼吸窘迫综合征（ARDS）是指全身遭受严重创伤、感染及肺内严重疾患时出现的一种以进行性呼吸窘迫和低氧血症为特征的急性呼吸衰竭综合征。

2. 特点　起病急，呼吸窘迫症状不仅重而且难以控制，预后极差，病死率高达50%~60%。

3. 病因和发病机制

（1）本病多继发于严重的全身感染、创伤、休克和肺的直接损伤。

（2）肺毛细血管和肺泡上皮的严重损伤。

（3）毛细血管的损伤使管壁通透性升高，导致肺泡内及间质水肿和纤维素大量渗出。

（4）肺泡上皮，特别是Ⅱ型上皮损伤后，使肺泡表面活性物质缺失，导致肺泡表面透明膜形成及肺萎陷。

（5）气/血比例失调而发生低氧血症，引起呼吸窘迫。

4. 病理变化

（1）双肺肿胀，重量增加，暗红色，湿润。

（2）镜下主要表现为肺间质毛细血管扩张、充血，肺泡腔和肺间质内有大量含蛋白质的浆液（肺水肿）。

二、新生儿呼吸窘迫综合征

第六节 呼吸系统常见肿瘤

一、鼻咽癌

二、喉癌

三、肺癌

（一）病因

1. 吸烟

（1）肺癌的发病与吸烟有密切关系。

（2）烟中的致癌物质可与 DNA 结合，导致细胞的突变和恶性转化。

2. 空气污染

3. 职业因素

4. 分子遗传学改变

（二）组织发生

（1）绝大多数起源于支气管黏膜上皮，故肺癌实为支气管癌，少数源于支气管腺体和肺泡上皮。

（2）肺鳞状细胞癌主要起源于较大的支气管黏膜上皮。

（3）肺腺癌来自支气管腺体。

（4）细支气管肺泡癌来源于细支气管黏膜上皮。

（5）小细胞癌来源于支气管黏膜和腺体的 Kulchitsky 细胞。

（三）病理改变

1. 肉眼类型

（1）**中央型（肺门型）** ①此型最为常见；②癌发生于主支气管或叶支气管等大支气管，从支气管壁向周围肺组织浸润、扩展，可形成结节或巨块。

（2）**周围型。**

（3）**弥漫型。**

2. 早期肺癌 癌块直径 < 2cm，并局限于肺内的腔内型和管壁浸润型，称之为早期肺癌。

3. 隐形肺癌 指痰细胞学检查癌细胞阳性，临床和 X 线检查为阴性，手术切除标本经病理学检查证实为支气管黏膜原位癌或早期浸润癌，而无淋巴结转移者。

4. 组织学类型

（1）**鳞状细胞癌** ①为肺癌中最常见的类型，占肺癌的40%~50%；②肉眼多为中央型，常由支气管黏膜上皮经鳞状上皮化生恶变而来；③患者多有吸烟史，常为老年男性；④分为高、中、低分化三型；⑤高分化鳞癌癌巢中多有角化珠形成；⑥中分化鳞癌有角化现象，但不形成角化珠；⑦低分化鳞癌细胞异型性明显，无角化现象，多无细胞间桥。

（2）**小细胞癌** ①占全部肺癌的 10%~20%；②为肺癌中分化最低、恶性度最高的一种；③生长迅速，转移早，5 年存活率仅为 1%~2%；④对化疗及放疗敏感；⑤镜下，癌细胞小呈短梭形，细胞一端稍尖，称燕麦细胞癌。

（3）**腺癌** ①多为周围型，女性多见，且多为非吸烟者；②高分化腺癌癌细胞排列成腺腔样结构，可形成乳头状结构；③低分化腺癌癌细胞排列成实体状或筛状，细胞异型性明显。

（4）**大细胞癌** ①为未分化癌，恶性程度高，生长迅速，转移早而广泛，生存期大多在 1 年之内；②癌细胞体积大，胞质丰富，异型明显，可出现畸形核、多核，可见瘤巨细胞或透明细胞。

（5）腺鳞癌肺癌组织内含有腺癌和鳞癌两种成分，且在数量上大致相等。

（四）扩散途径

1. 直接蔓延

（1）中央型肺癌常直接侵犯纵隔、心包及周围血管。

（2）中央型肺癌也可沿支气管向同侧甚至对侧肺组织蔓延。

（3）周围型肺癌可直接侵犯胸膜并侵入胸壁。

2. 转移

（1）肺癌淋巴道转移常发生较早，且扩散速度较快。

（2）癌组织首先转移到支气管旁、肺门淋巴结，再扩散到纵隔、锁骨上、腋窝及颈部淋巴结。

（3）周围型肺癌时癌细胞可进入胸膜下淋巴丛，形成胸膜下转移灶并引起胸腔血性积液。

（4）血道转移常见于脑、肾上腺、骨等器官和组织等处。

（5）小细胞肺癌比鳞状细胞癌和腺癌更易发生转移。

（五）临床病理联系

1. 肺癌在早期常无明显症状，以后常有咳嗽、咳痰带血等症状，其中咯血较易引起患者的注意而就诊。

2. 位于肺尖部的肺癌压迫或侵蚀颈交感神经及颈神经根引起 Horner 综合征。

（1）病侧眼睑下垂，瞳孔缩小。

（2）胸壁皮肤无汗。

（3）交感神经麻痹综合征

3. 小细胞癌可因 5–HT 分泌过多而引起类癌综合征。

（1）支气管痉挛。

（2）阵发性心动过速。

（3）水样腹泻。

（4）皮肤潮红。

第七节　胸膜疾病

一、胸膜炎

1. 特点　胸膜炎大多表现为渗出性炎症。

2. 分类

（1）渗出性胸膜炎　①表现为胸腔内有大量淡黄色渗出液潴留；②渗出液可引起呼吸困难；③在结核病菌感染后及肺炎时可发生此类渗出性胸膜炎；④类风湿关节炎、系统性红斑狼疮等自身免疫疾病时可作为全身性浆膜炎的一部分出现。

（2）化脓性胸膜炎及脓胸　①属于渗出性胸膜炎的一种；②常继发于肺炎球菌、金黄色葡萄球菌等化脓性细菌引起的肺炎、肺脓肿；③肺结核空洞破裂穿入胸腔可形成结核性脓胸；④脓性渗出液积聚于胸腔形成脓胸。

（3）干性胸膜炎　①渗出物主要为纤维素伴不等量中性粒细胞浸润；②多见于肺炎、肺结核、尿毒症、风湿病和肺梗死；③临床听诊可闻胸膜摩擦音，并出现胸痛；④重者胸膜厚度可达数厘米，使呼吸运动明显受限。

二、胸膜肿瘤

胸膜肿瘤以胸膜间皮瘤最为多见。其次，胸膜可发生孤立性纤维性瘤。

1. 孤立性纤维性肿瘤（SFT）

（1）少见，多为局限性生长。

（2）肉眼观，为有包膜的圆形肿块，质硬有弹性。

（3）生长缓慢，易于手术切除。

（4）组织学结构由无一定排列结构的纤维组织组成，免疫组织化学染色 CD34（＋）。

（5）发生于胸膜的间叶组织肿瘤，偶尔可为恶性。发生于胸膜的腺瘤样瘤为间皮的良性肿瘤。

2. 恶性间皮瘤

（1）多为弥漫性生长，多见于中年以上男性患者。

（2）临床有胸痛及胸腔积液。

（3）肿瘤长入肺内常继发感染，患侧肺受压可发生肺萎陷。

（4）肉眼观，脏、壁层呈胼胝样或结节状弥漫性增厚。

（5）组织学构象多样，可由梭形细胞和胶原纤维构成的组织内见有上皮样细胞团，并可形成管状或乳头状结构。

（6）分类 ①弥漫型恶性间皮瘤；②局灶性恶性间皮瘤；③高分化乳头状间皮瘤。

第九章　消化系统疾病

消化系统包括消化管和消化腺。消化管是由口腔、食管、胃、肠及肛门组成的连续的管道系统。消化腺包括涎腺、肝、胰及消化管的黏膜腺体等，有消化、吸收、排泄、解毒以及内分泌等功能。

第一节　食管的炎症、狭窄与扩张

一、食管的炎症

（一）急性食管炎

1. 单纯性卡他性炎　常因食入刺激性强的或高温食物引起。

2. 化脓性炎　多继发于食管憩室引起的食物潴留、腐败、感染，或形成脓肿，或沿食管壁扩散造成蜂窝织炎，进而可继发纵隔炎、胸膜炎与脓胸。

3. 坏死性食管炎　强酸、强碱等化学腐蚀剂可造成食管黏膜坏死及溃疡形成，愈合后可引起瘢痕狭窄。此外，还可由某些传染病如猩红热、白喉等的炎症病变波及到食管黏膜所致。

（二）慢性食管炎

1. 单纯性慢性食管炎　单纯性慢性食管炎常由于长期摄入刺激性食物，重度吸烟，食管狭窄致食物潴留与慢性淤血等引起。病理变化常呈现食管上皮局限性增生与不全角化，还可形成黏膜白斑。

2. 反流性食管炎　反流性食管炎是由于功能性或器质性疾病引起内容物流入食管下段，引起食管下部黏膜损伤而导致慢性炎性改变。临床上有吞咽困难、心窝部有灼烧感、时有酸性物质反流的感觉，也可有呕血、黑便。

3. Barrett 食管 Barrett 食管是食管远端黏膜的鳞状上皮被化生的胃黏膜柱状上皮所取代，该处可发生溃疡或癌变（Barrett食管腺癌）。一般认为 Barrett 食管发生腺癌的危险性与其病灶的大小有关，2cm 以上的 Barrett 黏膜癌变的发生率较对照人群高 30~40 倍。

二、食管狭窄、扩张与贲门迟缓不能

（一）食管狭窄

食管狭窄可分先天性与后天性两种。在狭窄部位的上方常伴有食管的扩张和肥厚。

后天性狭窄常见原因：食管黏膜上皮因炎症破坏或化学药品腐蚀，修复后形成瘢痕性狭窄；食管肿瘤如食管癌不同程度阻塞食管腔；食管周围组织病变从外部压迫食管所致，如肺及纵隔肿瘤、动脉瘤、甲状腺肿等。

（二）食管扩张

1. 原发性扩张 根据扩张的范围又可分为广泛性扩张和局限性扩张。

（1）广泛性扩张 又称为巨大食管症。先天性，发病原因不明，食管神经肌肉功能障碍引起全段食管扩张。

（2）局限性扩张 又称憩室。常分为真性膨出性憩室和假性牵引性憩室。真性膨出性憩室：多因食管壁平滑肌层先天发育不良，表面的黏膜部分由该处脱出，多发生在咽食管交界处，少数发生在食管下段。憩室多突出于后壁，增大的憩室在脊柱前方下垂，故内存食物常压迫食管形成狭窄。假性牵引性憩室常因食管周围组织的慢性炎症造成瘢痕性收缩，牵拉食管壁而形成，多发生在食管前壁，呈漏斗状扩张。

2. 继发性扩张 发生在食管狭窄部上方的扩张。

（三）贲门迟缓不能

贲门迟缓不能发生在食管的中、下段及贲门。当食物通过时食管壁肌肉失去弛缓性调节而发生吞咽困难。食管中、下段的管壁平滑肌运动功能受 Auerbach 神经丛调节。如该处神经节细胞发生器质性或功能性异常，甚至完全缺损时，则发生食管壁肌肉痉挛，从而引起本病。由于中、下段食管痉挛狭窄常伴发食管上段扩张，贲门部也发生痉挛，其肌层亦显肥厚。

第二节　胃炎

胃炎是胃黏膜的炎性病变，是一常见病，可分为急性胃炎和慢性胃炎。急性胃炎以中性粒细胞浸润为病变特征，而慢性胃炎则以淋巴细胞和浆细胞浸润为特征，同时又伴有肠上皮化生和胃黏膜腺体的萎缩。胃炎的发生是由于正常胃黏膜的保护屏障和屏障破坏因素两平衡受到破坏而发生。

一、急性胃炎

1. **急性刺激性胃炎**　急性刺激性胃炎又称单纯性胃炎，多因暴饮暴食、食用过热或刺激性食品以及烈性酒所致。胃镜可见黏膜潮红、充血、水肿，有黏液附着，或可见糜烂。常有胃黏膜分泌亢进，故有急性卡他性胃炎之称。

2. **急性出血性胃炎**　急性出血性胃炎是严重的刺激性胃炎可合并为黏膜出血和轻度坏死，多由服药不当或过度酗酒所致。此外，创伤及手术等引起的应激反应也可诱发。病变可见胃黏膜急性出血合并轻度糜烂，或可见多发性应激性浅表溃疡形成。

3. **腐蚀性胃炎**　腐蚀性胃炎多由吞服强酸、强碱或其他腐蚀性化学剂引起。胃黏膜坏死、溶解，病变多较严重。可累及深层组织甚至穿孔。

4. **急性感染性胃炎**　急性感染性胃炎少见，可由金黄色葡萄球菌、链球菌或大肠埃希菌等化脓菌经血道（败血症或脓毒血症）或胃外伤直接感染所致，可引起急性蜂窝织炎性胃炎。

二、慢性胃炎

（一）常见原因

（1）幽门螺杆菌（HP）感染。

（2）长期慢性刺激 如长期饮酒、吸烟、滥用水杨酸类药物、喜食热烫或浓碱及刺激性食物、急性胃炎反复发作。

（3）十二指肠液反流，对胃黏膜屏障的破坏。

（4）自身免疫性损伤。

（二）类型

1. 慢性浅表性胃炎 慢性浅表性胃炎又称慢性单纯性胃炎，是胃黏膜活检中最常见的病变之一，国内胃镜检出率高达20%~40%，病变以胃窦部为常见。病变多呈灶性或弥漫状，表现为一般炎症的充血水肿，有时可见散在糜烂和出血。

（1）胃镜所见 病变部胃黏膜充血、水肿、呈淡红色，可伴有点状出血和糜烂，表面可有灰黄或灰白色黏液性渗出物覆盖。

（2）镜下 病变以黏膜浅层炎症细胞浸润及固有腺体保持完整为特点。病变主要位于黏膜浅层即黏膜层上 1/3，呈灶状或弥漫分布，胃黏膜充血、水肿、表浅上皮坏死脱落，固有层有淋巴细胞、浆细胞浸润。

（3）结局 大多经治疗或合理饮食而痊愈。少数转变为慢性萎缩性胃炎。

2. 慢性萎缩性胃炎 慢性萎缩性胃炎以胃黏膜萎缩变薄，黏膜腺体减少或消失并伴有肠上皮化生，固有膜内多量淋巴细胞、浆细胞浸润为特点。多见于中年以上的患者。镜下病变特点为：

（1）病变区胃黏膜皱襞明显变薄，呈灰白或灰黄色，腺体变小，数目减少，胃小凹变浅，并可有囊性扩张。

（2）固有膜内有大量淋巴细胞、浆细胞浸润，病程长的病例可形成淋巴滤泡。

（3）胃黏膜内可见纤维组织增生。

（4）常出现腺上皮化生现象。以肠上皮化生为常见（肠上皮化生是指病变区胃黏膜上皮被肠型腺上皮替代的现象）。

　　肠上皮化生可分为完全化生和不完全化生。完全化生又称Ⅰ型化生或小肠型化生。不完全化生又称Ⅱ型化生，又可分为胃型化生（Ⅱa型）和结肠型（Ⅱb型）。

　　完全型化生与小肠上皮相似，含有吸收细胞、杯状细胞和帕内特细胞。吸收细胞管腔面有特殊的刷毛缘，杯状细胞分泌唾液酸黏液。

　　Ⅱa型不完全化生的柱状细胞像胃的腺窝上皮细胞，分泌中性黏液，杯状细胞分泌唾液酸黏液。

　　Ⅱb型不完全化生的柱状细胞分泌硫酸黏液，杯状细胞分泌唾液酸黏液。Ⅱb型不完全化生与胃癌的关系较密切。

　　慢性萎缩性胃炎又可分为A、B两种类型。A型属于自身免疫性疾病，患者血中抗壁细胞抗体和内因子抗体检查为阳性，胃酸分泌降低，并伴有恶性贫血，病变主要在胃体和胃底部。B型慢性萎缩性胃炎的发病原因可能是由于幽门螺杆菌感染，体内不产生抗体，胃酸分泌也不减少，B型病变多见于胃窦部，无恶性贫血。我国患者多属于B型。两型胃黏膜病变基本类似。胃镜所见：胃黏膜由正常的橘红色变为灰色或灰绿色，黏膜层变薄，皱襞变浅，甚至消失，黏膜下血管透见。表面呈细颗粒状，偶有出血及糜烂。萎缩性胃炎伴有不同程度的肠腺化生，在化生过程中，必然伴随局部上皮细胞的不断增生，若出现异常增生，则可能导致癌变。

　　3. 慢性肥厚性胃炎　慢性肥厚性胃炎又称巨大肥厚性胃炎、Merletrier病。病变常发生在胃底及胃体部。

　　（1）肉眼观　①黏膜皱襞粗大、加深、变宽，呈脑回状；②黏膜皱襞上可见横裂，有多数疣状隆起的小结；③黏膜隆起的顶端常伴有糜烂。

　　（2）镜下　①腺体肥大增生，腺管延长，有时增生的腺体可穿过黏膜肌层；②黏膜表面黏液分泌细胞数量增多，分泌增多；③黏膜固有层炎性细胞浸润不显著。

　　患者常有胃酸低下及因丢失大量含大蛋白质的胃液引起的低蛋白血症，并且胃腺体萎缩而致低酸或无胃酸，常见于中年男性。

　　4. 疣状胃炎　是一种有特征性病理变化的胃炎，病变处胃黏膜出现许多中心凹陷的疣状突起病灶，镜下可见病灶中心凹陷部胃黏膜上皮变性坏死并脱落，伴有急性炎性渗出物覆盖。病变多见于胃窦部。

第三节 消化性溃疡病

消化性溃疡病又称慢性消化性溃疡，是以胃或十二指肠黏膜形成慢性溃疡为特征的一种常见病，多见于成人（年龄在20~50岁之间）。临床上，患者有周期性上腹部疼痛、反酸、嗳气等症状。本病多反复发作，呈慢性经过，鉴于其发生与胃液的自我消化作用有关，故称为消化性溃疡病。十二指肠溃疡较胃溃疡多见。前者约占70%，后者占25%，胃和十二指肠两者并存的复合性溃疡只占5%。

一、病因及发病机制

1. 幽门螺杆菌的感染 幽门螺杆菌（HP）在溃疡病的发病机制中具有重要作用。HP感染可释放一种细菌型血小板激活因子，促进表面毛细血管内血栓形成破坏胃十二指肠黏膜防御屏障；HP能分泌蛋白酶、磷酸脂酶、有生物活性的白三烯和二十烷等，有利于胃酸直接接触上皮并进入黏膜内，并能促进胃黏膜G细胞增生，导致胃酸分泌增加；HP还具有趋化中性粒细胞的作用，后者可产生次氯酸。次氯酸和一氯化氨均能破坏黏膜上皮细胞，诱发消化性溃疡。

2. 胃液的消化作用 溃疡病的发病是胃和十二指肠局部黏膜组织被胃酸和胃蛋白酶消化的结果。

十二指肠溃疡时可见分泌胃酸的壁细胞总数明显增多，造成胃酸分泌增加。空肠与回肠内为碱性环境，一般极少发生这种溃疡病。但做过胃空肠吻合术后，吻合处的空肠则可因胃液的消化作用而形成溃疡，故可说明胃液对胃壁组织的自我消化过程是溃疡病形成的原因。

3. 黏膜抗消化能力降低 提示胃、十二指肠黏膜防御屏障功能的破坏是胃或十二指肠黏膜组织被胃酸与胃蛋白酶消化而形成溃疡的重要原因。

正常胃和十二指肠黏膜通过胃黏膜分泌的黏液（黏液屏障）和黏膜上皮细胞的脂蛋白（黏膜屏障）保护黏膜不被胃液所消化。胃黏膜分泌的黏液形成黏液膜覆盖于黏膜表面，可以避免和减少胃酸和胃蛋白酶同胃黏膜的直接接触（胃酸和胃蛋白酶是从腺体通过陷窝腺体开口处以喷射的方式分泌到表面黏液层），碱性黏液还具有中和胃酸的作用，黏膜上皮细胞膜的脂蛋白可阻止胃酸中氢离子逆向弥散入胃黏膜内。当胃黏液分泌不足或黏膜上皮受损时，胃黏膜的屏障功能减弱，抗消化能力降低，胃液中的氢离子便可以逆向弥散入胃黏膜，损伤黏膜中的毛细血管，促使黏膜中的肥大细胞释放组胺，引起局部血液循环障碍，黏膜组织受损伤。还可触发胆碱能效应，促使胃蛋白酶原分泌，加强胃液的消化作用，导致溃疡形成。

4. 神经、内分泌功能失调　溃疡病患者常有精神过度紧张或忧虑、胃液分泌障碍及迷走神经功能紊乱等现象。精神因素刺激可引起大脑皮质功能失调，从而导致自主神经功能紊乱。迷走神经功能亢进可促使胃酸分泌增多，这与十二指肠溃疡发生有关；而迷走神经兴奋性降低，胃蠕动减弱，通过胃泌素分泌增加，进而促使胃酸分泌增加，促进胃溃疡形成。

5. 遗传因素　溃疡病在一些家庭中有高发趋势，提示本病的发生也可能与遗传因素有关。

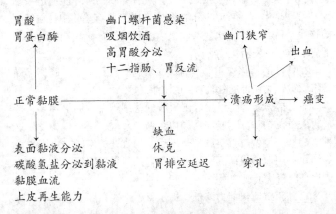

二、病理变化

1. 肉眼观 胃溃疡多位于胃小弯侧，愈近幽门愈多见，尤其多见于胃窦部。胃底及大弯则十分罕见。溃疡常一个，呈圆形或椭圆形，直径多在 2cm 以内。溃疡边缘整齐，状如刀切，底部平坦、洁净、深浅不一，通常穿越黏膜下层，深者可达肌层甚至浆膜层。由于胃的蠕动，一般溃疡的贲门侧较深，其边缘耸直为潜掘状。溃疡的幽门侧较浅，作阶梯状，即局部胃壁各层相断为阶梯状显露。溃疡周围的胃黏膜皱襞因受溃疡底瘢痕组织的牵拉，并向溃疡处集中，常呈放射状或者轮辐状。

2. 光镜下 慢性溃疡底部从表层到深层可以分为四层。①炎性渗出层：以中性粒细胞为主的炎症细胞浸润。②坏死层：由渗出的纤维素和坏死的细胞碎片组成。③肉芽组织层。④瘢痕层：瘢痕层内的中、小动脉常呈增殖性动脉内膜炎，管壁增厚，管腔狭窄，常有血栓形成。

十二指肠溃疡与胃溃疡病变相似，但十二指肠溃疡多发生在球部的前壁或后壁，溃疡一般较小，直径常在 1cm 以内，溃疡较浅且易愈合。

三、结局和并发症

1. 愈合 如果溃疡不再发生，渗出物及坏死组织逐渐被吸收、排除，已被破坏的肌层不能再生，由底部的肉芽组织增生形成瘢痕组织，充填修复。同时周围黏膜上皮再生覆盖溃疡面而愈合。

2. 并发症

（1）出血 出血的发生率占患者 10%~35%。溃疡底部的毛细血管破裂而致少量出血在溃疡患者较为常见。实验室检查可显示大便潜血阳性。少数患者可因较大血管被侵蚀破裂导致大出血。临床上可出现呕血及黑便，严重时因失血性休克而危及生命。

（2）穿孔 穿孔的发生率约占患者 5%。溃疡穿透浆膜时可发生穿孔。这时胃或十二指肠内容物流入腹腔，可引起急性弥漫性腹膜炎。患者剧烈疼痛，严重者可发生休克。位于后壁的溃疡如穿透较慢，穿孔前已与邻近器官如肝、胰等粘连，称为穿透性溃疡，可形成局限性腹膜炎。

（3）幽门狭窄　幽门狭窄的发生率约占患者3%。由于局部炎症性充血，水肿以及炎症刺激引起的幽门括约肌痉挛和溃疡处结缔组织增生所致的瘢痕收缩均可造成幽门狭窄，使胃内容物通过困难，继发胃扩张。临床上患者主要症状为反复呕吐，胃内容物潴留，严重者可致碱中毒。

（4）癌变　癌变的发生率≤1%。癌变多发生于长期胃溃疡患者，十二指肠溃疡几乎不发生癌变，癌变来自溃疡边缘的黏膜上皮或腺体，因不断受到破坏及反复再生，在此过程中在某种致癌因素作用下细胞发生癌变。

四、临床病理联系

溃疡病患者常出现的周期性上腹部疼痛是由于溃疡病胃液中的胃酸刺激溃疡局部的神经末梢；另一方面与胃壁平滑肌痉挛也有关系。十二指肠溃疡常出现半夜疼痛发作，这与迷走神经兴奋性增高，刺激胃酸分泌增多有关。反酸、嗳气与胃幽门括约肌痉挛，胃逆蠕动，以及早期幽门狭窄，胃内容物排空受阻，滞留在胃内的食物发酵等因素有关。

第四节　阑尾炎

阑尾炎是一种常见病。临床主要表现为转移性右下腹疼痛、呕吐伴有体温升高及末梢血中性粒细胞升高。根据病程常分为急性和慢性两种。

一、病因和发病机制

细菌和阑尾腔的阻塞是阑尾炎发病的两个主要因素。阑尾是一条细长的盲管，管腔狭小，易潴留来自肠腔的粪便及细菌。阑尾壁富于神经组织（如肌神经丛等），阑尾根部并有类似括约肌的结构，故受刺激时易于收缩，使管腔更为狭窄。

二、病理变化

（一）急性阑尾炎

1. 急性阑尾炎的类型

（1）急性单纯性阑尾炎　急性单纯性阑尾炎为早期的阑尾炎，病变以阑尾黏膜或黏膜下层较重。阑尾轻度肿胀，浆膜面充血，失去正常光泽。黏膜上皮可见一个或多个缺损，并有中性粒细胞浸润和纤维素渗出。黏膜下各层有炎性水肿。

（2）急性蜂窝织炎性阑尾炎　急性蜂窝织炎性阑尾炎或称急性化脓性阑尾炎，常由单纯阑尾炎发展而来。阑尾显著肿胀，浆膜高度充血，表面覆以纤维素性渗出物。

镜下，可见炎性病变呈扇面形由表浅层向深层扩延，直达肌层及浆膜层。阑尾壁各层皆为大量中性粒细胞弥漫浸润，并有炎性水肿及纤维素渗出。阑尾浆膜面为渗出的纤维素和中性粒细胞组成的薄膜所覆盖，即有阑尾周围炎及局限性腹膜炎表现。

（3）急性坏疽性阑尾炎　急性坏疽性阑尾炎是一种重型的阑尾炎。阑尾因内腔阻塞、积脓、腔内压力增高及阑尾系膜静脉受炎症波及而发生血栓性静脉炎等，均可引起阑尾壁血液循环障碍，以致阑尾壁发生坏死。此时，阑尾呈暗红色或黑色，常导致穿孔，引起弥漫性腹膜炎或阑尾周围脓肿。

2. 急性阑尾炎的并发症

急性阑尾炎经过外科治疗以后，其预后大部分都是良好，只有极少数病例因为治疗不及时或机体抵抗力过低，会出现并发症或转变为慢性阑尾炎。

并发症中主要有因为阑尾穿孔而引起的急性弥漫性腹膜炎以及阑尾周围的脓肿。有时又有因并发阑尾系膜静脉的血栓性静脉炎，细菌或脱落的含菌血栓可循门静脉血流入肝而形成肝脓肿。

如果阑尾近端发生阻塞，远端常高度膨胀，形成囊肿。其内容物可为脓汁（阑尾积脓）或为黏液（阑尾黏液囊肿）。黏液囊肿如果破裂，黏液将进入腹腔，可在腹膜上形成假黏液瘤。

（二）慢性阑尾炎

慢性阑尾炎大多数均为急性阑尾炎转变而来，也可开始即呈慢性经过。主要病变为阑尾壁的不同程度纤维化以及慢性炎细胞浸润等。临床上有时有右下腹疼痛。慢性阑尾炎有时也可急性发作。

第五节 炎症性肠病

一、局限性肠炎

局限性肠炎又称 Crohn 病，是一种病因未明的主要侵犯消化道的全身性疾病。病变主要累及回肠末端，其次为结肠、回肠近端和空肠等处。消化管的其他部位均可见病变。据统计，约有 40% 的病例病变仅累及小肠，30% 病变限于结肠，30% 的不能孤立病变同时出现于小肠和结肠。典型的病例病变呈阶段性。

临床主要表现为腹痛、腹泻、腹部肿块、肠溃疡穿孔、肠瘘形成及肠梗阻，还可出现肠外免疫性疾病，如游走性多关节炎、强直性脊柱炎等。本病呈慢性经过，经治疗后可缓解，但常复发。慢性病例肠黏膜上皮细胞可由不典型增生发生癌变，但癌变率明显小于溃疡性结肠炎。

1. 病因和发病机制 至今病因仍然不明。近年发现本病常伴有免疫异常。在患者的血液中可测到抗结肠抗体。在病变部位用免疫荧光和酶标方法证明有免疫复合物沉积。

2. 病理变化

（1）肉眼观 病变呈阶段性，病变之间的黏膜正常。病变处肠壁增厚、变硬，肠黏膜高度水肿。皱襞呈块状增厚犹如铺路石。黏膜面有纵行溃疡并进而发展为裂隙，重者可引起肠穿孔及瘘管形成。病变肠管常因纤维化而狭窄并易与邻近肠管或肠壁粘连。肠壁可黏合成团，与回盲部增殖型结核很相似。

（2）光镜下　病变复杂多样，裂隙状溃疡表面被覆坏死组织，其下肠壁各层可见大量淋巴细胞、巨噬细胞与浆细胞浸润，称为穿壁性炎症，可见淋巴组织增生并有淋巴滤泡形成，约半数以上病例出现结核样肉芽肿，但无干酪样坏死改变。肠黏膜下层增厚、水肿，其中有多数扩张的淋巴管。有的部位黏膜下淋巴组织增生并有淋巴滤泡形成。

50%~70% 病例在肠壁内见有上皮样细胞、多核巨细胞形成的肉芽肿。肉芽肿的中心不发生干酪样坏死，因此可与结核性肉芽肿相鉴别。

二、溃疡性结肠炎

溃疡性结肠炎（CUC）是一种原因不明的慢性结肠炎症。可累及结肠各段，偶尔见于回肠。溃疡性结肠炎也常伴肠外免疫性疾病，如游走性多关节炎、葡萄膜炎、原发性硬化性胆管炎等。本病多见于中青年，男女均可发病。临床上有腹痛、腹泻、血性黏液便等症状，发作和缓解交替进行，持续数年甚至数十年。

1. 病因和发病机制　病因目前不是很清楚，但现在多数人认为是一种自身免疫病。有关报道曾指出，在大约不到半数的患者血清中可查出抗自身结肠细胞抗体。这种自身抗体可与结肠组织浸液起交叉反应。这种交叉反应结果可引起肠黏膜的免疫性损伤。

2. 病理变化

（1）肉眼观　最初结肠黏膜充血并出现点状出血，黏膜隐窝有小脓肿形成。脓肿逐渐扩大，局部肠黏膜表层坏死脱落，形成表浅小溃疡并可累及黏膜下层。溃疡可融合扩大或相互穿通形成窦道。病变进一步发展，肠黏膜可出现大片坏死并形成大的溃疡。残存的肠黏膜充血、水肿并增生形成息肉样外观，称假息肉。假息肉细长，其蒂与体无明显区别。有时溃疡穿通肠壁引起结肠周围脓肿并继发腹膜炎。病变局部的结肠可与邻近腹腔器官发生粘连。

（2）光镜下 早期可见肠黏膜隐窝处有小脓肿形成，黏膜及黏膜下层可见中性粒细胞、淋巴细胞、浆细胞及嗜酸性粒细胞浸润，继而有广泛溃疡形成。溃疡底部有时可见急性血管炎，血管壁呈纤维素样坏死。溃疡边缘假息肉形成处的肠黏膜上皮可见有不典型增生，提示有癌变的可能。晚期病变区肠壁有大量纤维组织增生。

3. **并发症** 溃疡性结肠炎除可引起结肠周围脓肿、腹膜炎外，尚可合并直肠癌，并且一般为多发性肠癌。癌变率决定于病程长短及病变范围。一般病变仅限于左侧结肠，癌变率低，而全结肠均有病变，病程达20年者癌变率为10%，30年者为15%~25%。此外，暴发型病例，结肠可因中毒丧失蠕动功能而发生麻痹性扩张，故有急性中毒性巨结肠之称。

有重度异型增生的溃疡性结肠炎演变为相关结、直肠癌的机会约是50%，但无异型增生的溃疡性结肠炎也可并发结、直肠癌。溃疡性结肠炎相关结、直肠癌有五个特点：①多发性；②病灶成扁平浸润灶，边界不清楚；③低分化腺癌及黏液腺癌多见；④发病年龄较轻；⑤不同肠段发生率相似。

三、急性出血性坏死性肠炎

急性出血性坏死性肠炎（AHE）或简称坏死性肠炎，是以小肠急性出血坏死性炎症为主要病变的儿科急症。常发生于婴儿，临床主要表现为腹痛、便血、发热、呕吐、腹泻等，重者常引起休克致死。

1. **病因和发病机制** 病因至今仍不明确。有较多相关报道指出，急性出血性坏死性肠炎是一种非特异性感染，如细菌、病毒或其分解产物所引起激烈的变态反应性疾病。此外，有些学者在本病患者肠腔中发现一种可产生剧烈毒素的F型厌气菌，其B毒素有引起强烈的溶血、坏死作用。

2. **病理变化** 急性出血性坏死性肠炎时肠壁常发生明显的出血及坏死，常呈节段性分布，以空肠及回肠最为多见且严重。病变肠壁增厚，黏膜肿胀，广泛出血、坏死，表面常被覆假膜。病变黏膜与正常黏膜分界清楚，常继发溃疡形成，溃疡深者可引起肠穿孔。黏膜下层除广泛出血外，发生严重水肿及炎细胞浸润。肌层平滑肌纤维断裂并可发生坏死。

第六节 病毒性肝炎

病毒性肝炎是指由一组肝炎病毒引起的以肝实质细胞变性、坏死为主要病变的一种常见传染病。目前已证实，引起病毒性肝炎的肝炎病毒有甲型（HAV）、乙型（HBV）、丙型（HCV）、丁型（HDV）、戊型（HEV）及庚型（HGV）六种。

一、病因和发病机制

1. 病因及传播途径

	甲型（HAV）	乙型（HBV）	丙型（HCV）	丁型（HDV）	戊型（HEV）	庚型（HGV）
	无包膜 ssRNA（27nm）	有包膜 dsDNA（27nm）	有包膜 ssRNA（27nm）	有包膜 ssRNA（35nm）	无包膜 ssRNA（32~34nm）	有包膜 ssRNA
传播途径	消化道	非消化道密切接触	非消化道密切接触	非消化道密切接触	水源性	非消化道
潜伏期	2~6周	4~26周	2~26周	4~7周	2~8周	尚不清楚
携带者状态	无	有	有	1%~10%吸毒者或血友病	尚不清楚	献血者中1%~2%

	甲型 （HAV）	乙型 （HBV）	丙型 （HCV）	丁型 （HDV）	戊型 （HEV）	庚型 （HGV）
慢性肝炎	无	5%~10%急性可转为慢性	50%以上可转为慢性	与HBV复合感染者，＜5%转为慢性；HBV携带者再感染，约80%转为慢性	无	无
暴发型肝炎	0.1%~0.4%	＜0.1%	罕见	复合感染为3%~4%	0.3%~3%；妊娠妇女为20%	无
肝细胞肝癌	无	有	有	与HBV相似	不清，但可能性不大	无

2. 发病机制 病毒性肝炎的发病机制比较复杂，至今尚未完全阐明，取决于多种因素，尤其是与机体的免疫状态有密切关系。目前对乙型病毒性肝炎研究较多。以下简要介绍病毒性肝炎的发病机制，重点是乙型肝炎的免疫性肝损伤及各型肝炎的发病机制。

（1）一般认为甲型、丁型肝炎是由 HAV、HDV 在肝内繁殖直接引起肝细胞损伤。

（2）乙型肝炎肝细胞损伤的机制 乙型肝炎的发生与人体对病毒的细胞毒性免疫反应有密切关系。HBV 侵入人机体后，进入肝细胞内复制，继而释放入血，并在肝细胞表现留下特异性病毒抗原，此抗原与肝细胞膜结合，使肝细胞表面的抗原性发生改变。当病毒由肝入血后，刺激机体免疫系统，致敏淋巴细胞，B 细胞产生特异性抗体，致敏的 T 淋巴细胞能识别与攻击附有病毒抗原的肝细胞；特异性抗体一方面与血中的病毒反应，另一方面与附有病毒抗原的肝细胞膜起反应，从而在消灭病毒的同时也使受感染的肝细胞受到损害，发生变性和坏死。

①共同感染 指 HDV 与 HBV 同时感染。

②重叠感染 指在慢性 HBV 感染的基础上重叠感染 HDV。

③临床病理类型

a.免疫功能正常 感染病毒的数量较少，毒力较弱时，发生急性（普通型）肝炎。

b.免疫功能过强 感染病毒数量多而毒力又强时，则发生重型肝炎。

c.有病毒感染 但免疫功能不足，使部分未被杀灭的病毒在未受损伤的肝细胞内反复复制，导致肝细胞反复损害而成为慢性肝炎。

d.免疫功能耐受或缺陷 使病毒与宿主共生，在细胞内持续存在，而被病毒感染的肝细胞又不受损害，成为无症状的病毒携带者。

（3）目前发现 HBV、HCV、HDV 感染与肝癌的发生有一定的关联。

二、基本病理变化

1. 肝细胞变性

肝细胞变性常见有两种类型的变性。

（1）细胞水肿 细胞水肿为最常见的病变，中毒和免疫性损伤均可引起肝细胞肿胀。光镜下见肝细胞明显肿大，胞质疏松呈网状、半透明，称为胞质疏松化。进一步发展，肝细胞体积更加肿大，由多角形变为圆球形，胞质几乎完全透明，称气球样变。淤胆性肝损伤时，淤积的胆汁可在肝细胞肿胀的基础上形成弥漫的泡沫状，成羽毛状变性。电镜下见内质网不同程度扩张，线粒体明显肿胀，溶酶体增多。

（2）嗜酸性变 此种变性一般仅累及单个或数个肝细胞，散在于肝小叶内。光镜下见病变肝细胞由于胞浆水分脱失、浓缩使肝细胞体积变小，胞质嗜酸性增强，故红染。细胞核染色亦较深。

2. 肝细胞坏死与凋亡。

（1）溶解性坏死 由严重的细胞水肿发展而来。不同类型的病毒性肝炎此种坏死的范围和分布不同，可分为四种。

①点状坏死 指小叶内单个或数个肝细胞的坏死，常见于急性普通型肝炎。

②碎片状坏死 指肝小叶周边部界板肝细胞的灶性坏死和崩解，常见于慢性肝炎或病毒性肝炎。

③桥接坏死 指中央静脉与汇管区之间，两个汇管区之间，或两个中央静脉之间形成汇管区－汇管区、汇管区－小叶中心或小叶中心－小叶中心的连续的肝细胞坏死，呈现出互相连接的坏死带，常见于中度与重度慢性肝炎。

④大片坏死 指几乎累及整个肝小叶的大范围内肝细胞坏死，常见于重型肝炎。

（2）嗜酸性坏死 即由上述的嗜酸变性发展而来，胞质进一步浓缩，核也浓缩消失，最终形成深红色浓染的圆形小体，称为嗜酸性小体。为单个肝细胞的死亡，属细胞凋亡。

3. 炎症细胞浸润 肝损伤出现畸形或慢性炎细胞浸润，称为肝炎。中毒性或缺血性肝细胞坏死通常引起炎症反应。主要为淋巴细胞和单核细胞呈散在性或灶状浸润于肝小叶内或汇管区。

4. 再生

（1）肝细胞再生 肝细胞寿命较长，在组织切除或细胞坏死后，肝细胞由周围的肝细胞通过直接或间接分裂再生而修复。再生的肝细胞体积较大，胞质略呈嗜碱性，细胞核大且深染，有时可见双核。这种再生的肝细胞可沿原有的网状支架排列。但如坏死严重，原小叶内的网状支架塌陷，再生的肝细胞则呈团块状排列，称为结节状再生。

（2）间质反应性增生和小胆管增生 间质反应性增生包括：

①Kupffer细胞增生 并可脱入窦腔内变为游走的吞噬细胞，参与炎细胞浸润。

②间叶细胞和成纤维细胞增生 参与损伤的修复。慢性且坏死较严重的病例，在汇管区或大片坏死灶内，可见小胆管增生。

5. 纤维化 肝的炎症反应和中毒性损伤可引起纤维化。纤维化时胶原的沉积对肝脏血流和肝细胞灌注有明显的影响。早期纤维化可沿汇管区周围或中心静脉周围分布或胶原直接沉积在 Disse 腔内。随着纤维化的不断进展，肝逐渐被分割成由纤维包绕的结节，最终形成肝硬化。

三、临床病理类型

1. 普通型病毒性肝炎

（1）急性（普通型）肝炎 急性肝炎最常见，所有肝炎病毒均可导致急性肝炎。

临床上可分为四期：潜伏期、黄疸前期、黄疸期、恢复期。

发病时多数表现为全身无力、恶心、食欲下降、低热、头痛、肌肉关节痛。少数情况可有呕吐和恶心。

①病理变化

a. 肉眼观 肝脏肿大，发红，如有淤胆则可呈暗绿色，质较软，表面光滑，切面边缘外翻，无光泽。

b. 光镜下 肝细胞出现广泛的变性，且以细胞水肿为主，表现为肝细胞胞质疏松淡染和气球样变，因而肝细胞体积增大，排列紊乱拥挤，肝窦受压而变窄，肝细胞内可见淤胆现象。肝细胞坏死轻微，肝小叶中可见点状坏死与嗜酸小体。肝小叶内与汇管区可见轻度炎细胞浸润。黄疸型坏死往往稍重，毛细胆管内常有淤胆和胆栓形成。

②结局 本型肝炎患者多数在 6 个月内治愈，点状坏死肝细胞能完全再生修复。但乙型、丙型肝炎往往恢复较慢，其中乙型肝炎 5%~10%、丙型肝炎约 70% 可转变为慢性肝炎。

（2）慢性（普通型）肝炎 慢性肝炎指有肝炎症状、血清病毒抗原阳性或生化改变持续 6 个月以上，组织学证实肝有炎症和坏死。

①导致肝炎慢性化的因素 感染的病原类型、治疗不当、营养不良，同时又患其他传染病、饮酒、服用对肝有损害的药物及免疫因素等。

②分类　根据炎症、坏死、纤维化程度，将慢性肝炎分为下述三型。

a.轻度慢性肝炎　点状坏死，偶见轻度碎片状坏死，汇管区慢性炎细胞浸润，周围有少量纤维组织增生。肝小叶界板无破坏，小叶结构清楚。

b.中度慢性肝炎　肝细胞变性、坏死较明显，中度碎片状坏死，出现特征性的桥接坏死。小叶内有纤维间隔形成。但小叶结构仍部分保存。

c.重度慢性肝炎　重度的碎片状坏死与大范围的桥接坏死。坏死区出现肝细胞不规则再生，纤维间隔分割肝小叶结构。

③毛玻璃样肝细胞　HE 染色光镜下，在乙型肝炎表面抗原（HBsAg）携带者和慢性肝炎患者的肝组织常可见部分肝细胞质内充满嗜酸性细颗粒物质，胞质不透明似毛玻璃样，故称此种细胞为毛玻璃样肝细胞。免疫组织化学和免疫荧光检查 HBsAg 反应阳性。电镜下见细胞质滑面内质网增生，内质网池内可见较多的 HBsAg 颗粒。

2. 重型病毒性肝炎　重型病毒性肝炎是最严重的一型病毒性肝炎，较少见。根据发病缓急及病变程度的不同，分为急性重型和亚急性重型两种。

（1）急性重型肝炎　急性重型肝炎少见，起病急骤，病程短，大多为 10 天左右，病变严重，病死率高。临床上将本型肝炎称暴发型、电击型或恶性肝炎。

①病理变化

a.肉眼观　肝体积明显缩小，重量减至 600~800g，尤以左叶为甚。被膜皱缩，质地柔软，切面呈黄色或红褐色，部分区域呈红黄相间的斑纹状，因而又称急性黄色肝萎缩或急性红色肝萎缩。

b.光镜下　肝细胞坏死广泛而严重，肝细胞索解离，肝细胞溶解，出现弥漫性大片坏死。肝细胞坏死多从肝小叶中央开始并迅速向四周扩展，仅小叶周边残留少许变性的肝细胞。溶解坏死的肝细胞很快被清除，仅残留网状支架。肝窦明显扩张，充血甚至出血，Kupffer 细胞增生肥大，吞噬活跃。

②临床病理联系 大量肝细胞溶解坏死，可导致：胆红素大量入血，引起严重的肝细胞性黄疸；凝血因子合成障碍，导致出明显的出血倾向；肝功能衰竭，对各种代谢产物的解毒功能性障碍导致肝性脑病。此外，由于胆红素代谢障碍及血循环障碍等，还可诱发肾衰竭称肝－肾综合征。

③结局 本型肝炎大多数在短期内死亡，死亡原因主要为肝衰竭（肝昏迷），其次为消化道大出血、肾衰竭、DIC 等。少数迁延而转为亚急性重型肝炎。

（2）亚急性重型肝炎 亚急性重型肝炎起病较急性重型稍慢，病程较长（数周至数月），大多数系由急性重型肝炎迁延而来，少数由急性普通型肝炎恶化进展而来。

①病理变化

a. 肉眼观 肝体积缩小，表面包膜皱缩不平，质地软硬程度不一，部分区域呈大小不一的结节状。切面见坏死区呈红褐色或土黄色，再生的结节因胆汁淤积而呈现黄绿色。

b. 光镜下 亚急性重型肝炎的特点为既有肝细胞的大片坏死，又有结节状肝细胞再生。坏死区网状纤维支架塌陷和胶原化（无细胞硬化），因而使残存的肝细胞再生时不能沿原有支架排列，而呈结节状。肝小叶内外可见明显的炎细胞浸润，主要为淋巴细胞、单核细胞，肝小叶周边部有小胆管增生，较陈旧的病变区有明显的结缔组织增生。

②结局 如治疗得当且及时，病变可停止发展并有治愈可能。多数常继续发展而转变为坏死后性肝硬化。

第七节 酒精性肝病

酗酒可因乙醇的毒性作用而导致各种肝病变，即酒精性肝病。常见为脂肪肝、酒精性肝炎，部分患者可发展成肝硬化。有时可类似于急、慢性病毒性肝炎，药物性肝炎或阻塞性黄疸。其程度与饮酒时间长短、营养状况和免疫状况有关。

一、脂肪肝

酒精中毒最常见的肝病变是脂肪变性。肝细胞脂肪变是指肝细胞质内有脂质，主要为甘油三酯的聚积。脂肪变最先出现在中心静脉周围，严重者可累及整个小叶。

肉眼观，肝大而软、黄、腻，重量可达 4~6kg。肝细胞含有相当大的脂滴，可将胞核推挤到细胞一侧，肝细胞肿大变圆。小叶中央区受累明显，有时伴有不同程度的肝细胞水样变性。单纯的脂肪肝常无症状。如病变未发展到纤维化，戒酒可使脂肪肝恢复。

二、酒精性肝炎

大体上，肝脏通常红色和胆绿色相间，常可见结节。在有临床肝炎症状表现的病例，常出现三种病变：肝细胞脂肪变性、乙醇透明小体（AH）形成和灶状肝细胞坏死伴中性粒细胞浸润。

镜下有以下四点：

（1）肝细胞肿胀、气球样变和单个或散在肝细胞坏死。

（2）Mallory 小体形成。Mallory 小体为变性肝细胞质内的嗜酸性包涵体。电镜下有缠绕在一起的细胞角蛋白中间丝构成。

（3）以中性粒细胞为主的小叶内炎症，主要在变性的肝细胞周围，尤其有 Mallory 小体肝细胞周围。

（4）纤维化，主要见于肝窦和小静脉周围。在严重反复酗酒的患者亦可见汇管区周围的纤维化。纤维组织似蜘蛛状向四周伸展，从而分隔单个或成簇的肝细胞，逐渐演变成肝硬化。

三、酒精性肝硬化

酒精性肝硬化为酒精性肝病的最终病变，一般认为此种肝硬化是由脂肪肝和酒精性肝炎进展而来。一般的脂肪肝，如继续酗酒则多发展为酒精性肝炎，再演变为肝硬化。酒精性肝炎时肝细胞发生坏死，最终引起纤维化。相邻肝小叶的纤维化条索相互连接，导致肝小叶的正常结构被分割破坏，发展成假小叶，形成酒精性肝硬化。

第八节 肝硬化

肝硬化是由于肝细胞弥漫性变性、坏死、纤维组织增生和肝细胞结节状再生，这三种病变反复交错进行而导致肝脏变形、变硬的一种常见的慢性肝脏疾病。晚期患者临床常表现有不同程度的门静脉压力升高和肝功能障碍，对人体危害较大。大多数发病年龄在20~50岁，男女发病率无明显差异。

肝硬化时正常肝小叶结构被破坏，广泛增生的纤维组织将肝细胞再生结节分割包绕成大小不等、圆形或椭圆形的肝细胞团，称为假小叶。

一、门脉性肝硬化

门脉性肝硬化是最常见的一型肝硬化，又叫酒精性肝硬化，是酒精性肝病的终末阶段。

（一）病因和发病机制

1. 病毒性肝炎　这是我国肝硬化的主要原因，尤其是乙型和丙型病毒性肝炎与肝硬化的发生有密切关系。

2. 慢性乙醇中毒　长期酗酒是引起肝硬化的另一个重要因素。乙醇在体内代谢过程中产生的乙醛对肝细胞有直接毒害作用，使肝细胞发生脂肪变性而逐渐进展为肝硬化。

3. 营养不良　如食物中长期缺乏甲硫氨酸或胆碱类物质时，脂肪肝渐发展为肝硬化。

4. 有毒物质的损伤作用　许多化学物质可以损伤肝细胞，长期作用可致肝损伤而引起肝硬化，如四氯化碳、辛可芬等。

（二）病理变化

1. 肉眼观　早期肝体积可正常或稍增大，重量增加，质地正常或稍硬。晚期肝体积明显缩小，重量减轻，硬度增加。肝表面和切面呈弥漫性分布的小结节。结节大小相仿，有纤维包绕，直径多在0.15~0.5cm之间，最大的结节一般不超过1cm。结节呈黄褐色（脂肪变）或黄绿色（淤胆）。肝被膜增厚。切面见有圆形或类圆形岛屿状结构，其大小与表面的结节一致，周围有灰白色纤维组织条索或间隔包绕。

2. 光镜下

（1）正常肝小叶结构破坏，被假小叶取代。假小叶内的肝细胞排列紊乱可有变性、坏死及再生的肝细胞。中央静脉常缺如，偏位或两个以上。也可见再生的肝细胞结节（也可形成假小叶），其特点是肝细胞排列紊乱，再生的肝细胞体积大，核大且深染，或有双核。

（2）包绕假小叶的纤维间隔宽窄比较一致，内有少量淋巴细胞和单核细胞浸润，并可见小胆管增生。

（三）临床病理联系

1. 门脉高压症

（1）门脉压力增高的原因　①肝内广泛的结缔组织增生，肝血窦闭塞或窦周纤维化，使门静脉循环受阻（窦性阻塞）；②假小叶压迫小叶下静脉，使肝窦内血液流出受阻，进而影响门静脉血流入肝血窦（窦后性阻塞）；③肝内肝动脉小分支与门静脉小分支在汇入肝窦前形成异常吻合，使高压力的动脉血流入门静脉内（窦前性）。

（2）门静脉压力升高后，患者常出现一系列的症状和体征，主要表现如下。

①慢性淤血性脾肿大　肝硬化患者中有 70%~85% 出现脾肿大。

a. 肉眼观　脾大，重量一般在 500g 以下，有少数可达800~1000g。

b. 光镜下　见脾窦扩张，窦内皮细胞增生、肿大，脾小体萎缩，红髓内纤维组织增生，部分可见含铁结节。脾肿大后可引起脾功能亢进。

②腹水　腹水为淡黄色透明的漏液，量较大，以致腹部明显膨隆。腹水形成的原因有：a. 门静脉压力升高，使门静脉系统的毛细血管流体静压升高，管壁通透性增大，液体漏入腹腔；b. 由于患者出现低蛋白血症，使血浆胶体渗透压降低，也与腹

水形成有关；c.肝功能障碍，醛固酮、抗利尿激素灭活减少，血中水平升高，水钠潴留而促使腹水形成。

③侧支循环形成 门静脉压力升高时主要的侧支循环及其严重的并发症有：a.门静脉血经胃冠状静脉、食管静脉丛、奇静脉入上腔静脉，常致食管下段静脉丛曲张，甚至破裂发生致命性大出血，是肝硬化患者死亡的常见原因之一，这种情况常发生在腹压升高或受粗糙食物磨擦损时。b.门静脉血经肠系膜上静脉、直肠静脉丛、髂内静脉进入下腔静脉，引起直肠静脉丛曲张，形成痔核，破裂可出现便血。c.门静脉血经附脐静脉、脐周静脉网，而后向上经胸腹壁静脉进入上腔静脉，向下经腹壁下静脉进入下腔静脉，引起脐周浅静脉高度扩张，形成"海蛇头"现象。

④胃肠淤血、水肿 门静脉压力升高，胃肠静脉血回流受阻，导致胃肠壁淤血、水肿，影响胃的消化、吸收功能，患者可出现腹胀、食欲缺乏等症状。

2. 肝功能障碍 主要系肝实质（肝细胞）长期反复受到损伤所致。当肝细胞不能完全再生补充和代偿损伤肝细胞的功能时，则可出现以下肝功能不全的症状及体征。

（1）蛋白质合成障碍 肝细胞受损伤后，合成蛋白质的功能降低，使血浆蛋白减少。同时由于从胃肠道吸收的一些抗原性物质不经肝细胞处理，直接经过侧支循环而进入体循环，刺激免疫系统合成球蛋白增多，因而化验检查可出现白蛋白降低且白蛋白/球蛋白比值下降或倒置现象。

（2）出血倾向 肝硬化患者可有皮肤、黏膜或皮下出血，这主要是由于肝脏合成凝血因子减少所致。另外，与脾肿大、脾功能亢进、血小板破坏过多也有关系。

（3）胆色素代谢障碍 主要与肝细胞坏死及毛细胆管淤胆有关。患者在临床上常有肝细胞性黄疸表现。

（4）对激素的灭活作用减弱 出现男性乳房发育或蜘蛛状血管痣。蜘蛛痣系体内雌激素水平升高，小动脉末梢扩张所致，常出现在患者的颈部、胸部、面部等。部分男性患者还可出现睾丸萎缩，女性患者出现月经不调、不孕等。

（5）肝性脑病（肝昏迷）　此乃最严重的后果，系肝极度衰竭的表现，是肝硬化患者死亡的又一重要原因。

二、坏死后性肝硬化

坏死后性肝硬化相当于国际纯形态分类中的大结节型和大小结节混合型肝硬化，是在肝细胞发生大片坏死的基础上形成的。坏死后性肝硬化最易引起肝癌。

（一）病因和发病机制

1. 病毒性肝炎　多由亚急性重型肝炎迁延而来。慢性肝炎的反复发作过程中，若坏死严重时，也可发展为本型肝硬化。

2. 药物及化学物质中毒　某些药物或化学物质可引起肝细胞弥漫性中毒性肝坏死，继而出现结节状再生而发展为坏死后性肝硬化。

（二）病理变化

1. 肉眼观　肝脏体积缩小，变硬，以左叶为甚，与门脉性肝硬化不同之处在肝脏变形明显，结节大小悬殊，最大结节直径可达 5~6cm，切面纤维结缔组织间隔宽，且厚薄不均。

2. 光镜下　肝细胞坏死范围及其形状不规则，故假小叶形态大小不一，可呈半月形，地图形，也可见圆形及类圆形，较大的假小叶内有时可见数个完整的肝小叶，有的可见残存的汇管区集中现象；假小叶内的肝细胞有不同程度的变性、坏死，若由病毒性肝炎引起，常可见肝细胞水肿，嗜酸性变或有嗜酸小体形成。纤维间隔较宽，其内有大量炎细胞浸润及小胆管增生。

（三）结局

坏死后性肝硬化因肝细胞坏死较严重，病程也较短，因而肝功能障碍较门脉性肝硬化明显且出现较早，而门脉高压症较轻且出现晚。本型肝硬化的癌变率也较门脉性肝硬化高。

三、胆汁性肝硬化

（1）胆汁性肝硬化是由于胆管阻塞，胆汁淤积引起的肝硬化，较少见。根据病因不同，分原发性和继发性两种。

（2）原发性胆汁性肝硬化为一种慢性胆管破坏性疾病，导致进行性淤胆。

（3）继发性胆汁性肝硬化的原因与长期肝外胆管阻塞和胆道上行性感染两种因素有关。长期的胆管阻塞，胆汁淤积，使肝细胞变性，坏死，继发结缔组织增生而导致肝硬化。

（4）病理改变

①肉眼观 肝脏缩小不如前两型肝硬化明显（早期肝脏常肿大），质中等硬度，表面较光滑呈细小结节或无明显结节，相当于国际纯形态分类中的不全分割型。颜色呈深绿色或绿褐色。

②光镜下 原发性胆汁性肝硬化早期小叶间胆管上皮细胞水肿、坏死，周围有淋巴细胞浸润，最后由小胆管破坏而致结缔组织增生并伸入肝小叶内，假小叶呈不完全分割型。继发性胆汁性肝硬化镜下见肝细胞明显淤胆而变性坏死。坏死肝细胞肿大，胞质疏松呈网状，核消失，称网状或羽毛状坏死。假小叶周围结缔组织的分割包绕不完全。

第九节 肝代谢性疾病与循环障碍

一、肝代谢性疾病

1. 肝豆状核变性 肝豆状核变性又称威尔逊病（Wilson disease）。本病为位于第13号染色体的隐性基因传递的遗传性疾病，家族性多发。患者多为儿童及青少年。

本病的特点是铜代谢障碍，不能正常排出而蓄积于各器官。首先累及肝，待肝饱和后再沉积于中枢神经系统，故出现神经症状。铜也可蓄积于角膜，在角膜周围出现绿褐色环。

肝病变：在肝细胞中可见有脂褐素、铜结合蛋白、铁等沉着。铜或铜结合蛋白可由组织化学染色检出。早期见肝细胞线粒体基质中有大颗粒或晶体沉着。可伴发急、慢性肝炎及肝硬化等病变。中枢神经系统病变以纹状体、丘脑及苍白球最显著。

2. 含铁血黄素沉着症 肝含铁血黄素沉着症是指肝组织内有可染性铁的色素沉着。含铁血黄素沉着的原因，主要是由于大量红细胞破坏，血红蛋白分解所引起，如引起溶血及肝内出血的疾病（慢性溶血性贫血）。含铁血黄素主要沉着于肝细胞内，Kupffer 细胞内亦常有该色素沉着，但一般较肝细胞轻。

血色素沉着病是一种先天性铁代谢异常的全身性疾病。肝病变为全身病变的一部分，表现为肝内重度含铁血黄素沉着，全肝呈铁锈色。后期伴有肝纤维化或肝硬化。

3. 糖原沉积症 糖原沉积症为先天性常染色体隐性遗传所引起的组织内糖原质的异常和量的增多，而引起沉积。主要累及肝、心、肾及肌组织，有低血糖、酮尿及发育迟缓等表现。

4. 类脂质沉积症 类脂质沉积症是先天缺陷性脂质代谢障碍所致的组织内类脂质增多并沉积。主要有糖脂、磷脂及胆固醇等沉积。其发生机制，大都是由于作用于脂质分解代谢某些环节上的酶类的遗传性缺失，使其相应的底物（脂质）分解代谢不能进行而沉积在组织内。

（1）糖脂沉积症 糖脂是指不含磷酸的脑苷脂及神经苷脂等脂类。它们的分解代谢障碍可分别引起脑苷脂沉积症（如戈谢病）和神经节苷脂沉积症。戈谢病，也称脑苷脂沉积症，主要累及肝、脾、淋巴结及骨髓等单核 – 吞噬细胞系统。常发生在婴儿，为致命性疾病。主要病变为肝、脾肿大，脾大尤为明显，可达正常脾重的 20 倍。

（2）磷脂沉积症 主要为不含甘油成分的神经磷脂的增多、蓄积，又称尼曼 – 皮克病，或称神经磷脂沉积症。系由于常染色体隐性遗传所致的神经磷脂酶缺乏，使神经磷脂不能被水解而沉积于组织内所致。本病主要累及肝、脾、骨髓及淋巴结等器官，对儿童也侵犯神经系统。主要病变为肝肿大，镜下见在肝窦内和汇管区有大量 Kupffer 细胞和巨噬细胞聚集，细胞体积肿大，胞质呈泡沫状，核小居中，称为 Pick 细胞。

二、肝血管循环障碍

1. 门静脉阻塞 门静脉阻塞较为少见。多由于肝、胰疾病，如肝硬化、肝癌、胰腺癌等压迫、侵袭肝内门静脉以及化脓性腹膜炎，新生儿脐带感染化脓等引起门静脉的血栓形成或栓塞。其肝内分支的一支或多支阻塞可引起梗死。

2. **肝静脉阻塞**　肝静脉阻塞一般分为两类：一类为肝静脉干至下腔静脉的阻塞，称 Budd-Chiari 综合征；另一类为肝内肝静脉小分支阻塞，称肝小静脉闭塞症。

Budd-Chiari 综合征是指肝静脉干和（或）下腔静脉的肝静脉入口处有一段完全或不完全阻塞而引起的症候群。

第十节　胆囊炎与胆石症

一、胆囊炎

胆囊炎多由细菌引起，且多有胆汁淤滞作为发病的基础。主要感染的细菌为大肠埃希菌、葡萄球菌等。炎症主要累及胆囊者称胆囊炎，若主要累及胆管者则称为胆管炎。

胆囊炎又可分为急性胆囊炎和慢性胆囊炎。

1. **急性胆管炎和胆囊炎**　病理变化：胆囊表面充血并有纤维素性物质渗出。黏膜充血水肿，呈紫红色，上皮细胞变性、坏死脱落，管壁内不同程度的中性粒细胞浸润，胆囊壁增厚。

在胆囊者常伴有卡他性胆囊炎，病变可继续发展成为蜂窝织炎性胆囊炎。浆膜面常有纤维素脓性渗出物覆盖。如胆囊管阻塞，可引起胆囊积脓。痉挛、水肿、阻塞及淤胆等导致胆管或胆囊壁的血液循环障碍时，可发生坏疽性胆囊炎，甚至发生穿孔，引起胆汁性腹膜炎。

多数急性胆囊炎的炎症消退后，胆囊壁有一定程度的纤维化。黏膜通过再生修复，但胆囊的浓缩功能均受到一定的损害。胆囊可萎缩，管壁可出现钙化。

2. **慢性胆管炎和胆囊炎**　为胆囊最常见疾病，多由急性者反复发作迁延所致，常与胆石同时存在。此时胆管及胆囊黏膜多发生萎缩，各层组织中均有淋巴细胞、单核细胞浸润和明显纤维化。

病理变化：胆囊壁增厚、变硬。浆膜面与周围脏器呈纤维性粘连。胆囊腔变小，常含胆石，约一半患者有继发细菌感染、黏膜萎缩或可见局部溃疡形成。有时胆囊壁可广泛钙化、纤维化而形成葫芦状或花瓶状，称为瓷器胆囊。

二、胆石症

在胆道系统中，胆汁的某些成分（胆色素、胆固醇、黏液物质及钙等）可以在各种因素作用下析出、凝集而形成结石。发生于各级胆管内的结石称胆管结石，发生于胆囊内的结石称胆囊结石，统称胆石症。多发于肥胖的中年妇女。结石以胆固醇结石和色素结石最常见。

胆石的形成过程一般分为三个阶段：①胆汁饱和或过饱和；②起始核心的形成；③逐渐形成结石。

1. 病因和发病机制

（1）胆汁理化性状的改变　游离胆红素浓度增高可与胆汁中的钙结合形成不溶性的胆红素钙而析出。正常胆汁中的胆红素多与葡萄糖醛酸结合成酯类而不游离。大肠埃希菌等肠道细菌中的葡萄糖醛酸酶则有分解上述酯类使胆红素游离出来的作用。胆汁中如胆固醇含量过多呈过饱和状态，则易析出形成胆固醇结石。

（2）胆汁淤滞　胆汁中水分被过多吸收，胆汁过度浓缩，可使胆色素浓度增高，胆固醇过饱和都可促进胆石形成。

（3）细菌感染　炎性水肿和慢性期的纤维增生可使胆管壁增厚，从而引起胆汁淤滞。炎症时渗出的细胞或脱落上皮、蛔虫残体及虫卵等也可作为结石的核心，促进胆石形成。

2. 胆石的种类和特点

（1）色素性胆石　有泥沙样及砂粒状两种。常为多个。多见于胆管。

（2）胆固醇性胆石　结石常为单个，体积较大，类圆形。

多见于胆囊。

（3）混合性胆石 由两种以上主要成分构成。以胆红素为主的混合性胆石在我国最多见，结石多为多面体，呈多种颜色。外层常很硬，切面成层。多发生于胆囊或较大胆管内，大小、数目不等，常为多个。

第十一节 胰腺炎

胰腺炎一般是指各种原因导致胰腺酶类的异常激活而出现胰腺自我消化所形成的胰腺炎性疾病。根据病程可分为急性胰腺炎和慢性胰腺炎。

一、急性胰腺炎

急性胰腺炎是因胰腺自身及其周围组织被消化所致的急性炎症。胰腺主要病变为水肿、出血、坏死，故称急性出血性胰腺坏死。好发于中年男性暴饮暴食之后或胆管病后。

1.病理类型及其病变特点

（1）急性水肿性（间质性）胰腺炎 急性水肿性胰腺炎较多见。病变多局限在胰尾。胰腺肿大，变硬，间质充血水肿并有中性粒细胞及单核细胞浸润。有时可发生局限性脂肪坏死。腹腔可有少量渗出液。预后较好。少数病例也可转变为急性出血性胰腺炎。

（2）急性出血性胰腺炎 急性出血性胰腺炎发病急骤，病情危重。以广泛出血坏死为特征。

①肉眼观 胰腺肿大，质软呈无光泽暗红色，胰腺原有的分叶结构模糊消失；胰腺、大网膜及肠系膜等处可见散在浑浊的黄白色斑点（脂肪被酶解为甘油及脂肪酸后，又可与组织液中的钙离子结合成不溶性的钙皂），或小灶状脂肪坏死（由胰液从坏死的胰组织溢出后，引起脂肪组织酶解坏死）。

②光镜下 胰腺组织大片凝固性坏死，细胞结构不清，间

质小血管壁也有坏死，故有大量出血。在坏死胰腺组织的周围，或可见轻度炎细胞浸润。患者如幸免于难，度过危急关头，则炎性渗出及出血均可吸收，或可纤维化痊愈，或转为慢性胰腺炎。

2. 临床病理联系

（1）休克　或由于胰液外溢刺激腹膜造成剧烈腹痛所致；或由于大量出血及呕吐造成大量体液丢失及电解质紊乱所致；或由组织坏死，蛋白质物质分解导致机体中毒所致。

（2）腹膜炎　常由胰液外溢刺激所致，故有急性腹膜炎之剧痛并可向背部放散。

（3）酶的改变　由于胰液外溢其中所含的大量淀粉酶及脂酶，可被吸收入血并由尿排出，临床检测患者血和尿中此等酶含量之升高，以助诊断。

（4）血清离子改变　患者血清中钙、钾、钠离子水平下降。胰腺炎时由于胰岛 A 细胞受刺激，分泌胰高血糖素致使甲状腺分泌降钙素，抑制钙从骨质内游离。由于结合钙皂而消耗的钙得不到补充，故血钙降低。由于持续呕吐，则发生血中的钾、钠含量降低。

二、慢性胰腺炎

由急性胰腺炎反复发作，经久迁延而来。患者常伴有胆道系统疾患，有时伴有糖尿病。此外，慢性酒精中毒也常致本病发生。

病理改变：

（1）肉眼观　大体上，胰腺呈结节状弥漫性变硬变细。灰白色、质硬韧、有时与周围分界不清。病变可局限于胰头，但通常累及全胰。切面分叶不清，大小导管均呈不同程度的扩张，腔内充满嗜酸性物质——蛋白质丰富的分泌物，可有钙化。胰腺周围可有不同程度的纤维化，有时可导致血管、淋巴管、胆管和肠道的狭窄。

（2）光镜下　腺泡组织呈不同程度的萎缩，间质弥漫性纤维组织增生和淋巴细胞、浆细胞浸润。大小导管均呈不同程度的扩张，内含嗜酸性物质或白色结石。

第十二节 消化系统常见肿瘤

一、食管癌

食管癌是由食管黏膜上皮或腺体发生的恶性肿瘤，是我国常见肿瘤之一，有明显的地域性。男性发病较高，发病年龄多在 40 岁以上。临床上主要表现为哽咽和不同程度的吞咽困难，故中医学称本病为"噎嗝"。

（一）病因

1. 生活习惯 长期食用过热、过硬及粗糙的饮食，刺激和损伤食管黏膜，可能与食管癌发生有关。有些食品中如自制的酸菜，含有较多的亚硝酸盐，可诱发食管癌。

2. 慢性炎症 各种长期不愈的食管炎可能是食管癌的癌前病变。食管癌患者食管黏膜的非癌部分均有不同程度的慢性炎症，即使是非常早期的食管癌甚至是原位癌，其癌旁非癌上皮及固有膜均呈慢性炎症改变，有时炎症非常明显。

3. 遗传因素 食管癌发病可能与遗传易感性有一定的关系。

（二）病理变化

食管癌好发于 3 个生理性狭窄部，以中段最多见，其次为下段，而上段最少。

1. 早期癌 临床无明显症状。病变局限，多为原位癌或黏膜内癌，也有一部分病理癌组织侵及黏膜下层，但还未侵犯肌层，无淋巴结转移。

（1）肉眼观 癌变处黏膜轻度糜烂或表面呈颗粒状，微小的乳头状，X 线钡餐检查仅见管壁轻度局限性僵硬或正常。

（2）光镜下 绝大部分为鳞状细胞癌。

2. 中晚期癌 此期患者已多出现吞咽困难这一典型临床症状。

（1）**髓质型** 此型最多见，癌组织在食管壁内浸润性生长累及食管全周或大部分，管壁增厚、管腔变小。切面癌组织质地较软，似脑髓，色灰白。癌组织表面常有溃疡。

（2）**蕈伞型** 癌呈扁圆形肿块，突向食管腔，表面有浅溃疡，边缘外翻。肿瘤组织侵犯食管管周的部分或大部，浸润较少。

（3）**溃疡型** 肿瘤表面有较深溃疡，深达肌层，底部凹凸不平。多浸润食管管周的一部分。

（4）**缩窄型** 癌组织内有明显的结缔组织增生并浸润食管全周，因而使局部食管壁呈环形狭窄。癌组织质硬。狭窄上端食管腔则明显扩张。

（三）扩散

1. 直接蔓延 癌组织穿透食管壁后连续不断地向周围组织及器官浸润。依所发生的部位不同，其累及的范围及器官不同，影响亦不同。

2. 转移

（1）**淋巴道转移** 转移部位与食管淋巴引流途径一致。可转移至颈和上纵隔淋巴结；中段常转移到食管旁或肺门淋巴结；下段常转移至食管旁、贲门旁及腹腔上部淋巴结。

（2）**血道转移** 为晚期转移的方式，常转移至肝、肺。

（四）临床病理联系

早期癌组织无明显浸润，无肿块形成，故症状不明显，部分患者出现轻微的胸骨后疼痛、烧灼感、噎哽感，这些可能是由于食管痉挛或肿瘤浸润黏膜引起的。晚期由于癌肿不断浸润生长，使管壁狭窄，患者出现吞咽困难，甚至不能进食，最终导致恶病质，使全身衰竭而死亡。

二、胃癌

胃癌是由胃黏膜上皮和腺上皮发生的恶性肿瘤。占我国恶性肿瘤的第一或第二位。好发年龄在40~60岁，男性多于女性，男女比例为2：1~3：1。好发于胃窦部尤以小弯侧多见。临床上表现为食欲缺乏、胃酸缺乏、贫血以及上腹肿块等。

（一）病因

1. 饮食与环境因素 胃癌的发生有一定的地理分布特点，如日本、智利、哥伦比亚、哥斯达黎加、匈牙利、我国的某些地区胃癌发病率高于美国和西欧 4~6 倍。

2. 亚硝基类化合物 动物实验证明，用亚硝基胍类化合物饲喂大鼠、小鼠和犬等动物，均可成功诱发胃癌。

3. 幽门螺杆菌 流行病学调查揭示，幽门螺杆菌感染与胃癌发生可能有关。

（二）病理变化

不论肿瘤面积大小，是否有胃周围淋巴结转移，只要病变限于黏膜层或黏膜下层者均称为早期胃癌。而癌浸润超过黏膜下层到达肌层或更远者称为进展期胃癌。10% 早期胃癌的病例多发性，病变范围大小不等，绝大多数直径小于 2cm，最大直径可达 10cm。早期胃癌中，直径在 0.5cm 以下者微小癌。0.6~0.1cm 者称小胃癌。内镜检查时黏膜疑癌病变处钳取活检，病理确诊为癌，而手术切除标本经阶段性连续切片均未发现癌，称一点癌，也称点状癌。

1. 早期胃癌 早期胃癌大体分为以下三种类型：

（1）隆起型（Ⅰ型） 肿瘤从胃黏膜表面明显隆起，约黏膜厚度的 2 倍以上或呈息肉状。此型较少。

（2）表浅型（Ⅱ型） 肿瘤表面较平坦，隆起不明显。

此型又可细分为：①表浅隆起型（Ⅱa型），较周围黏膜稍隆起，但不超过黏膜厚度的 2 倍；②表浅平坦型（Ⅱb型），与周围黏膜几乎同高；③表浅凹陷型（Ⅱc型）又称癌性糜烂，较周围黏膜稍有凹陷，其深度不超过黏膜层。

（3）凹陷型 又名溃疡周边癌性糜烂，系溃疡周边黏膜的早期癌，此型最多见。

镜下早期胃癌以原位癌及高分化管状腺癌多见，其次为乳头状腺癌，最少见者为未分化癌。

2. 中、晚期胃癌（进展期胃癌） 中、晚期胃癌是指癌组织浸润超过黏膜下层或浸润胃壁全层的胃癌。癌组织侵袭越深，预后越差，肉眼形态可分以下三型。

（1）**息肉型或蕈伞型** 息肉型又称结节蕈伞型，癌组织向黏膜表面生长，呈息肉状或蕈状，突入胃腔内。

（2）**溃疡型** 部分癌组织坏死脱落形成溃疡，溃疡一般比较大，边界不清，多呈皿状。也可隆起如火山口状，边缘清楚，底部凹凸不平。

（3）**浸润型** 癌组织向胃壁内局限性或弥漫性浸润，与周围正常组织分界不清楚。其表面胃黏膜皱襞大部消失，有时可见浅表溃疡。如为弥漫性浸润，可导致胃壁普遍增厚，变硬，胃腔变小，状如皮革，因而有"革囊胃"之称。

胶样癌：当癌细胞形成大量黏液时，癌组织肉眼呈半透明的胶冻状，故称之。其肉眼形态可表现为上述三型中的任何一种。

镜下改变组织类型主要为腺癌，常见类型有管状腺癌与黏液癌。少数病例也可为腺棘皮癌或鳞状细胞癌，此种类型常见于发生在贲门部的胃癌。

胃溃疡与溃疡型胃癌的鉴别

特征	良性溃疡（胃溃疡）	恶性溃疡（革囊胃）
外形	圆或椭圆	不规则或火山喷口状
大小	直径一般 < 2cm	直径一般 > 2cm
深度	较深（底部低于正常黏膜）	较浅（底有时高出胃黏膜）
边缘	平整，不隆起	不规则，隆起
底部	平坦，清洁	凹凸不平，出血，坏死
周围黏膜	皱襞向溃疡集中	皱襞中断或增粗呈结节状

（三）扩散

1. 直接蔓延 癌组织向胃壁各层浸润，当穿透浆膜后，癌组织可接连不断地向周围组织和邻近器官广泛蔓延生长，例如向肝脏、大网膜等部位浸润蔓延。

2. 转移

（1）**淋巴道转移** 淋巴道转移为其主要转移途径，首先转移到局部淋巴结，最常见者为幽门下胃小弯的局部淋巴结。进一步转移至腹主动脉旁淋巴结、肝门或肠系膜根部淋巴结。晚期可经胸导管转移至左锁骨上淋巴结（Virchow 信号结）。

（2）**血道转移** 多发生于胃癌的晚期，常经门静脉转移至肝，也可转移到肺、脑、骨等器官。

（3）**种植性转移** 胃癌特别是胃黏液癌细胞浸润至胃浆膜表面时可脱落至腹腔，种植于腹腔及盆腔器官的浆膜上。常在双侧卵巢形成转移性黏液癌，称克鲁根勃（Krukenberg）瘤。

（四）胃癌的组织发生

1. **胃癌的细胞来源** 从早期微小胃癌形态学观察推测，胃癌主要发生自胃腺颈部和胃小凹底部的组织干细胞。此处腺上皮的再生修复特别活跃，可向胃上皮及肠上皮分化，癌变常由此部位开始。

2. **肠上皮化生与癌变** 大肠型化生在胃癌癌旁黏膜上皮的检出率常高达88.2%，并可见肠化生病变向胃癌移行。同时发现，肠上皮化生细胞和癌细胞的胞质中氨肽酶、乳酸脱氢酶及其同工酶活性增高，而正常胃黏膜细胞中该酶不显活性。

3. **非典型增生与癌变** 癌旁黏膜常见重度非典型增生现象，有的与癌变呈移行关系。

三、大肠癌

大肠癌是大肠黏膜上皮和腺体发生的恶性肿瘤，又称直、结肠癌。发病仅次于胃癌和食管癌居第3位。老年人多见，青年患者有逐渐增多趋势。临床表现主要有贫血、消瘦、大便次数增多及黏液血便，也有表现为肠梗阻症状。

（一）病因与发病学

1. **饮食习惯** 高营养而少纤维的饮食与本病发生有关。这可能因为高营养而少消化残渣饮食不利于有规律地排便，延长了肠黏膜与食物中可能含有致癌物质的接触时间。

2. **遗传因素** 大肠癌的发生与遗传有关。

3. **某些伴有肠黏膜增生的慢性肠疾病** 例如肠息肉状腺瘤、绒毛状腺瘤、慢性血吸虫病及慢性溃疡性结肠炎等，由于黏膜上皮过度增生而发展为癌。

4. 大肠黏膜上皮逐步癌变的分子生物学基础

（二）病理变化

大肠癌好发部位以直肠最多见（50%），其余依次为乙状结肠（20%）、盲肠及升结肠（16%）、横结肠（8%）、降结肠（6%）。

大肠癌也有早期和进展期之分。肿瘤限于黏膜下层，无淋巴转移者称早期结、直肠癌。肿瘤已累及肠壁肌层者称进展期结、直肠癌。

1. 隆起型　肿瘤呈息肉状或盘状向肠腔突出，一般伴表浅溃疡，多为分化较高的腺癌。

2. 溃疡型　肿瘤表面形成较深溃疡或呈火山口状，本型较多见。

3. 浸润型　癌组织向肠壁深层弥漫浸润，常累及肠管全周，导致局部肠壁增厚，变硬，若同时伴有肿瘤间质结缔组织明显增多，则使局部肠管周径明显缩小，形成环状狭窄。

4. 胶样型　肿瘤表面及切面均呈半透明、胶胨状。此型肿瘤预后较差。大肠癌肉眼形态在左右结肠略有不同，左侧大肠癌浸润型多见，易引起肠壁狭窄，早期出现梗阻症状。右侧结肠癌隆起息肉型多见。

镜下组织学类型有：①乳头状腺癌，细乳头状，乳头内间质很少；②管状腺癌（根据分化程度可分为三级）；③黏液腺癌或印戒细胞癌：以形成大片黏液湖为特点；④未分化癌；⑤腺鳞癌；⑥鳞状细胞癌。大肠癌主要以高分化管状腺癌及乳头状腺癌多见。少数为未分化癌或鳞状细胞癌，后者常发生于直肠肛门附近。

（三）分期与预后

大肠癌的分期依据是大肠癌癌变扩散范围以及有无局部淋巴结与远隔脏器转移而定。如早期大肠癌是消化道早期癌，主要以浸润的深度以及有无转移来判断，一般指未浸润到肌层，包括原位癌、黏膜内癌、黏膜下癌无转移者。

（四）扩散

1. 直接蔓延　当癌组织浸润肌层达浆膜层后，直接蔓延至邻近器官, 如前列腺、膀胱及腹膜等处。

2. 转移

（1）**淋巴道转移** 癌组织未穿透肠壁肌层时, 较少发生淋巴道转移。一旦穿透肌层, 则转移率明显增加, 一般先转移至癌所在部位的局部淋巴结, 再沿淋巴引流方向到达远隔淋巴结, 偶尔可侵入胸导管而达锁骨上淋巴结。

（2）**血道转移** 晚期癌细胞可沿血道转移至肝, 甚至更远的器官, 例如肺、脑等。

（3）**种植性转移** 癌组织穿破肠壁浆膜后, 到达肠壁表面, 癌细胞脱落, 播散到腹腔内形成种植性转移。

四、原发性肝癌

原发性肝癌是肝细胞或肝内胆管上皮发生的恶性肿瘤。肝癌发病隐匿, 早期无临床症状, 故临床发现时多已为晚期, 死亡率较高。原发性肝癌一般包括肝细胞性肝癌、胆管细胞癌和混合型肝癌三种。

（一）病因

1. 肝炎病毒 流行病学及病理学资料均表明, 乙型肝炎病毒与肝癌关系密切, 其次为丙型肝炎。有报道, 肝癌高发地区高达 60%~90% 的肝癌患者有 HBV 感染。

2. 肝硬化 肝硬化与肝癌两者关系密切, 在我国尤为明显, 约 84.6% 肝癌中合并有肝硬化, 大多数为坏死后性肝硬化。

3. 真菌及其毒素 黄曲霉菌、青霉菌等可以引起实验性肝癌, 尤其是黄曲霉素与肝细胞肝癌的密切关系受到人们的高度重视。

（二）病理变化

1. 肉眼观

（1）早期肝癌（小肝癌） 早期肝癌指单个癌结节最大直径 < 3cm 或两个癌结节合计最大直径 < 3cm 的原发性肝癌。形态特点: 多呈球形, 边界清楚, 切面均匀一致, 无出血及坏死。

（2）晚期肝癌 肝脏体积明显增大, 重量显著增加（常达

2000~3000g 以上），大体形态分以下三型。

①**巨块型** 肿瘤体积巨大，甚者达儿头大，圆形，右叶多见。切面中心部常有出血、坏死。瘤体周围常有多少不一的卫星状癌结节。本型不合并或仅合并轻度肝硬化。

②**多结节型** 最常见，通常合并有肝硬化。癌结节散在，圆形或椭圆形，大小不等，如融合则形成较大结节。本型常伴有明显的肝硬化。

③**弥漫型** 癌组织弥散于肝内，结节不明显，常发生在肝硬化基础上，形态上与肝硬化易混淆。

2. 光镜下

（1）肝细胞癌 肝细胞癌发生于肝细胞，最多见。分化程度差异较大。分化较高者癌细胞类似于肝细胞，分泌胆汁，癌细胞排列呈巢状，血管多（似肝血窦），间质少。分化低者异型性明显。癌细胞大小不一，形态各异。肝细胞癌 70%~90% 发生在肝硬化的基础上。

（2）胆管细胞癌 发生于肝内胆管上皮的恶性肿瘤。瘤细胞呈腺管状排列，可分泌黏液，癌组织间质较多。一般不并发肝硬化。

（3）混合细胞型肝癌 癌组织中具有肝细胞癌及胆管细胞癌两种成分，最少见。

（三）扩散

癌组织首先在肝内直接蔓延，也可在肝内沿门静脉分支播散、转移，使肝内出现多处转移结节。肝外转移通过淋巴道，可转移至肝门淋巴结、上腹部淋巴结和腹膜后淋巴结。晚期通过肝静脉转移至肺、肾上腺、脑及肾等处。侵入到肝表面的癌细胞脱落后可形成种植性转移。

五、胰腺癌

胰腺癌，为较少见的一种消化系统癌肿，一般指外分泌胰腺发生的癌。患者年龄多在 60~80 岁间，男性多于女性。

胰腺癌根据其发生的部位可分为胰头癌、胰体癌、胰尾癌和全胰癌。其中胰头癌占 60%，胰体癌占 15%，胰尾癌占 5%。尤其常见于胰头部，大约有 20% 为多发性。

临床上胰头癌大多数因为累及胆总管而表现为进行性阻塞性黄疸。体尾癌则更为隐蔽，发现时多已经有转移。大约有 1/4 的患者会出现外周静脉血栓。

（一）病理变化

1. 肉眼观 大多数胰腺癌为一质地硬韧并与周围组织界限不清的肿块。切面灰白色或黄白色，有时因为有出血、囊性变和脂肪坏死而杂有红褐色条纹或斑点。胰腺癌大小和外形不一，呈圆形或长圆形，有时肿瘤呈硬性结节突出于胰腺表面，有时癌结则埋藏于胰腺内，很难从胰腺外观上被发现，不深部取材难以确诊。癌周围组织常见硬化，以致全腺变硬，甚至剖腹探查时都很难与慢性胰腺炎相鉴别。胰头癌常见早期浸润胰内胆总管和胰管，使胆总管和胰管管腔狭窄甚至闭塞。胰管狭窄或闭塞的远端胰管扩张、胰腺组织萎缩和纤维化。

2. 光镜下 常见组织学类型有导管腺癌、囊腺癌、黏液癌、实性癌，还可见未分化癌或多形性癌，少见类型有鳞状细胞癌或腺鳞癌。胰腺癌 80%~90% 为导管腺癌。肿瘤主要由异型细胞形成不规则，有时是不完整的冠状或腺样结构，伴有丰富的纤维间质。

（二）扩散及转移

胰头部癌早期可直接蔓延至邻近组织和器官，如胆管、十二指肠。稍后可转移至胰头旁及胆总管旁淋巴结。经门静脉肝内转移最为常见，尤以体尾部癌为甚，进而侵入腹腔神经丛周淋巴间隙，远位转移至肺、骨等处。体尾部痛常伴有多发性静脉血栓形成。

（三）临床病理联系

胰头癌的主要症状为无痛性黄疸。体尾部癌之主要症状则为因侵入腹腔神经丛而发生的深部刺痛，因侵入门静脉而产生的腹水以及压迫脾静脉而发生的脾肿大。此外，并见贫血、呕血、便秘等症，但常无黄疸，而有广泛血栓形成。不能早期发现确诊，则预后不佳，多在1年内死亡。

六、胆道肿瘤

1. 肝外胆管癌

（1）病变特点　以胆总管和肝管、胆囊管汇合处多见。

（2）肉眼　可呈息肉状、结节状或胆管壁深部浸润的硬化状。

（3）镜下　绝大多数为腺癌，包括乳头状腺癌、黏液性腺癌及伴有丰富的纤维性间质的硬化性胆管癌，少数为腺鳞癌或鳞癌。

（4）临床表现　多见于老年人，以梗阻性黄疸、腹痛和包块等为主。

2. 胆囊癌

（1）病变特点　胆囊癌多发生于胆囊底部和颈部。

（2）肉眼　囊壁增厚、变硬、灰白色（多呈弥漫浸润性生长），也可呈息肉状生长，基底部较宽。

（3）镜下　大多数为腺癌，部分为腺鳞癌或鳞癌。

（4）临床表现　女性及老年人多发。由于不易早期发现，因此预后较差。其发生与胆石症和慢性胆囊炎等有关。

七、胃肠间质瘤

（1）病变特点　最常见于胃，其次为小肠，较少见于大肠与食管，偶见发生于网膜与肠系膜。表现为圆形肿物，大多数肿瘤没有完整的包膜，可伴随囊性变，坏死和局灶性出血。其恶性程度与肿瘤大小、核分裂象及发生部位相关。直径大于5cm多为恶性，发生于小肠GIST的风险比胃部的要高。

（2）镜下特点　70%的胃肠道间质瘤呈现梭形细胞，20%为上皮样细胞，胃肠道间质瘤的免疫组织化学的诊断特征是细胞表面抗原CD117阳性，60% ~ 70%的胃肠道间质瘤中CD34阳性。

第十章
淋巴造血系统疾病

第一节　淋巴结的良性病变

一、反应性淋巴结炎

（一）急性非特异性淋巴结炎

常见于局部感染的引流淋巴结。

（1）急性发炎的淋巴结肿胀，灰红色。

（2）镜下可见生发中心扩大，核分裂增多。

（3）严重感染时，滤泡中心可出现坏死，形成脓肿。

（二）慢性非特异性淋巴结炎

淋巴结会出现下列病变中的一种。

1. **淋巴滤泡增生**　①常由体液免疫反应的刺激而引起；②淋巴滤泡的生发中心明显扩大；③淋巴结内还可见散在的吞噬细胞，胞质内含有吞噬的核碎片；④类风湿关节炎、弓形虫病、HIV 感染早期均可引起滤泡增生。

2. **副皮质区淋巴增生**　①特征是淋巴结 T 细胞区的增生，活化的 T 细胞的大小是静止淋巴细胞的 3~4 倍；②淋巴窦扩张和血管内皮细胞增生；③常见于活跃的病毒感染。

3. **窦组织细胞增生**　①窦组织细胞明显肥大，窦腔扩张，窦组织细胞数量明显增加；②多见于肿瘤引流区的淋巴结。

二、淋巴结的特殊感染

（一）结核性淋巴结炎

（二）淋巴结真菌感染

（三）组织细胞坏死性淋巴结炎

（四）猫抓病

由汉赛巴通体属立克次体感染引起的自限性淋巴结炎。

（五）传染性单核细胞增多症

1. 青少年一种急性自限性疾病

2. 受感染的特征

（1）发热、咽炎和全身淋巴结肿大。

（2）血中淋巴细胞增多，并有异型性。

（3）抗 EB 病毒抗体滴度增加。

3. 病理变化

（1）病变常累及血液、淋巴液、脾脏、肝脏、中枢神经系统。

（2）周围血淋巴细胞绝对数增加，白细胞计数在 12 000~18 000/L，其中 60% 以上为淋巴细胞。

（3）淋巴细胞体积变大，胞质丰富，含有多个清亮空泡，核卵圆形、边缘锯齿状或皱褶状。

（4）异型的淋巴细胞带有 T 细胞标记，这种细胞在周围血涂片中出现作为本病的诊断依据。

（5）异型淋巴细胞遍布在淋巴组织上，占据整个 T 细胞区。

（6）脾肿大，重量为 300~500g。

4. 临床表现

（1）发热、咽炎、淋巴肿大和肝、脾大。

（2）患者的精神行为改变。

（3）临床诊断要点　①周围血淋巴细胞增多，出现特征性异型淋巴细胞；②异染反应（单点试验）阳性；③抗 EB 病毒特异性抗体阳性。

第二节　淋巴组织肿瘤

一、淋巴组织肿瘤的概念

淋巴组织肿瘤指来源于淋巴细胞及其前体细胞的恶性肿瘤，

包括淋巴瘤、淋巴细胞白血病、毛细胞白血病和浆细胞肿瘤。

（1）淋巴瘤可原发于淋巴结和结外淋巴组织。

（2）淋巴瘤是机体免疫系统的免疫细胞发生的一类恶性肿瘤。

二、霍奇金淋巴瘤

（一）特点

（1）霍奇金淋巴瘤（HL）约90%的病例原发于淋巴结。

（2）病变往往从一个或一组淋巴结开始，逐渐由近及远地向附近的淋巴结扩散。

（3）HL的肿瘤细胞为 Reed-Sternberg 细胞。

（4）HL病变组织中常有不等量的各种炎细胞存在和不同程度的纤维化。

（5）在HL的后期，约5%的病例可累及骨髓，但不发生白血病转化。

（二）病理改变

1.大体改变

（1）受累淋巴结肿大。

（2）早期淋巴结可活动，随病情进展，相邻的肿大淋巴结彼此粘连、融合，直径可达10cm以上，不活动。

2.组织学表现

（1）以淋巴细胞为主的多种炎细胞混合浸润。

（2）不等量的肿瘤细胞，即R-S细胞及变异型细胞散在分布。

（3）典型R-S细胞的双核呈面对面排列，彼此对称，形成所谓"镜影细胞"。

（4）陷窝细胞：瘤细胞体积大，直径为40~50μm，胞质宽而空亮，核呈分叶状，有皱褶，核膜薄，染色质稀疏。

（5）LP细胞，亦称"爆米花"细胞，瘤细胞的体积大，多分叶状细胞核，染色质细腻，有多个小的嗜碱性核仁，胞质淡染。

（三）组织学分型

1. 经典型霍奇金淋巴瘤（CHL）

（1）结节硬化型（NS）　①多见于年轻女性，好发生于颈锁骨上，特别是纵隔淋巴结；②组织学特征是：肿瘤细胞为陷窝细胞；粗大的胶原分隔病变的淋巴结为大小不等的结节。在由小 T 淋巴细胞、浆细胞、组织细胞和嗜酸性粒细胞构成的多种细胞浸润背景下，肿瘤细胞散在分布；③ HLNS 不会转变为其他亚型的 HL。

（2）混合细胞型（MC）　① HLMC 约占所有 HL 的 20%~25%；②病变淋巴结结构破坏，为多种炎细胞的混合浸润所取代；③有小淋巴细胞、嗜酸性粒细胞、良性组织细胞和浆细胞等，肿瘤细胞与各种炎细胞混合存在；④临床分期高，预后较好；⑤后期，HLMC 可转为淋巴细胞减少型 HL。

（3）富于淋巴细胞型（LR）　①占霍奇金淋巴瘤的 5%；②肿瘤背景有大量反应性小淋巴细胞与数量不等的良性组织细胞；③缺乏嗜酸性粒细胞、中性粒细胞和浆细胞；④典型的 R–S 细胞很少，常见核呈爆米花样的瘤细胞。

（4）淋巴细胞消减型霍奇金淋巴瘤　①最少见的 HL 亚型，不到 5%；②分为弥漫纤维化型和网状细胞型；③淋巴细胞数量减少，而 R–S 细胞或变异型 R–S 细胞相对较多；④ HLLD 好发于老年人，HIV 阳性者；⑤与其他亚型的 HL 相比较，预后不良。

2. 结节性淋巴细胞为主型霍奇金淋巴瘤（NLPHL）

（1）NLPHL 不常见，约占所有 HL 的 5%。

（2）病变淋巴结呈深染的模糊不清的结节状，由大量小 B 淋巴细胞和一些组织细胞组成。

（3）典型 R–S 细胞难觅，常见的是多分叶核的爆米花细胞，即 L–H 变异型 R–S 细胞。

（4）嗜酸性粒细胞，中性粒细胞和浆细胞少见，几乎无坏死和纤维化改变。

（5）NLPHL 患者多为男性，年龄小于 35 岁。

（6）主要表现是颈和腋下肿块，纵隔和骨髓受累者罕见，较其他 HL 更易复发，但预后好。

（四）病理诊断

（1）HL 的诊断依赖病理活检，典型的 R-S 细胞对该病具有诊断价值。

（2）CD20 是针对 B 淋巴细胞分化抗原的单克隆抗体，结节性淋巴细胞为主型 HL 之瘤细胞呈阳性，而其他各型均为阴性。

（3）CD16 和 CD30 是最常用于 HL 的诊断和鉴别诊断的抗原标记。

（五）临床表现、分期和预后

（1）局部淋巴结无痛性肿大是 HL 的主要临床表现。

（2）部分患者在饮酒后发生病变淋巴结疼痛。部分患者常可有发热等症状。

（六）病因和发病机制

（1）R-S 细胞的属性。

（2）EB 病毒感染与 HL。

（3）R-S 细胞与反应性细胞的关系。

第三节 髓系肿瘤

一、髓系肿瘤的概念

来源于造血干细胞，肿瘤细胞呈单克隆增生，取代正常骨髓细胞。

二、髓系肿瘤的分类

（1）急性髓系白血病及其相关的前体细胞肿瘤。

（2）骨髓增殖性肿瘤。

（3）骨髓增生异常综合征。

（4）骨髓增生异常／骨髓增殖性肿瘤。

（5）伴有嗜酸性粒细胞增多和 PDGFRA、PDGFRB 或 FGFRI 基因异常的髓系和淋巴肿瘤。

（6）急性未明系别白血病。

三、急性髓系白血病（AML）

多见于成人，发病的高峰年龄在 15~39 岁之间，也可发生于老人和儿童。

（一）临床表现

（1）患者多在数周或数月内发病，主要表现有贫血、白细胞减少、血小板减少、乏力和自发性皮肤、黏膜出血等。

（2）因血小板减少所致的出血倾向是主要的临床特征，表现为皮肤瘀点、瘀斑，体腔和内脏浆膜出血，牙龈和尿路出血等。

（二）病理改变

（1）原始粒细胞在骨髓内弥漫性增生，取代原骨髓组织。

（2）外周血白细胞总数增高，可达 $10 \times 10^9/L$ 以上，以原始细胞为主。

（3）AML 脏器浸润特点是肿瘤细胞主要在淋巴结的副皮质区及窦内浸润，在脾脏红髓浸润以及肝脏的肝窦内浸润。

（三）诊断

（1）白血病的诊断主要依靠实验室检查，而不依赖于病理活检。

（2）AML 的诊断标准是骨髓中的原始细胞的数量超过 20%。

（四）治疗和预后

（1）AML 的治疗多采用化疗，约 60% 的患者可获得完全缓解，但只有 15%~30% 的病例可获 5 年的无病生存期。

（2）尽管维甲酸的诱导分化治疗可使大部分急性早幼粒细胞白血病患者完全缓解，但若仅用维甲酸治疗，所有患者最终都将复发。可能因为维甲酸不能阻止肿瘤性祖细胞的自我复制。

（3）对于化疗反应不良的白血病或复发性白血病患者，可采用同种异体造血干细胞移植进行治疗。骨髓移植是目前可能根治白血病的方法。

四、骨髓增殖性肿瘤

慢性骨髓增生性疾病是指骨髓细胞肿瘤性增生，但瘤细胞有终末分化能力，常浸润第二造血器官，如脾、肝和淋巴结，造成肝脾肿大（即肿瘤性髓外造血）、轻度淋巴结肿大，周围血中一种或多种有形成分数量增加。

（一）分类

（1）慢性粒细胞白血病（CML）。

（2）真性红细胞增多症。

（3）原发性骨髓纤维化。

（4）原发性血小板增多症。

（二）慢性粒细胞白血病

1. 发病机制 所有 CML 病例均有独特的染色体异常，即 Ph 染色体。大约 95% 的 CML 患者的 Ph 染色体是 22 号染色体长臂转位到 9 号染色体的长臂上。

2. 病理改变和诊断

（1）骨髓有核细胞增生明显活跃，取代脂肪组织。

（2）可见各分化阶段的粒细胞，以分叶核和杆状核粒细胞为主。

（3）巨核细胞数量增加，红系细胞数量正常或减少，还可见散在的泡沫细胞。

（4）外周血白细胞计数明显增加，常高于 $100 \times 10^9/L$，以中、晚幼粒细胞为主，原始粒细胞不到 2%。

3. 临床表现

（1）CML 起病隐匿，患者主要是成年人，发病的高峰年龄为 30~40 岁。

（2）轻度至中度贫血、易倦、虚弱、体重下降和纳差等。

（3）有的患者以脾脏极度肿大而引起的不适或因脾破裂而致突发性左上腹疼痛为首发症状。

4. 治疗

（1）在治疗中引入酪氨酸激酶的阻断剂，使 90% 的患者获得完全血象缓解，但酪氨酸激酶阻断剂只能抑制肿瘤细胞的增生，不能够清除 CML 克隆，其结果并不能阻止肿瘤向母细胞危象的演进。

（2）同种异体骨髓移植对年轻患者而言是较好的治疗选择。

（3）在肿瘤的稳定期进行骨髓移植是最好的，治愈率约为 75%。

（三）真性红细胞增多症

1. 概念 真性红细胞增多症是指来源于一个干细胞的肿瘤性增生，瘤细胞包括红细胞、粒细胞和巨核细胞。

2. 病理变化

（1）血容量和血黏性增加所引起组织和器官的淤血。

（2）肝脏肿大，常含有髓外造血灶。

（3）75% 的患者脾脏轻度肿大，重 250~300g，也可见髓外造血和血管淤血，出现血栓形成和梗死。

（4）1/3 的患者发生出血，原因是血管过度扩张和血小板功能异常。

3. 临床表现

（1）起病隐匿，通常发生于 40~60 岁的中年人，患者多血症和轻度发绀。

（2）常有剧烈瘙痒。

（3）血栓形成和出血倾向、血压升高。

（4）头痛、眩晕、胃肠道症状、呕血和黑便。

4. 治疗

（1）通过治疗，患者生存期延长，疾病可转为骨髓化生伴骨髓纤维化。15%~20% 患者约在 10 年左右出现转变。

（2）骨髓逐渐纤维化，造血则转移至脾脏，引起脾明显肿大。

（3）用苯丁酸氮芥或用骨髓放射治疗抑制骨髓，有 15% 患者转为 AML，其原因是这些疗法有致突变作用。

（四）原发性骨髓纤维化

1. **概念** 是一种慢性骨髓增生性疾病。在疾病早期出现骨髓纤维化，以致造血转至脾、肝和淋巴结，引起肝脾极度肿大。临床患者出现严重贫血和血小板减少症。

2. **组织学改变**

（1）骨髓造血细胞增生，影响正常母细胞、粒细胞前体细胞和巨核细胞。

（2）巨核细胞数量增加和形态奇异。

（3）脾脏明显肿大，达4000g，脾包膜下多灶性梗死。

（4）髓细胞减少和弥漫纤维化。

（5）血细胞快速更新，患者常合并高尿酸血症和痛风。

附：类白血病反应

类白血病反应通常因严重感染、恶性肿瘤、药物中毒、大量出血和溶血反应等刺激造血组织而产生的异常反应。类白血病反应有以下特点可协助鉴别：

（1）引起类白血病反应的原因去除后，血象恢复正常；

（2）一般无明显贫血和血小板减少；

（3）粒细胞有严重中毒性改变；

（4）中性粒细胞的碱性磷酸酶活性和糖原皆明显升高，而粒细胞白血病时，两者均显著降低；

（5）慢性粒细胞白血病时可出现特征性的Ph染色体及BCR-ABL融合基因，类白血病反应时则无。

第四节　组织细胞和树突状细胞肿瘤

（一）Letter-Siwe病

是多系统、多病灶的Langerhans细胞组织细胞增生症，多见于2岁以下儿童，偶见于成年人。

1. **临床表现**

（1）皮肤损害，皮损为脂溢性皮疹，主要分布于躯干前后和头皮等处。

（2）肝、脾和淋巴结肿大。

（3）肺病变。

（4）溶骨性骨质破坏。

2. 预后

（1）未经治疗者的病程是快速致死性的。

（2）采用强力化疗，5 年生存率可达 50%。

（二）肾嗜酸性肉芽肿

是单一病灶的 Langerhans 细胞组织细胞增生症。

1. 病理改变

（1）骨髓腔内病变，以膨胀性、侵蚀性骨病变为特征。

（2）肿瘤细胞与不等量的各种细胞成分混合存在，有嗜酸性粒细胞、淋巴细胞、浆细胞和中性粒细胞等。

（3）所有骨骼均受累，最常见的部位有颅骨、肋骨和股骨。

（4）患者可无任何不适，或有局部疼痛和触痛，可发生病理性骨折。

2. 预后

（1）该病表现为惰性，可自愈。

（2）可经局部切除或放疗治愈。

（三）Had–Schuller–Christian 病

是单系统、多病灶的 Langerhans 细胞组织细胞增生症。

常发生于年龄较小的儿童。

1. 临床表现

（1）多发溶骨性占位，并可侵及周围软组织。

（2）尿崩症。

（3）颅骨病变，眼球突出。

2. 预后

（1）部分患者可自行消退。

（2）对化疗反应良好。

第十一章 免疫性疾病

第一节 自身免疫病

自身免疫病是指由机体自身产生的抗体或致敏淋巴细胞破坏、损伤自身的组织和细胞成分，导致组织损害和器官功能障碍的原发性免疫性疾病。自身抗体的存在与自身免疫病并非两个等同的概念，自身抗体可存在于无自身免疫病的正常人，特别是老年人，如抗甲状腺球蛋白、胃壁细胞、细胞核 DNA 的抗体等。

一、自身免疫病的发病机制

1. 免疫耐受的丢失及隐蔽抗原的暴露

（1）回避 T_H 细胞的耐受　B 细胞可识别半抗原的表位，T 细胞可识别载体的表位，引起免疫应答时两种信号缺一不可，机体对这类抗原的耐受往往出现在相应 T_H 细胞处于克隆消除或克隆无变应状态。

下述情况可导致免疫应答的发生：分子修饰；协同刺激分子表达。

（2）交叉免疫反应　与机体某些组织抗原成分相同的外来抗原称为共同抗原。由共同抗原刺激机体产生的共同抗体，可与相应组织发生交叉免疫反应，引起免疫损伤。

（3）T_S 细胞和 T_H 细胞功能失衡　T_S 细胞功能过低或 T_H 细胞功能过度时，则可有大量自身抗体形成。

（4）隐蔽抗原释放　有些器官组织的抗原成分从胚胎期开始就与免疫系统隔离，成为隐蔽抗原，机体对这些组织、细胞的抗原成分无免疫耐受性。一旦由于外伤、感染或其他原因使隐蔽抗原释放，则可发生自身免疫反应。例如一侧眼球外伤后，可导致双侧眼球发生交感性眼炎。

2. 遗传因素 自身免疫性疾病的易感性与遗传因素密切相关。

3. 微生物因素 各种微生物,包括细菌、支原体和病毒可导致自身免疫病的发生。

二、自身免疫病的类型

(一)系统性红斑狼疮

系统性红斑狼疮(SLE)是一种比较常见的全身性自身免疫病,由抗核抗体为主的多种自身抗体引起,几乎累及全身各脏器,但主要累及皮肤、肾、浆膜、关节和心脏。多见于年轻女性,男女之比接近 1 ∶ 10。临床表现复杂多样,主要有发热及皮肤、肾、关节、心、肝、浆膜等损害,病程迁延反复,预后不良。

1. 病因与发病机制

免疫耐受的终止和破坏导致大量自身抗体产生是本病发生的根本原因。

(1)遗传因素。

(2)免疫因素 患者体内有多种自身抗体形成,提示 B 细胞功能亢进是系统性红斑狼疮的发病基础。

(3)其他因素 ①药物;②性激素对 SLE 的发生有重要影响,其中雄激素似有保护作用,而雌激素则有助长作用,故患者以女性为多;③紫外线照射。

2. 组织损伤机制 系统性红斑狼疮的组织损伤与自身抗体的存在有关,多数内脏病变为免疫复合物所介导(Ⅲ型变态反应),其中主要为 DNA– 抗 DNA 复合物所致的血管和肾小球病变;其次为特异性抗红细胞、粒细胞、血小板自身抗体,经Ⅱ型变态反应导致相应血细胞的损伤和溶解,引起全血细胞减少。

3. 病理变化 系统性红斑狼疮的病变多种多样,然而其中除狼疮细胞外,并无其他特异性改变。急性坏死性小动脉、细动脉炎是本病的基本病变,几乎存在于所有患者,并累及全身各器官。活动期病变以纤维素样坏死为主。慢性期血管壁纤维化明显,管腔狭窄,血管周围有淋巴细胞浸润伴水肿及基质增加。

（1）皮肤　约80%的SLE患者有不同程度的皮肤损害，以面部蝶形红斑最为典型，亦可累及躯干和四肢。

（2）肾　约50%以上的系统性红斑狼疮患者表现以狼疮性肾炎为主要表现的肾损害。原发性肾小球肾炎的各种组织学类型在狼疮性肾炎时均可出现，但以系膜增生型（10%~15%）、局灶型（10%~15%）、膜型（10%~20%）和弥漫增生型（40%~50%）常见，晚期可发展为硬化性肾小球肾炎。

（3）心　约半数病例有心脏受累，心瓣膜非细菌性疣赘性心瓣膜炎最为典型，赘生物常累及二尖瓣或三尖瓣。

（4）关节　关节受累很常见，典型的病变是滑膜炎伴轻度变形。SLE关节炎急性期有中性粒细胞及纤维素渗出到滑膜，滑膜下血管周围有单核细胞浸润。

（5）脾　体积略增大，滤泡增生常见。红髓中出现多量浆细胞。最突出的变化是小动脉周围纤维化，形成洋葱皮样结构。

（二）类风湿关节炎

类风湿关节炎是以多发性和对称性增生性滑膜炎为主要表现的慢性全身自身免疫病。由于炎症的加剧和缓解反复交替进行，引起关节软骨和关节囊的破坏，最终导致关节强直畸形。本病发病年龄多在25~55岁之间，也可见于儿童。女性发病率比男性高3~5倍。绝大多数患者血浆中有类风湿因子及其免疫复合物存在。

1. 病理变化

（1）关节病变　最常发生病变的关节是手、足小关节，其次肘、腕、膝、踝、髋及脊椎等也可被累及，多为多发性及对称性。

组织学上，受累关节表现为慢性滑膜炎：①滑膜细胞增生肥大，呈多层，有时可形成绒毛状突起；②滑膜下结缔组织大量淋巴细胞、巨噬细胞和浆细胞浸润，常形成淋巴滤泡；③血管新生明显，其内皮细胞可表达高水平黏附分子；④处于高度血管化、炎细胞浸润、增生状态的滑膜覆盖于关节软骨表面形成血管翳。随着血管翳逐渐向心性伸展和覆盖整个关节软骨表面、关节软骨严重破坏，最终血管翳充满关节腔，发生纤维化和钙化，引起永久性关节强直。

（2）关节以外的病变　类风湿关节炎是一种全身性疾病，因此多种器官组织可被累及。类风湿小结主要发生于皮肤，其次为肺、脾、心包、大动脉和心瓣膜，具有一定特征性。镜下，小结中央为大片纤维素样坏死，周围有细胞核呈栅状或放射状排列的上皮样细胞，在外围为肉芽组织。有1/4患者可出现类风湿皮下结节。动脉可发生急性坏死性动脉炎。累及浆膜可导致胸膜炎或心包炎。

2. 病因和发病机制　本病的病因和发病机制尚不清楚，可能与遗传因素、免疫因素及感染因素有关。

（三）口眼干燥综合征

口眼干燥综合征临床上表现为眼干、口干等特征，是由自身免疫病引起的唾液腺、泪腺损伤所致。本病可单独存在，也可与其他自身免疫病同时存在，后者最常见的是与类风湿关节炎、系统性红斑狼疮等同时存在。

1. 病理变化　病变主要累及唾液腺和泪腺，其他外分泌腺包括鼻、咽、喉、气管、支气管及阴道腺体也可受累。受累腺体主要表现为大量淋巴细胞和浆细胞浸润，有时可形成淋巴小结并有生发中心形成，伴腺体结构破坏。泪腺结构破坏可导致角膜上皮干燥、炎症及溃疡形成（干燥性角膜结膜炎）。唾液腺的破坏可引起口腔黏膜干裂及溃疡形成。呼吸道受累可导致相应的鼻炎、喉炎、支气管炎和肺炎。近25%患者（尤其是抗SS-A抗体阳性的患者）可累及中枢神经系统、皮肤、肾和肌肉。肾脏病变主要表现为间质性肾炎伴肾小管运输障碍，与系统性红斑狼疮不同，极少发生肾小球肾炎。

2. 发病机制　口眼干燥综合征是以腺管上皮为靶器官的自身免疫病。

（四）炎性肌病

多发性肌炎很罕见，是以肌肉损伤和炎症反应为特征的自身免疫病。可单独发生，或伴发其他自身免疫病，如系统性硬化等。临床表现主要为肌肉无力，常为双侧对称，往往起始于躯干、颈部和四肢的肌肉。组织学上，主要表现为淋巴细胞浸润及肌纤维的变性和再生。本病的发生可能是由细胞毒性T细胞所介导。

（五）系统性硬化

系统性硬化以全身多个器官间质纤维化和炎症性改变为特征。虽近95%的患者均有皮肤受累的表现，但横纹肌及多个器官（消化道、肺、肾和心等）受累是本病主要损害所在，病变严重者可导致器官功能衰竭，危及生命。本病可发生于任何年龄，但以30~50岁多见，男女之比为1：3。

按其临床表现可分为两类：①弥漫性系统性硬化，以广泛皮肤病变伴早期、快速进行性内脏受累为特征；②局限性系统性硬化，皮肤病变相对局限，常仅累及手指和面部。内脏损伤出现晚，因此往往呈良性经过。

1. 病因和发病机制　纤维化是本病的特征性病变，其启动可能与免疫系统激活、血管损伤及成纤维细胞活化有关。

2. 病理变化

（1）皮肤　病变由指端开始，向心性发展，累及前臂、肩、颈、面部。镜下，疾病早期仅表现为真皮水肿，血管周围CD4$^+$T细胞浸润。随着病变的发展，真皮中胶原纤维明显增加，表皮萎缩变平，附属器萎缩消失，真皮内小血管壁增厚、玻璃样变。

（2）消化道　约80%患者消化道受累，主要表现为管壁进行性萎缩和纤维化，伴血管周围淋巴细胞浸润，小血管壁进行性增厚。

（3）肾　叶间小动脉病变最为突出，表现为内膜黏液样变性，伴内皮细胞增生及随后的管壁纤维化，引起管腔明显狭窄，部分病例伴有细动脉纤维素样坏死。约50%患者死于肾衰竭。

（4）肺　可出现弥漫性间质纤维化，肺泡扩张、肺泡隔断裂，形成囊样空腔。

第二节 免疫缺陷病

免疫缺陷病是一组由于免疫系统发育不全或遭受损害所致的免疫功能缺陷而引发的疾病，有两种类型：①原发性免疫缺陷病，又称先天性免疫缺陷病，与遗传有关，多发生在婴幼儿；②继发性免疫缺陷病，又称获得性免疫缺陷病，可发生在任何年龄，多因严重感染，尤其是直接侵犯免疫系统的感染、恶性肿瘤、应用免疫抑制剂、放射治疗和化疗等原因引起。

一、原发性免疫缺陷病

原发性免疫缺陷病是一组少见病，与遗传相关，常发生在婴幼儿，出现反复感染，严重威胁生命。按免疫缺陷性质的不同，可分为体液免疫缺陷为主、细胞免疫缺陷为主以及两者兼有的联合性免疫缺陷三大类。

二、继发性免疫缺陷病

继发性免疫缺陷病较原发性者更为常见。许多疾病可伴发继发性免疫缺陷病，包括感染（风疹、麻疹、巨细胞病毒感染、结核病等）、恶性肿瘤（霍奇金淋巴瘤、白血病、骨髓瘤等）、自身免疫病（系统性红斑狼疮、类风湿关节炎等）、免疫球蛋白丧失（肾病综合征）、免疫球蛋白合成不足（营养缺乏）、淋巴细胞丧失（药物、系统感染等）和免疫抑制剂治疗等。

获得性免疫缺陷综合征是由一种逆转录病毒即人类免疫缺陷病毒（HIV）感染引起的，以免疫功能缺陷为特征，伴有机会性感染和（或）继发性肿瘤及神经系统症状的临床综合征。临床表现为发热、乏力、体重下降、全身淋巴结肿大及神经系统症状。

（一）病因和发病机制

1. **病因** 本病由 HIV 感染所引起，HIV 属逆转录病毒科，慢病毒亚科，为单链 RNA 病毒。患者和无症状病毒携带者是本病的传染源。HIV 主要存在于宿主血液、精液、子宫和阴道分泌物及乳汁中。

AIDS 的传播途径包括：①性接触传播，同性恋或双性恋男性曾是高危人群；②应用污染的针头作静脉注射；③输血和血制品的应用；④母体病毒经胎盘感染胎儿或通过哺乳、黏膜接触等方式感染婴儿；⑤医务人员职业性传播，少见。

2. 发病机制

（1）HIV 感染 CD4⁺T 细胞　CD4 分子是 HIV 的主要受体，故 CD4⁺T 细胞在 HIV 直接和间接作用下，细胞功能受损和大量细胞被破坏，导致细胞免疫缺陷。由于其他免疫细胞均不同程度受损，因而促进并发各种严重的机会性感染和肿瘤发生。

（2）HIV 感染组织中的单核 – 巨噬细胞　存在于脑、淋巴结和肺等器官组织中的单核 – 巨噬细胞可有 10%~50% 被感染。

（二）病理变化

1. 淋巴组织的变化　早期，淋巴结肿大。镜下，最初有淋巴小结明显增生，生发中心活跃，髓质内出现较多浆细胞。晚期的淋巴结病变，往往在尸检时才能看到，呈现一片荒芜，淋巴细胞几乎消失殆尽，仅有一些巨噬细胞和浆细胞残留。有时特殊染色可显现大量分枝杆菌、真菌等病原微生物，却很少见到肉芽肿形成等细胞免疫反应性病变。

2. 继发性感染　多发性机会感染是本病另一特点，感染范围广泛，可累及各器官，其中以中枢神经系统、肺、消化道受累最为常见。由于严重的免疫缺陷，感染所致的炎症反应往往轻而不典型。如肺部结核菌感染，很少形成典型的肉芽肿性病变，而病灶中的结核杆菌却甚多。

3. 恶性肿瘤　约有 30% 的患者可发生 Kaposi 肉瘤。其他常见的伴发肿瘤为淋巴瘤。

（三）临床病理联系

本病潜伏期较长，一般认为经数月至 10 年或更长才发展为

AIDS。

1.HIV 感染的临床分类

（1）A 类　包括急性感染、无症状感染和持续性全身淋巴结肿大综合征。

（2）B 类　包括免疫功能低下时出现的 AIDS 相关综合征、继发细菌及病毒感染和发生淋巴瘤等。

（3）C 类　患者已有严重免疫缺陷，出现各种机会性感染、继发性肿瘤以及神经系统症状等 AIDS 表现。

2. 病程的三个阶段

（1）早期或称急性期　感染 HIV 3~6 周后可出现咽痛、发热、肌肉酸痛等一些非特异性表现。病毒在体内复制，但由于患者尚有较好的免疫反应能力，2~3 周后这种症状可自行缓解。

（2）中期或称慢性期　机体的免疫功能与病毒之间处于相互抗衡阶段，在某些病例此期可长达数年或不再进入末期。此期病毒复制持续处于低水平，临床可以无明显症状或出现明显的全身淋巴结肿大，常伴发热、乏力、皮疹等。

（3）后期或称危险期　机体免疫功能全面崩溃，患者有持续发热、乏力、消瘦、腹泻，并出现神经系统症状，明显的机会性感染及恶性肿瘤，血液化验可见淋巴细胞明显减少，CD4$^+$细胞减少尤为显著，细胞免疫反应丧失殆尽。

第三节　器官和骨髓移植

机体的某种细胞、组织或器官因某些病变或疾病的损伤而导致不可逆性结构及功能损害时，采用相应健康细胞、组织或器官植入机体的过程称之为细胞、组织或器官移植，统称移植，是临床最主要治疗手段之一。

根据供体的来源可将移植分为：自体移植；同种异体移植；异种移植。

移植成败的关键，即移植物能否长期存活并发挥功能取决于供体的移植物能否适应新的受体环境而为受体所容纳和接受，本质上也就是移植免疫的问题。

一、移植排斥反应及机制

在同种异体细胞、组织和器官移植时，受者的免疫系统常对移植物产生移植排斥反应，涉及细胞和抗体介导的多种免疫损伤机制，皆针对移植物中的人类主要组织相容性抗原 HLA，供者与受者 HLA 的差异程度决定了排斥反应的轻或重。

1. 单向移植排斥理论 同种异体移植物排斥反应的方式与受体或宿主的免疫反应状况、移植物的性质有密切关系。在免疫功能正常的个体，接受异体移植物后，若不经任何免疫抑制处理，将立即发生宿主免疫系统对移植物的排斥反应，即宿主抗移植物反应，导致移植物被排斥，其过程既有细胞介导的免疫反应，又有抗体介导的免疫反应参与。

（1）T 细胞介导的排斥反应 T 细胞介导的迟发性超敏反应与细胞毒作用对移植物的排斥起着重要作用。移植物中供体的淋巴细胞、树突状细胞等具有丰富的 HLA-I、HLA-II，是主要的致敏原。

（2）抗体介导的排斥反应 T 细胞在移植排斥反应中无疑起着主要作用，但抗体也能介导排斥反应，其形式有二：①过敏排斥反应发生在移植前循环中已有 HLA 抗体存在的患者。②在原来并未致敏的个体中，随着 T 细胞介导的排斥反应的形成，可同时有抗 HLA 抗体形成，造成移植物损害。

2. 双向移植排斥理论

（1）具有血管的器官移植一旦血流接通后，即发生细胞迁移，移植物中的过路细胞（主要为各种具有免疫功能的细胞）可移出移植物进入受体体内并分布于全身各组织；而受者的白细胞可进入移植物内。在强有力的免疫抑制的情况下，宿主往往不能完全清除过路细胞。因此，在实体器官移植和骨髓移植中，都可同时发生宿主抗移植物反应（HVGR）和移植物抗宿主反应（GVHR）。

（2）在持续的免疫抑制剂作用下，这种相互免疫应答可因诱导各种免疫调节机制而逐渐减弱，最终达到一种无反应状态，形成供、受体白细胞共存的微嵌合现象。

（3）微嵌合状态长期存在可导致受者对供者器官的移植耐受。具有过路细胞越多的器官，越易形成移植耐受。

（4）不成熟树突状细胞在微嵌合体形成的移植耐受中发挥关键作用。

二、实体器官移植排斥反应的病理改变

1. 超急性排斥反应　一般于移植后数分钟至数小时出现。本型反应的发生与受者血循环中已有供体特异性 HLA 抗体存在，或受者、供者 ABO 血型不符有关。本质上属Ⅲ型变态反应，以广泛分布的急性小动脉炎、血栓形成和因而引起的组织缺血性坏死为特征。

2. 急性排斥反应　较常见，在未经治疗者此反应可发生在移植后数天内；而经免疫抑制治疗者，可在数月或数年后突然发生。此种排斥反应可以细胞免疫为主，主要表现为间质内单个核细胞浸润；也可以体液免疫为主，以血管炎为特征；有时两种病变可同时看到。

（1）细胞型排斥反应　常发生在移植后数月，临床上表现为骤然发生的移植肾功能衰竭。

（2）血管型排斥反应　主要为抗体介导的排斥反应。抗体及补体的沉积引起血管损伤，随后出现血栓形成及相应部位的梗死。此型更常出现的是亚急性、慢性排斥反应乃由急性排斥反应发展而成，常表现为慢性进行性的器官损害。

第十二章　泌尿系统疾病

一、肾小球的毛细血管壁

1. 内皮细胞
（1）构成滤过膜的内层。
（2）细胞表面含大量带负电荷的唾液酸糖蛋白。

2. 肾小球基膜（GBM）
（1）构成滤过膜的中层。
（2）是肾小球的主要机械屏障。

3. 脏层上皮细胞
（1）又称足细胞，构成滤过膜的外层。
（2）足细胞自胞体伸出几支大的初级突起，继而分出许多指状的次级突起，即足突。

二、肾小球系膜

（1）系膜细胞。
（2）基膜样的细胞基质。

三、肾小球滤过膜对蛋白质具有屏障作用

这一作用主要是根据蛋白质分子的大小和携带的电荷。分子体积越大，通透性越小；分子携带阳离子越多，通透性越强。

第一节　肾小球疾病

一、分类

1. 原发性肾小球肾炎
原发于肾脏的独立性疾病，肾为惟

一或主要受累的脏器。

2. 继发性肾小球疾病 由免疫性、血管性或代谢性全身性疾病引起的肾小球病变，常见于：①系统性红斑狼疮；②糖尿病；③淀粉样物沉积症；④结节性多动脉炎；⑤过敏性紫癜；⑥细菌性心内膜炎；⑦Goodpasture 综合征；⑧Wegener 肉芽肿病。

二、病因和发病机制

（一）抗原分类

（1）内源性抗原 ①肾小球性抗原；②非肾小球性抗原。

（2）外源性抗原 ①细菌、病毒、寄生虫、真菌和螺旋体等生物性病原体的成分；②药物；③外源性凝集素；④异种血清等。

（二）抗原–抗体复合物损伤机制

（1）可溶性抗原–抗体复合物在肾小球内沉积引起损伤。

（2）抗体在肾小球内与抗原发生反应，形成原位免疫复合物，并引起损伤。

（三）类型

1. 原位免疫复合物性肾炎

（1）概念 抗体直接与肾小球本身的抗原成分或经血液循环植入肾小球的抗原反应，在肾小球内形成原位免疫复合物，引起肾小球病变。

（2）分类 ①抗肾小球基膜抗体引起的肾炎；②Heymann 肾炎。免疫荧光检查显示弥漫颗粒状分布的免疫球蛋白或补体沉积。电镜检查显示，毛细血管基膜与足细胞之间有许多小块状电子致密沉积物。③抗体与植入抗原的反应：动物实验免疫荧光检查时呈散在的颗粒状荧光。

2. 循环免疫复合物性肾炎

（1）由Ⅲ型超敏反应引起的免疫性病变，抗体与非肾小球性的可溶性抗原结合，形成免疫复合物，随血液流经肾脏，沉积于肾小球内，并常与补体结合，引起肾小球病变。

（2）常有中性粒细胞浸润，并有内皮细胞、系膜细胞和脏层上皮细胞增生。免疫复合物在电镜下表现为高电子密度的沉积物，可分别定位于：①系膜区；②内皮细胞与基膜之间（内皮下沉积物）；③基膜与足细胞之间（上皮下沉积物）。

（3）免疫荧光检查可显示沉积物内的免疫球蛋白或补体。荧光标记的抗免疫球蛋白或抗补体抗体可显示在肾小球病变部位有颗粒状沉积物循。环免疫复合物中的抗原是非肾小球性的。①抗原作用为一过性时，炎症很快消退；②大量抗原持续存在，免疫复合物不断形成和沉积，则引起肾小球的慢性炎症。

（4）循环免疫复合物在肾小球内沉积与否及沉积的部位和程度受多种因素的影响，其中最重要的两个因素是：①复合物分子大小；②复合物携带的电荷等。

3. 抗肾小球细胞抗体

4. 细胞免疫性肾小球肾炎

5. 补体替代途径的激活

6. 肾小球损伤的介质

（1）肾小球损伤导致的滤过屏障作用的改变可表现为蛋白尿，也可表现为肾小球滤过率下降。肾小球改变通常和引起肾小球损伤的介质的作用有关。

（2）引起肾小球损伤的细胞成分

①中性粒细胞和单核细胞 某些类型的肾小球肾炎可通过$C5a$等趋化因子的激活和Fc介导的黏附作用引起中性粒细胞和单核细胞浸润。中性粒细胞释放的蛋白酶引起肾小球基膜降解，氧自由基引起细胞损伤，花生四烯酸代谢产物使肾小球滤过率降低。

②巨噬细胞、T细胞和NK细胞 通过抗体或细胞介导的反应浸润至肾小球，被激活时释放大量生物活性物质，加剧肾小球损伤。

③血小板 聚集在肾小球内的血小板可释放二十烷类花生酸衍生物和生长因子等，促进肾小球的炎性改变。

④肾小球固有细胞 系膜细胞、上皮细胞、内皮细胞。

（3）与肾小球有关的可溶性介质 ①补体成分；②花生四

烯酸衍生物；③细胞因子；④趋化因子和生长因子；⑤凝血系统。

三、基本病理变化

（一）肾小球肾炎的基本病理改变

1. 肾小球细胞增多

（1）发生增生性肾小球肾炎时，肾小球系膜细胞、内皮细胞和上皮细胞增生。

（2）中性粒细胞、单核－巨噬细胞及淋巴细胞浸润。

（3）肾小球体积增大，细胞数量增多。

（4）壁层上皮细胞增生可在肾球囊内形成新月体。

2. 基膜增厚和系膜基质增多

（1）光镜检查时，PAS 和 PASM 等染色可显示基膜增厚。

（2）电镜观察表明基膜改变可以是基膜本身的增厚，也可以由内皮下、上皮下或基膜内免疫复合物沉积引起。

（3）增厚的基膜理化性状改变，通透性增高，代谢转换率降低，可导致血管襻或血管球硬化。

（4）病变累及系膜时系膜细胞增生，系膜基质增多，严重时导致肾小球硬化。

3. 炎性渗出和坏死　急性肾炎时，肾小球内可有中性粒细胞等炎细胞浸润和纤维素渗出，毛细血管壁可发生纤维素样坏死，并可伴有血栓形成。

4. 玻璃样变和硬化

（1）肾小球玻璃样变　指光镜下 HE 染色显示均质的嗜酸性物质堆积。

（2）电镜下表现为细胞外出现无定形的物质，其成分为沉积的血浆蛋白、增厚的基膜和增多的系膜基质。

（3）玻璃样变导致肾小球固有细胞减少甚至消失，毛细血管襻塌陷，管腔闭塞，胶原纤维增加，肾球囊脏、壁层愈合，形成节段性或整个肾小球硬化。

（4）肾小球玻璃样变和硬化为各种肾小球改变的最终结局。

5. 肾小管和间质的改变

（1）由于肾小球血流和滤过性状的改变，肾小管上皮细胞可发生变性。

（2）肾小管管腔内出现由蛋白质、细胞或细胞碎片浓聚形成的管型。

（3）肾间质可发生充血、水肿，并有少量炎细胞浸润。

（4）肾小管可发生萎缩，甚至消失。

（5）间质可发生纤维化。

四、临床表现

1. 急性肾炎综合征

（1）起病急，常表现为明显的血尿、轻至中度蛋白尿，常有水肿和高血压。

（2）严重者可出现氮质血症。

2. 急进性肾炎综合征 起病急，病情进展快。出现水肿、血尿和蛋白尿等改变后，迅速发生少尿或无尿，伴氮质血症，并发展为急性肾衰竭。

3. 肾病综合征 主要表现为：①大量蛋白尿，每天尿中蛋白质含量达到或超过 3.5 g；②明显水肿；③低蛋白血症；④高脂血症和脂尿。

4. 无症状性血尿或蛋白尿 持续或复发性肉眼或镜下血尿，或轻度蛋白尿，也可两者兼有。

5. 慢性肾炎综合征

（1）见于各型肾炎终末阶段，主要表现为多尿、夜尿、低比重尿、高血压、贫血、氮质血症和尿毒症。

（2）肾小球病变可使肾小球滤过率下降，引起血尿素氮和血浆肌酐水平增高，此类生化改变为氮质血症。

（3）尿毒症发生于急性和慢性肾衰竭晚期。可出现胃肠道、神经、肌肉和心血管等系统的病理改变。

（4）急性肾衰竭表现为少尿和无尿，并出现氮质血症。

（5）慢性肾功能衰竭时持续出现尿毒症的症状和体征。

五、肾小球肾炎的病理类型

在肾小球疾病的病理诊断中，应注意病变的分布状况：①弥漫性肾炎指病变累及全部或大多数（通常为 50% 以上）肾小球；②局灶性肾炎指病变仅累及部分（50% 以下）肾小球；③球性病变累及整个肾小球的全部或大部分毛细血管袢；④节段性病变仅累及肾小球的部分毛细血管袢（不超过肾小球切面的50%）。

（一）急性弥漫性增生性肾小球肾炎

1. 病变特点

（1）毛细血管内皮细胞和系膜细胞增生。

（2）伴中性粒细胞和巨噬细胞浸润，又称毛细血管内增生性肾小球肾炎。

（3）大多数病例与感染有关，又称感染后性肾小球肾炎。

（4）根据与之相关感染的病原体的类型，又可分为链球菌感染后肾小球肾炎和非链球菌感染后肾小球肾炎，前者较为常见。

（5）链球菌感染后性肾炎多见于 5~14 岁儿童，成人亦有发生，临床主要表现为急性肾炎综合征。

2. 病因和发病机制

（1）病原微生物感染为引发疾病的主要因素。

（2）最常见的病原体为 A 族乙型溶血性链球菌中的致肾炎菌株（12、4 和 1 型等）。

3. 病理变化

（1）肉眼观察见双侧肾脏轻到中度肿大，被膜紧张。

（2）肾表面充血，有的肾脏表面见散在粟粒大小的出血点，故有大红肾或蚤咬肾之称。

（3）肾小球体积增大，毛细血管内皮细胞和系膜细胞增生。

（4）病变弥漫分布，累及双侧肾脏的绝大多数肾小球。

（5）肾小球体积增大，血管球细胞数增多。

（6）由于细胞增多和内皮细胞肿胀，毛细血管腔狭窄或闭塞，肾小球内血量减少。

（7）电子显微镜下所见的主要特点是具有致密沉积物。沉积物呈驼峰状，通常位于脏层上皮细胞和肾小球基膜之间，也可位于内皮细胞下或基膜内或系膜区。

4. 临床病理联系

（1）临床主要表现为急性肾炎综合征。

（2）患者常出现水肿和轻到中度高血压。水肿的主要原因是肾小球滤过率降低，水、钠潴留。

（3）儿童患者预后好，多数患儿肾脏病变逐渐消退，症状减轻和消失。另有不到1%的患儿病变缓慢进展，转为慢性肾炎。

（4）成人患者预后较差，转变为慢性肾炎的比例较高。

（二）急进性肾小球肾炎（RPGN）

1. 病变特点 病情快速发展，临床上表现为快速进行性肾炎综合征，蛋白尿、血尿等症状迅速发展为少尿和无尿，进行性肾衰竭。

肾小球壁层上皮细胞增生，新月体形成，故又称新月体性肾小球肾炎（CrGN）。

2. 分类、病因和发病机制

（1）Ⅰ型为抗肾小球基膜抗体引起的肾炎。①免疫荧光检查显示GBM内IgG和C3的线性沉积；②部分患者的抗GBM抗体与肺泡基膜发生交叉反应，引起肺出血，伴有血尿、蛋白尿和高血压等肾炎症状，常发展为肾衰竭。此类改变称为肺出血-肾炎综合征。

（2）Ⅱ型为免疫复合物性肾炎。①由不同原因的免疫复合物性肾炎发展形成；②免疫荧光检查显示颗粒状荧光；③免疫复合物的沉积和大量新月体形成。

（3）Ⅲ型为免疫反应缺乏型。无论是免疫荧光还是电镜检查均不能显示患者肾组织内有抗GBM抗体或抗原-抗体复合物。

3. 病理变化

（1）肉眼观双侧肾脏体积增大，色苍白，皮质表面可有点状出血，切面皮质增厚。

（2）大多数肾小球囊内有新月体形成。新月体主要由增生的壁层上皮细胞和渗出的单核－巨噬细胞构成。

（3）新月体细胞成分间有较多纤维素。

（4）Ⅰ型表现为线性荧光，Ⅱ型则为颗粒状荧光，Ⅲ型免疫荧光检查结果通常为阴性。

4. 临床病理联系

（1）血尿，伴红细胞管型、中度蛋白尿，并有不同程度的高血压和水肿。

（2）随病变进展，肾小球纤维化、玻璃样变，肾单位功能丧失，最终发生肾衰竭。

（3）快速进行性肾炎预后极差，一般认为患者的预后与出现新月体的肾小球的比例相关。

（4）形成新月体的肾小球比例低于80%的患者预后略好于比例更高者。

（三）膜性肾小球病

1. 病变特点　膜性肾小球病是引起成人肾病综合征最常见的原因。约85%的膜性肾小球肾炎为原发性。

2. 常见的相关疾病因素　①慢性乙型肝炎、梅毒、血吸虫病等感染性疾病；②恶性肿瘤，特别是肺癌、结肠癌和黑色素瘤；③系统性红斑狼疮等自身免疫性疾病；④金属或汞中毒；⑤某些药物。

3. 病理变化

（1）肉眼观双肾肿大，颜色苍白，有"大白肾"之称。

（2）早期肾小球基本正常，随后肾小球毛细血管壁弥漫性增厚。

（3）免疫荧光检查显示 IgG 和补体在 GBM 沉积，表现为典型的颗粒状荧光。

（4）电镜观察显示上皮细胞肿胀，足突消失，上皮下有大量致密沉积物。沉积物之间基膜样物质形成钉状突起，六胺银染色显示增厚的基膜及与之垂直排列的钉突，形如梳齿。

（5）钉突向沉积物表面延伸，并将其覆盖，其中的沉积物逐渐被溶解，形成虫蚀状空隙。

4. 临床病理联系

（1）膜性肾小球肾炎多发生于成人，<u>临床通常表现为肾病综合征</u>。

（2）本病病程较长，部分患者病情可缓解或得到控制。多数患者蛋白尿持续存在。不到 10% 的患者于 10 年内死亡或发生肾衰竭。约有 40% 的患者最终发展为肾功能不全。肾活检时见有肾小球硬化，提示预后不佳。

（四）微小病变性肾小球病

1. 病变特点　引起儿童肾病综合征的最常见的原因。弥漫性上皮细胞足突消失。光镜下肾小球基本正常，但肾小管上皮细胞内有脂质沉积，故有脂性肾病之称。

2. 病理变化

（1）肉眼观，肾脏肿胀，色苍白。

（2）电镜观察肾小球基膜正常，无沉积物，主要改变是弥漫性脏层上皮细胞足突消失。

3. 临床病理联系

（1）本病多发生于儿童。<u>可发生于呼吸道感染或免疫接种之后</u>。

（2）<u>水肿常为最早出现的症状</u>。

（3）蛋白尿的主要成分是小分子的白蛋白，属<u>选择性蛋白尿</u>。

（4）<u>通常不出现高血压或血尿</u>。

（5）皮质类固醇治疗对 90% 以上的儿童患者有明显疗效，但部分患者病情反复，有的甚至出现皮质类固醇依赖或抵抗现象，但远期预后较好。

（6）<u>成人患者对皮质类固醇治疗反应缓慢或疗效不明显</u>。

（五）局灶性节段性肾小球硬化（FSG）

1. 病变特点　部分肾小球的部分小叶发生硬化。

2. 临床主要表现　肾病综合征。

3. 病理变化

（1）光镜下，病变肾小球部分小叶和毛细血管襻内系膜基质增多，基膜塌陷，严重者管腔闭塞。

（2）电子显微镜检查，弥漫性脏层上皮细胞足突消失，并有明显的上皮细胞从 GBM 剥脱的现象。

4. 临床病理联系

（1）大部分患者临床表现为肾病综合征，少数病例表现为蛋白尿。

（2）特点　①出现血尿和高血压的比例较高，常出现肾小球滤过率降低；②蛋白尿常为非选择性；③对皮质类固醇治疗不敏感；④免疫荧光显示硬化的血管球节段内有 IgM 和 C3 沉积。

（六）膜增生性肾小球肾炎（MPGN）

1. 病变特点　肾小球基膜增厚、肾小球细胞增生和系膜基质增多。

2. 病理变化

（1）光镜下，肾小球体积增大，细胞增多。增多的细胞主要为系膜细胞。

（2）由于细胞增生和系膜基质增多，血管球小叶分隔增宽，呈分叶状。肾小球基膜明显增厚。

（3）六胺银和 PASM 染色显示增厚的基膜呈双轨状。

（4）Ⅰ型电镜下特点是系膜区和内皮细胞下出现电子致密沉积物。

（5）Ⅱ型又称致密沉积物病，电镜下特点是大量块状电子密度极高的沉积物在基膜致密层带状沉积。

（6）患者可出现低补体血症。

3. 临床病理联系

（1）本病主要发生于儿童和青年，多表现为肾病综合征，也可表现为血尿或蛋白尿。

（2）本病常为慢性进展性，预后较差。

（3）约 50% 的患者在 10 年内出现慢性肾衰竭。

（七）系膜增生性肾小球肾炎

1. 病变特点　弥漫性系膜细胞增生及系膜基质增多。

2. 病理变化

（1）早期主要表现为系膜细胞增生，之后系膜基质逐渐增多。

（2）电镜观察除上述改变外，部分病例系膜区可见有电子致密物沉积。

3. 临床病理联系

（1）本病多见于青少年，男性多于女性。

（2）可表现为肾病综合征，也可表现为无症状蛋白尿和（或）血尿或慢性肾炎综合征。

（3）本型肾炎的预后取决于病变的严重程度。

（八）IgA 肾病

1. 病变特点 免疫荧光显示系膜区有 IgA 沉积。

2. 临床表现 反复发作的镜下或肉眼血尿。

3. 病理变化

（1）最常见的病变为系膜增生性改变，表现为系膜细胞增生和系膜基质增多。

（2）可表现为局灶性节段性增生或硬化性改变。

（3）偶可有较多新月体形成。

（4）超微结构检查显示系膜区有电子致密沉积物。

4. 临床病理变化

（1）IgA 肾病多发生于儿童和青年。

（2）发病前常有上呼吸道、消化道或泌尿道感染。

（3）少数患者表现为急性肾炎综合征或肾病综合征。

（4）发病年龄大、出现大量蛋白尿、高血压或肾活检时发现血管硬化或新月体形成者预后较差。

（九）慢性肾小球肾炎

1. 病变特点 大量肾小球发生玻璃样变和硬化，故又称慢性硬化性肾小球肾炎。

2. 病因和发病机制

（1）儿童链球菌感染后性肾炎中有 1%~2% 的病例发展为慢性肾炎，成人患者转为慢性肾炎的比例更高。

（2）快速进行性肾炎患者度过急性期后绝大部分转为慢性肾炎。

（3）膜性肾炎、膜增生性肾炎、系膜增生性肾炎和 IgA 肾病常缓慢发展。

3. 病理变化

（1）肉眼观，两侧肾脏体积缩小，表面呈弥漫性细颗粒状。

（2）切面皮质变薄，皮髓质分界不清晰。肾盂周围脂肪增多。

（3）慢性肾炎的大体改变称为继发性颗粒性固缩肾。

4. 临床病理联系

（1）部分患者起病隐匿，有的因食欲差、贫血、呕吐、乏力和疲倦等症状就诊。

（2）蛋白尿、高血压或氮质血症，亦有表现为水肿者。

（3）晚期患者主要表现为慢性肾炎综合征。

（4）多尿、夜尿和低比重尿主要是由于大量肾单位受损，功能丧失，血液流经残留肾单位时速度加快，肾小球滤过率增加，但肾小管重吸收功能有限，尿浓缩功能降低。

（5）高血压主要是由于肾小球硬化，部分肾单位严重缺血，肾素分泌增多。高血压导致细、小动脉硬化，肾缺血加重，血压持续增高。

（6）贫血主要是由于肾组织破坏，促红细胞生成素分泌减少引起。

（7）大量肾单位受损使代谢产物不能及时排出，水、电解质和酸碱平衡失调，导致氮质血症和尿毒症。

第二节　肾小管－间质性肾炎

一、肾盂肾炎

（一）肾盂肾炎

1. 概念　肾盂肾炎是感染引起的累及肾盂、肾间质和肾小管的炎性疾病，是肾脏的常见病变。

2. 分类

（1）急性肾盂肾炎　是由细菌感染引起的肾盂、肾间质和肾小管的化脓性炎症，是尿路感染的重要部分。

（2）尿路感染　包括下尿路感染（尿道炎、前列腺炎和膀胱炎）和上尿路感染（肾盂肾炎）。肾盂肾炎的发生一般与下尿路感染有关。

3. 病因和发病机制　两条感染途径引起。

（1）血源性（下行性）感染　发生败血症或感染性心内膜炎时，细菌随血液进入肾脏，引起局部组织的化脓性改变，病变多累及双肾，最常见的致病菌为金黄色葡萄球菌。

（2）上行性感染　为引起肾盂肾炎的主要感染途径。尿道炎和膀胱炎等下尿路感染时，细菌可沿输尿管或输尿管周围淋巴管上行至肾盂、肾盏和肾间质。致病菌主要为革兰阴性杆菌，大肠埃希菌占绝大多数。步骤：第一步是细菌在后尿道（或女性阴道口）黏膜附着、生长。第二步是细菌在膀胱内的感染（膀胱炎）。第三步是细菌自膀胱进入输尿管和肾盂。

（二）急性肾盂肾炎

1. 概念　肾盂、肾间质和肾小球的化脓性炎症，主要由细菌感染引起。

2. 病理变化

（1）肉眼观肾脏体积增大，表面充血，有散在、稍隆起的黄白色脓肿，周围见紫红色充血带。

（2）多个病灶可融合，形成大脓肿。切面肾髓质内见黄色条纹，并向皮质延伸，可有脓肿形成。

（3）肾盂黏膜充血水肿，表面有脓性渗出物。严重时，肾盂内有脓汁蓄积。

（4）灶状间质性化脓性炎或脓肿形成和肾小管坏死。

（5）早期化脓性改变局限于肾间质，之后累及肾小管。肾小管内充满中性粒细胞，可形成中性粒细胞管型。

（6）急性期后，中性粒细胞减少，巨噬细胞、淋巴细胞及浆细胞增多。局部胶原纤维增多，逐渐形成瘢痕。

3. 并发症

（1）肾乳头坏死　①常见于伴有糖尿病患者或严重尿路阻

塞的患者；②肾乳头因缺血和化脓发生坏死；③肾锥体乳头侧2/3 区域内出现境界清楚的灰白或灰黄色梗死样坏死灶；④镜下肾乳头发生梗死样的凝固性坏死，正常组织和坏死组织交界处可见大量中性粒细胞浸润。

（2）**肾盂积脓**　严重尿路阻塞，特别是严重高位尿路阻塞时，脓性渗出物不能排出，潴留于肾盂和肾盏内。

（3）**肾周脓肿**　病变严重时，肾内化脓性改变可穿破肾被膜，在肾周组织形成脓肿。

4. 临床病理联系

（1）急性肾盂肾炎起病急，患者出现发热、寒战、白细胞增多等症状。

（2）常有腰部酸痛和肾区叩痛。

（3）可出现尿频、尿急和尿痛等膀胱和尿道的刺激症状。

（4）并发肾乳头坏死则可引起急性肾衰竭。

（三）慢性肾盂肾炎

1. 概念　慢性肾盂肾炎属慢性肾小管 – 间质性炎症，特点是慢性间质性炎症、纤维化和瘢痕形成，常伴有肾盂和肾盏的纤维化和变形。

2. 发病机制

（1）**慢性阻塞性肾盂肾炎**　①尿路阻塞使感染反复发作，并有大量瘢痕形成；②肾脏因阻塞部位的不同而分别呈双侧或单侧性。

（2）**慢性反流性肾盂肾炎**　①又称反流性肾病；②具有先天性膀胱输尿管反流或肾内反流的患者常反复发生感染，一侧或双侧肾脏出现慢性肾盂肾炎的改变。

3. 病理变化

（1）慢性肾盂肾炎肉眼所见的特征是一侧或双侧肾脏体积缩小，出现不规则的瘢痕。

（2）与慢性肾小球肾炎的区别　慢性肾小球肾炎的病变常为弥漫性，颗粒分布较为均匀。

（3）肾脏切面皮髓质界限不清，肾乳头萎缩，肾盏和肾盂因瘢痕收缩而变形，肾盂黏膜粗糙。

（4）肾脏瘢痕数量多少不等，多见于肾的上、下极，原因是这些部位易发生肾内反流。

（5）部分区域肾小管萎缩，另一些区域肾小管扩张。

（6）扩张的肾小管内可出现均质红染的胶样管型，形状与甲状腺滤泡相似。

（7）早期肾小球很少受累，但肾球囊周围可发生纤维化。

4. 临床病理联系

（1）发病隐匿，就诊时常表现为缓慢发生的肾功能不全和高血压。

（2）因肾小管严重受损，尿浓缩功能下降，导致多尿、夜尿。

（3）钠、钾和重碳酸盐丧失可引起低钠、低钾及代谢性酸中毒。

（4）肾组织纤维化和小血管硬化引起肾组织缺血，肾素分泌增加，引起高血压。

（5）晚期肾组织破坏严重，出现氮质血症和尿毒症。X线肾盂造影检查显示肾脏不对称性缩小，伴有不规则瘢痕和肾盂、肾盏变形。

（6）慢性肾盂肾炎如能及时治疗并消除诱发因素，病情可被控制。

（7）病变严重者可发生尿毒症，也可因高血压引起心力衰竭，可危及生命。

二、药物引起的肾小管－间质性肾炎

1. 急性药物性间质性肾炎

（1）病因 ①抗生素；②利尿药；③非类固醇类抗炎药；④其他药物。

（2）严重的间质水肿、淋巴细胞和巨噬细胞浸润。

（3）出现大量嗜酸性粒细胞和中性粒细胞。

（4）肾小管出现不同程度的变性和坏死。

（5）肾小球通常正常。

（6）患者通常在用药后约15天（2~40天）后出现发热、一过性嗜酸性粒细胞增高等症状。约25%的患者出现皮疹。

（7）血尿、轻度蛋白尿和尿中出现白细胞。

2. 镇痛药性肾炎

（1）又称镇痛药性肾病，病变特点为肾乳头坏死和慢性肾小管－间质性炎症。

（2）患者通常长期大量服用至少两种镇痛药。

（3）首先引起肾乳头坏死，然后引起肾小管和间质的炎症。

（4）肉眼观，双肾体积轻度缩小，皮质变薄，肾乳头发生不同程度的坏死，并有钙化。

（5）显微镜下见灶状或整个肾乳头坏死。

（6）皮质肾小管萎缩，间质纤维化并有淋巴细胞和巨噬细胞浸润。

（7）临床常见的表现为慢性肾衰竭、高血压和贫血。

第三节　肾和膀胱常见肿瘤

一、肾细胞癌

肾脏最常见的恶性肿瘤，多发生于 40 岁以后，占成人肾脏恶性肿瘤的 80%~85%。肿瘤大体常呈黄色，属肾腺癌。

（一）遗传性肾细胞癌

1. Von Hippel–Lindau 综合征（VHL）

（1）VHL 综合征为常染色体显性遗传性疾病，为家族性肿瘤综合征，患者发生多脏器肿瘤。

（2）VHL 的外显率和表现度不同，临床可表现为小脑和视网膜的血管母细胞瘤、肾细胞癌、嗜铬细胞瘤和肾脏及胰腺囊肿等。

（3）35%~60% 的患者发生双侧多发性肾透明细胞癌。

2. 遗传性（家族性）透明细胞癌

3. 遗传性乳头状癌

（1）常染色体显性遗传性疾病。

（2）患者具有双肾多灶性肿瘤。

（3）肿瘤细胞具有乳头状排列的特征。

（二）新分类的主要类型

1. 普通型（透明细胞）肾癌

（1）为最常见的类型，占肾细胞癌的 70%~80%。

（2）显微镜下肿瘤细胞体积较大，圆形或多边形，胞质丰富，透明或颗粒状，间质富有毛细血管和血窦。

（3）95% 的病例为散发性，少数为家族性并伴有 VHL 综合征。

2. 乳头状肾细胞癌

（1）占肾细胞癌的 10%~15%。

（2）包括嗜碱性粒细胞和嗜酸性粒细胞两个类型。

（3）肿瘤细胞立方或矮柱状，呈乳头状排列，乳头中轴间质内常见砂粒体和泡沫细胞，并可发生水肿。

（4）包括家族性和散发性两种。

3. 嫌色性肾细胞癌

（1）在肾细胞癌中约占 5%。

（2）显微镜下细胞大小不一，胞质淡染或略嗜酸性，近细胞膜处胞质相对浓聚，核周常有空晕。

（3）肿瘤可能起源于集合小管上皮细胞，预后较好。

（三）病理变化

（1）肾细胞癌多见于肾脏上、下两极（尤其是上极）。

（2）肉眼观，透明细胞癌常表现为实质性圆形肿物，直径3~15cm。切面淡黄色或灰白色，常有灶状出血、坏死、软化或钙化等改变，表现为红、黄、灰、白等多种颜色相交错的多彩的特征。

（3）乳头状癌可为多灶和双侧性，常伴有出血和囊性变，有时肉眼可见乳头状结构。

（4）肿瘤可蔓延到肾盏、肾盂及输尿管，并常侵犯肾静脉。

（5）静脉内柱状的瘤栓可延伸至下腔静脉，甚至右心。

（四）临床病理联系

（1）肾癌早期症状不明显，常到肿瘤体积很大时才被发现。

（2）<u>腰痛、肾区肿块和血尿为具有诊断意义的三个典型症状，但三者同时出现的比例很小。</u>

（3）<u>无痛性血尿是肾癌的主要症状</u>，常为间歇性，早期可仅表现为镜下血尿。

（4）肿瘤可产生异位激素和激素样物质，患者可出现多种副肿瘤综合征，如红细胞增多症、高钙血症、Cushing 综合征和高血压等。

（5）<u>肾细胞癌具有广泛转移的特点。转移最常发于肺和骨</u>，也可发生于局部淋巴结、肝、肾上腺和脑。

（6）肾细胞癌的预后较差，5 年生存率约为 45%，无转移者可达 70%。

二、肾母细胞瘤

肾母细胞瘤，又称 <u>Wilms 瘤</u>。起源于后肾胚基组织，为儿童期肾脏最常见的恶性肿瘤，多发生于 7 岁以下的儿童。多数病例为散发性，但也有家族性病例的报道，以常染色体显性方式遗传，伴不完全外显性。细胞、分子遗传学和发病机制如下。

1. 与肾母细胞瘤有关的先天畸形

（1）WAGR 综合征　表现为 Wilms 瘤、无虹膜、生殖泌尿道畸形和智力迟钝。

（2）Denys-Drash 综合征　特点为性腺发育不全、肾脏病变并导致肾衰竭为特点。

（3）Beckwith-Wiedemann 综合征　特征为器官肥大、偏身肥大、肾上腺皮质细胞肥大，并容易发生 Wilms 瘤和软组织肉瘤。

2. 组织学特点

（1）细胞成分具有三相性，包括胚基幼稚细胞、上皮样细胞和间叶组织的细胞，反映了组织发生的不同阶段。

（2）肾母细胞瘤的发生可能是由于间叶的胚基细胞向后肾组织分化障碍，并且持续增殖造成的。

3.病理变化

（1）肾母细胞瘤多表现为单个实性肿物，体积常较大，边界清楚，可有假包膜形成。

（2）少数病例为双侧和多灶性。肿瘤质软，切面鱼肉状，灰白或灰红色，可有灶状出血、坏死或囊性变。

（3）组织学特征是具有幼稚的肾小球或肾小管样结构。

（4）细胞成分包括间叶组织的细胞、上皮样细胞和幼稚细胞三种。

4.临床病理联系

（1）肾母细胞瘤具有儿童肿瘤的特点 ①肿瘤的发生与先天性畸形有一定的关系；②肿瘤的组织结构与起源组织胚胎期结构有相似之处；③临床疗效较好。

（2）肾母细胞瘤的主要症状 是腹部肿块，巨大肿块的下缘可达盆腔。①部分病例可出现血尿、腹痛和高血压等症状；②肿瘤以局部生长为主，可侵及肾周脂肪组织或肾静脉，可出现肺等脏器的转移；③手术切除和化疗的综合应用具有良好的效果；④无转移者长期生存率可达 90% 或更高。

三、膀胱移行细胞癌

泌尿系统最常见的恶性肿瘤，多发生于 50~70 岁之间，男性发病率是女性的 2~3 倍。移行细胞癌是膀胱癌的主要组织学类型。膀胱的上皮性肿瘤较为常见。

（一）病理变化

1. **好发部位** 膀胱侧壁和膀胱三角区近输尿管开口处。

2. **个数** 肿瘤可为单个或多发性，大小不等。

3. **分化较好者** 多呈乳头状，也可呈息肉状，有蒂与膀胱黏膜相连。

4. **分化较差者** 常呈扁平状突起，基底宽，无蒂，并向深层浸润。

5. **肿瘤切面** 灰白色，可有坏死等改变。

（二）移行细胞癌分级

1. 移行细胞癌Ⅰ级

（1）肿瘤呈乳头状。

（2）细胞具有一定的异型性，但分化较好，具有明显的移行上皮的特征。

（3）核分裂象少。细胞层次增多，但极性紊乱不明显。

（4）乳头的中轴为纤维结缔组织。通常无向周围黏膜浸润的现象。

2. 移行细胞癌Ⅱ级

（1）肿瘤呈乳头状、菜花状或斑块状。

（2）细胞仍具有移行上皮的特征，但异型性和多型性较明显。

（3）核分裂象较多，并有瘤巨细胞形成。

（4）细胞层次明显增多，极性消失。

（5）癌细胞可侵及上皮下结缔组织，甚至达到肌层。

3. 移行细胞癌Ⅲ级

（1）肿瘤可为菜花状，底宽无蒂，也可为扁平斑块状，表面可出现坏死和溃疡。

（2）细胞分化差，异型性明显，极性紊乱，大小不一，可见瘤巨细胞。

（3）核分裂象多，并有病理性核分裂象，有的病例可伴有鳞状化生。

（4）肿瘤常浸润至肌层，并可侵及邻近的前列腺、精囊或子宫、阴道等。

（三）临床病理联系

（1）无痛性血尿是膀胱癌最常见的症状。

（2）乳头状癌的乳头断裂、肿瘤表面坏死和溃疡等均可引起血尿。

（3）部分病例因肿瘤侵犯膀胱壁，刺激膀胱黏膜或并发感染，出现尿频、尿急和尿痛等膀胱刺激症状。

（4）如肿瘤阻塞输尿管开口，则可引起肾盂积水、肾盂肾炎甚至肾盂积脓。

（5）膀胱移行细胞起源的肿瘤手术后容易复发，且有的复发肿瘤的分化可能变差。

（四）预后

（1）患者的预后与肿瘤的组织学分级有较密切的关系。

（2）移行上皮乳头状瘤和移行细胞癌 I 级虽可复发，患者的 10 年生存率可高达98%，少数（<10%）患者复发病变分化变差。

（3）移行细胞癌Ⅲ级患者的 10 年生存率仅为40%。

（4）膀胱癌主要经淋巴道转移到局部淋巴结，并可侵犯子宫旁、髂动脉旁和主动脉旁淋巴结。

（5）分化差者晚期可发生血道转移，转移至肝、肺、骨髓、肾和肾上腺等处。

第十三章
生殖系统和乳腺疾病

第一节 子宫颈疾病

一、慢性子宫颈炎

慢性子宫颈炎常由链球菌、肠球菌、大肠埃希菌和葡萄球菌引起，还有乳头状瘤病毒和单纯疱疹病毒。临床上主要表现为白带增多。慢性子宫颈炎是育龄期女性最常见的妇科疾病。

镜下，子宫颈黏膜充血水肿，间质内有淋巴细胞、浆细胞和单核细胞等慢性炎细胞浸润。可伴有子宫颈腺上皮的增生和鳞状上皮化生。

1. 子宫颈糜烂 糜烂是指宫颈阴道部鳞状上皮坏死脱落，形成浅表的缺损，称为子宫颈真性糜烂。临床上常见的子宫颈糜烂实际上是子宫颈损伤的鳞状上皮被子宫颈管黏膜柱状上皮增生下移取代。

2. 子宫颈腺体囊肿 子宫颈腺上皮也可因炎症刺激，伴有增生及鳞状上皮化生。如增生的，鳞状上皮覆盖和阻塞子宫颈管腺体的开口，使黏液潴留，腺体逐渐扩大呈囊，形成子宫颈囊肿，又称纳博特囊肿。

3. 子宫颈息肉 是由子宫颈黏膜上皮、腺体和间质结缔组织局限性增生形成的息肉状物，常伴有充血、水肿及炎性细胞浸润。肉眼观呈灰白色，表面光滑，有蒂。如果表面糜烂或溃疡形成，可致阴道流血。子宫颈息肉属良性病变。切除即可治愈，极少恶变。

二、子宫颈上皮内瘤变和子宫颈癌

（一）子宫颈上皮异型增生

子宫颈上皮非典型增生属癌前病变，是指子宫颈鳞状上皮部分被不同程度异型性的细胞取代。表现为细胞大小形态不一，核增大深染，核质比例增大，核分裂象增多，细胞极性紊乱。病变由基底层逐渐向表层发展。根据病变程度可分为三级：Ⅰ级，异型细胞局限于上皮的下 1/3；Ⅱ级异型细胞局限于上皮的下 1/3~2/3；Ⅲ级，增生的异型细胞超过全层的 2/3，但还未累及上皮全层。

异型增生的细胞累及子宫颈鳞状上皮全层，但病变局限于上皮层内，未突破基膜则称为子宫颈原位癌。

子宫颈上皮异型增生和原位癌称为子宫颈上皮内瘤变（CIN）。CIN Ⅰ相当于Ⅰ级异型增生；CIN Ⅱ相当于Ⅱ级异型增生；CIN Ⅲ则包括Ⅲ级异型增生和原位癌。

子宫颈鳞状上皮和柱状上皮交界处是发病的高危部位。

（二）子宫颈癌

子宫颈癌是女性生殖系统常见恶性肿瘤之一。发病年龄以40~60 岁居多。子宫颈癌的病因和发病机制尚未完全明了，一般认为与早婚、多产、宫颈裂伤、局部卫生不良、包皮垢刺激等多种因素有关，流行病学调查说明性生活过早和性生活紊乱是子宫颈癌发病最主要原因。

病理变化：肉眼观，分为四型。

（1）糜烂型 病变处黏膜潮红，呈颗粒状，质脆，触之易出血。在组织学上多属原位癌和早期浸润癌。

（2）外生菜花型 癌组织主要向子宫颈表面生长，形成乳头状或菜花状突起，表面常有坏死和浅表溃疡形成。

（3）内生浸润型 癌组织主要向子宫颈深部浸润生长，使宫颈前后唇增厚变硬，表面常较光滑。临床检查容易漏诊。

（4）溃疡型 癌组织除向深部浸润外，表面同时有大块坏死脱落，形成溃疡，似火山口状。

1. 子宫颈鳞状细胞癌 依据其进展过程，分为早期浸润癌和浸润癌。

（1）早期浸润癌或微小浸润性鳞状细胞癌　癌细胞突破基膜，向固有膜间质浸润，在固有膜内形成不规则的癌细胞巢或条索，但浸润深度不超过基膜下 5mm。早期浸润癌一般肉眼不能判断，只有在显微镜下才能确诊。

（2）浸润癌　癌组织向间质内浸润性生长，浸润深度超过基底膜下 5mm 者称为浸润癌。

2. 子宫颈腺癌　子宫颈腺癌较鳞癌少见，近年发病率有上升趋势，占子宫颈癌的 10%~25%。肉眼观类型和鳞癌无明显区别。依据腺癌组织结构和细胞分化程度亦可分为高分化、中分化和低分化三型。

（1）直接蔓延　癌组织向上浸润破坏整段子宫颈，但很少侵犯子宫体。向下可累及阴道穹窿及阴道壁，向两侧可侵及宫旁及盆壁组织，若肿瘤侵犯或压迫输尿管可引起肾盂积水。晚期向前可侵及膀胱，向后可累及直肠。

（2）淋巴道转移　淋巴道转移是子宫颈癌最常见和最主要的转移途径。癌组织首先转移至子宫旁淋巴结，然后依次至闭孔、髂内、髂外、髂总、腹股沟及骶前淋巴结，晚期可转移至锁骨上淋巴结。

（3）血道转移　血道转移较少见，晚期可经血道转移至肺、骨及肝。

临床上，依据子宫颈癌的累及范围分期：

（1）0 期：原位癌。

（2）Ⅰ期：癌局限于子宫颈以内。

（3）Ⅱ期：癌超出子宫颈进入盆腔，但未累及盆腔壁，癌肿侵及阴道，但未累及阴道的下 1/3。

（4）Ⅲ期：癌扩展至盆腔壁及阴道的下 1/3。

（5）Ⅳ期：癌已超越骨盆，或累及膀胱黏膜或直肠。

第二节 子宫体疾病

一、子宫内膜异位症

子宫内膜异位症是指子宫内膜腺体和间质出现于子宫内膜以外的部位，80% 发生于卵巢，其余依次发生于以下组织或器官：子宫阔韧带、直肠阴道陷窝、盆腔腹膜、腹部手术瘢痕、脐部、阴道、外阴和阑尾等。如子宫内膜腺体及间质异位于子宫肌层中（至少距子宫内膜基底层 2mm 以上），称作子宫腺肌病。子宫内膜异位症的临床症状和体征以子宫内膜异位的位置不同而表现不一，患者常表现为痛经或月经不调。

1. 病因 病因目前尚未明确，但可能有以下几种可能：月经期子宫内膜经输卵管反流至腹腔器官；子宫内膜因手术种植在手术切口或经血流播散至远方器官；异位的子宫内膜由体腔上皮化生而来。

2. 病理变化 受卵巢分泌激素的影响，异位子宫内膜产生周期性反复性出血，肉眼观为紫红色或棕黄色，结节状，质软似桑葚，因出血后机化可与周围器官发生纤维性粘连。如果发生在卵巢，反复出血可致卵巢体积增大，形成囊腔，内含黏稠的咖啡色液体，称巧克力囊肿。镜下可见与正常子宫内膜相似的子宫内膜腺体、子宫内膜间质及含铁血黄素。

二、子宫内膜增生症

子宫内膜增生症是由于内源性或外源性雌激素增高引起的子宫内膜腺体或间质增生，临床主要表现为功能性子宫出血，育龄期和更年期妇女均可发病。子宫内膜增生、不典型增生和子宫内膜癌，无论是形态学还是生物学都为一连续的演变过程，病因和发生机制也极为相似。

病理变化：

1. 单纯性增生 以往称为轻度增生或囊性增生，腺体数量增加，某些腺体扩张成小囊。衬覆腺体的上皮一般为单层或假复层，细胞呈柱状，无异型性，细胞形态和排列与增生期子宫内膜相似。1%的单纯性子宫内膜增生可进展为子宫内膜腺癌。

2. 复杂性增生 以往称腺瘤型增生，腺体明显增生，相互拥挤，出现背靠背现象。腺体结构复杂且不规则，由于腺上皮细胞增生，可向腺腔内呈乳头状或向间质内出芽样生长，无细胞异型性。内膜间质明显减少。约3%可发展为腺癌。

3. 异型增生 在复杂性增生的基础上，伴有上皮细胞异型性，细胞极性紊乱，体积增大，核质比例增加，核染色质浓聚，核仁醒目，可见多少不等的核分裂象。重度不典型增生有时和子宫内膜癌较难鉴别，若有间质浸润则归属为癌，往往需经子宫切除后全面检查才能确诊。1/3的患者5年内可发展为腺癌。

三、子宫肿瘤

（一）子宫体癌

子宫体癌又称子宫内膜腺癌，是由子宫内膜上皮细胞发生的恶性肿瘤，多见于50岁以上绝经期和绝经期后妇女，以55~65岁为高峰。

1. 病因 一般认为与雌激素长期持续作用有关，患者常有内分泌失调的表现，肥胖、糖尿病、吸烟和不孕是其高危因素。

2. 病理变化

（1）肉眼观 子宫内膜癌分为弥漫型和局限型。弥漫型表现为子宫内膜弥漫性增厚，表面粗糙不平，灰白质脆，常有出血坏死或溃疡形成，并不同程度地浸润子宫肌层。局限型多位于子宫底或子宫角，常呈息肉或乳头状突向宫腔。如果癌组织小而表浅，可在诊断性刮宫时全部刮出，在切除的子宫内找不到癌组织。

（2）光镜下 癌组织可呈高、中、低分化，以高分化腺癌居多。

①高分化腺癌 腺管排列拥挤、紊乱，细胞轻度异型，结构貌似增生的内膜腺体。

②中分化腺癌 腺体不规则，排列紊乱，细胞向腺腔内生

长可形成乳头或筛状结构，并见实性癌灶。癌细胞异型性明显，核分裂象易见。

③低分化腺癌 癌细胞分化差，很少形成腺样结构，多呈实体片状排列，核异型性明显，核分裂象多见。

在高分化的子宫内膜癌中，若伴有良性化生的鳞状上皮，称腺棘癌；腺癌伴有鳞癌上皮成分，则称为腺鳞癌。

3. 扩散

（1）直接蔓延 向上可达子宫角，相继至输卵管、卵巢和其他盆腔器官；向下至宫颈管和阴道；向外可侵透肌层达浆膜而蔓延至输卵管、卵巢，并可累及腹膜和大网膜。

（2）淋巴道转移 宫底部的癌多转移至腹主动脉旁淋巴结；子宫角部的癌可经圆韧带的淋巴管转移至腹股沟淋巴结；累及宫颈管的癌可转移至宫旁、髂内外和髂总淋巴结。

（3）血行转移 晚期可经血道转移至肺、肝及骨骼。

4. 临床病理联系 早期，患者可无任何症状，最常见的临床表现是阴道不规则流血，部分患者可有阴道分泌物增多，呈淡红色。如继发感染则呈脓性，有腥臭味。晚期，癌组织侵犯盆腔神经，可引起下腹部及腰骶部疼痛等症状。根据癌组织的累及范围，子宫内膜癌临床分期如下。

（1）Ⅰ期 癌组织局限于子宫体。

（2）Ⅱ期 癌组织累及子宫体和子宫颈。

（3）Ⅲ期 癌组织向子宫外扩散，尚未侵入盆腔外组织。

（4）Ⅳ期 癌组织已超出盆腔范围，累及膀胱和直肠黏膜。

Ⅰ期患者手术后的 5 年生存率接近 90%，Ⅱ期降至 30%~50%，晚期患者则低于 20%。

（二）子宫平滑肌肿瘤

子宫平滑肌瘤是<u>女性生殖系统最常见的肿瘤</u>。如果将微小的平滑肌瘤也计算在内，30 岁以上妇女的发病高达 75%，多数肿瘤在绝经期以后可逐渐萎缩。发病有一定的遗传倾向，雌激素可促进其生长。

1. 病理变化

（1）肉眼观 多数肿瘤发生于子宫肌层，一部分可位于黏膜下或浆膜下,脱垂于子宫腔或子宫颈口。肌瘤小者仅镜下可见,大者可超过30cm。单发或多发,多者达数十个,称多发性子宫肌瘤。肿瘤表面光滑,界清,无包膜。切面灰白,质韧,编织状或旋涡状。有时肿瘤可出现均质的透明变性、黏液变性或钙化。当肌瘤间质血管内有血栓形成时,肿瘤局部可发生梗死伴出血,肉眼呈暗红色,称红色变性。

(2)光镜下　瘤细胞与正常子宫平滑肌细胞相似,梭形,束状或旋涡状排列,胞质红染,核呈长杆状,两端钝圆,核分裂少见,缺乏异型性。肿瘤与周围正常平滑肌界限清楚。

2. 临床病理联系　即使平滑肌瘤的体积很大,也可没有症状。最主要的症状是由黏膜下平滑肌瘤引起的出血,或压迫膀胱引起的尿频。血流阻断可引起突发性疼痛。其次,平滑肌瘤可导致自然流产、胎儿先露异常和绝经后流血。

平滑肌肉瘤切除后有很高的复发倾向,一半以上可通过血流转移到肺、骨、脑等远隔器官,也可在腹腔内播散。

第三节　滋养层细胞疾病

滋养层细胞疾病(GTD)包括葡萄胎、侵蚀型葡萄胎、绒毛膜癌和胎盘部位滋养细胞肿瘤,其共同特征为滋养细胞层异常增生。患者血清和尿液中人绒毛膜促性腺激素(HCG)含量高于正常妊娠,可作为临床诊断、随访观察和评价疗效的辅助指标。

一、葡萄胎

葡萄胎又称水泡状胎块,是胎盘绒毛的一种良性病变,可发生于育龄期的任何年龄,以20岁以下和40岁以上女性多见,这可能与卵巢功能不足或衰退有关。本病发生有明显地域性差别,欧美国家比较少见,东南亚地区的发病率比欧美国家高10倍左右。

1. 病因和发病机制

病因尚未明确,但有关研究表明,80%以上完全性葡萄胎为 46XX，可能的原因是，在受精时父方的单倍体精子 23X 在丢失了所有的母方染色体的空卵中自我复制而成纯合子 46XX，两组染色体均来自父方；缺乏母方功能性 DNA。其余 10% 的完全性葡萄胎为空卵在受精时和两个精子结合（23X 和 23Y），染色体核型为 46XY，故完全性葡萄胎均为男性遗传起源。由于缺乏卵细胞的染色体，故胚胎不能发育。

2. 病理变化

（1）肉眼观　病变局限于宫腔内，不侵入肌层。胎盘绒毛高度水肿，形成透明或半透明的薄壁水泡，内含清亮液体，有蒂相连，形似葡萄。若所有绒毛均呈葡萄状，称之为完全性葡萄胎；部分绒毛呈葡萄状，仍保留部分正常绒毛，伴有或不伴有胎儿或其附属器官者，称为不完全性或部分性葡萄胎。绝大多数葡萄胎发生于子宫内，个别病例也可发生在子宫外异位妊娠的所在部位。

（2）光镜下　葡萄胎有以下三个特点：①绒毛因间质高度水肿而增大；②绒毛间质内血管消失，或见少量无功能的毛细血管，内无红细胞；③滋养层细胞有不同程度增生，增生的细胞包括合体细胞滋养层细胞和细胞滋养层细胞，两者以不同比例混合存在，并有轻度异型性。滋养层细胞增生为葡萄胎的最重要特征。

细胞滋养层细胞（朗格汉斯细胞）位于正常绒毛内层，呈立方或多边形，胞质淡染，核圆居中，染色质较稀疏。合体滋养层细胞位于正常绒毛的外层，细胞体积大而不规则，胞质嗜酸呈深红色，多核，核深染。

3. 临床病理联系

患者多半在妊娠的第 11 周至第 25 周出现症状，妊娠早期的超声检测可在出现症状前发现。由于胎盘绒毛水肿致子宫体积明显增大，超出相应月份正常妊娠子宫体积。因胚胎早期死亡，虽然子宫体积超过正常 5 个月妊娠，但听不到胎心，亦无胎动。由于滋养层细胞增生，患者血和尿中绒毛膜促性腺激素 HCG 明显增高，是协助诊断的重要指标。滋养层细胞侵袭血管能力很强，故子宫反复不规则流血，偶有葡萄状物流出。

二、侵蚀性葡萄胎

侵蚀性葡萄胎为界于葡萄胎和绒毛膜上皮癌之间的交界性肿瘤。侵蚀性葡萄胎和良性葡萄胎的主要区别是水泡状绒毛侵入子宫肌层，引起子宫肌层出血坏死，甚至向子宫外侵袭累及阔韧带，或经血管栓塞至阴道、肺、脑等远隔器官，绒毛不会在栓塞部位继续生长并可自然消退，和转移有明显区别。

镜下，滋养层细胞增生程度和异型性比良性葡萄胎显著。常见出血坏死，其中可查见水泡状绒毛或坏死的绒毛，有无绒毛结构是本病与绒毛膜上皮癌的主要区别。

临床主要表现是在葡萄胎排除后，子宫因复旧不全，体积仍呈不同程度增大。血或尿中 HCG 持续阳性，阴道持续或不规则流血。因肿瘤侵入肌层，经过多次刮宫仍不见好转。有时阴道可出现转移的紫蓝色结节，破溃时可发生大出血。若肺内有栓塞，患者可伴有咯血。大多数侵蚀性葡萄胎对化疗敏感，预后良好。

三、绒毛膜癌

绒毛膜癌简称绒癌，是源自妊娠绒毛滋养层上皮的高度侵袭性恶性肿瘤，少数可发生于性腺或其他组织的多潜能细胞。绝大多数与妊娠有关，约 50% 继发于葡萄胎，25% 继发于自然流产，20% 发生于正常分娩后，5% 发生于早产和异位妊娠等。20 岁以下和 40 岁以上女性为高危年龄，发病和年龄密切相关，提示该肿瘤较可能发生自非正常的受精卵，而不是来自绒毛膜上皮。

1. 病理变化

（1）肉眼观　癌结节呈单个或多个，位于子宫的不同部位，大者可突入宫腔，常侵入深肌层，甚而穿透宫壁达浆膜外。由于明显出血坏死，癌结节质软，暗红或紫蓝色。

（2）光镜下　癌组织由分化不良的似细胞滋养细胞和似合体滋养细胞两种瘤细胞组成，细胞异型性明显，核分裂象易见。

两种细胞混合排列成巢状或条索状，偶见个别癌巢主要由一种细胞组成。肿瘤自身无间质血管，依靠侵袭宿主血管获取营养，故癌组织和周围正常组织有明显出血坏死，有时癌细胞大多坏死，仅在边缘部查见少数残存的癌细胞。癌细胞不形成绒毛和水泡状结构，这一点和侵袭性葡萄胎明显不同。

2. **扩散**　绒毛膜癌侵袭破坏血管能力很强，除在局部破坏蔓延外，极易经血道转移，以肺最常见，其次为脑、胃肠道、肝、阴道壁等。少数病例在原发灶切除后，转移灶可自行消退。

3. **临床与病理联系**　临床主要表现为葡萄胎流产和妊娠数月甚至数年后，阴道出现持续不规则流血，子宫增大，血或尿中 HCG 持续升高。血道转移是绒毛膜癌的显著特点，出现在不同部位的转移灶可引起相应症状。如有肺转移，可出现咯血、胸痛；脑转移可出现头痛、呕吐、瘫痪及昏迷；肾转移可出现血尿等症状。

四、胎盘部位滋养细胞肿瘤

胎盘部位滋养细胞肿瘤（PSTT）源自胎盘绒毛外中间滋养叶细胞，相当少见。

1. 病理变化

（1）肉眼观　肿瘤位于胎盘种植部位，呈结节状，棕黄色，切面肿瘤侵入子宫肌层，与周围组织界限不清，肌层的浸润程度不一，少数情况下，肿瘤可穿透子宫全层。一般无明显出血。

（2）光镜下　在正常妊娠过程中，中间型滋养叶细胞的功能是将胚体固定在肌层表面。当中间型滋养叶细胞呈肿瘤增生时，浸润的方式和胎盘附着部位的正常滋养叶上皮相似，仍然位于滋养叶上皮生长旺盛的典型部位。细胞形态比较单一，多数为单核，胞质丰富，边界清楚，淡红色，体积大于细胞滋养层细胞。少数细胞呈多核或双核，瘤细胞在肌层细胞之间呈单个、条索状、片状或岛屿状排列。一般无坏死和绒毛。与绒毛膜上皮癌不同的是，胎盘部位滋养细胞肿瘤由单一增生的胎盘中间滋养叶细胞组成，而绒毛膜上皮癌由两种细胞构成。免疫组织化学染色大多数中间性滋养叶细胞胎盘催乳素阳性；而仅少部分细胞 HCG 阳性。

2. 临床病理联系　胎盘部位滋养细胞肿瘤虽然在局部呈浸润性生长，但一般较局限，临床表现多为良性，10% 的病例可发生转移，偶致病人死亡。若 HCG 持续阳性，则预后和绒毛膜上皮癌相似。

第四节　卵巢肿瘤

卵巢肿瘤种类繁多，结构复杂，依照其组织发生可分为三大类。

（1）上皮性肿瘤　浆液性肿瘤、黏液性肿瘤、子宫内膜样肿瘤、透明细胞肿瘤及移行细胞肿瘤。

（2）生殖细胞肿瘤　畸胎瘤、无性细胞瘤、内胚窦瘤及绒毛膜癌。

（3）性索–间质肿瘤　颗粒细胞–卵泡膜细胞瘤、支持细胞–间质细胞瘤。

一、卵巢上皮性肿瘤

卵巢上皮性肿瘤是最常见的卵巢肿瘤，占所有卵巢肿瘤的90%，可分为良性、交界性和恶性。交界性卵巢上皮肿瘤是指形态和生物学行为界于良性和恶性之间，具有低度恶性潜能的肿瘤。绝大多数上皮性肿瘤来源于卵巢的表面上皮，由胚胎时期覆盖在生殖嵴表面的体腔上皮转化而来。依据上皮的类型可将卵巢上皮性肿瘤分为浆液性、黏液性和子宫内膜样。

1. 浆液性肿瘤　浆液性囊腺瘤是卵巢最常见的肿瘤，其中浆液性囊腺瘤占全部卵巢癌的 1/3。良性和交界性肿瘤多发于30~40 岁的女性，而囊腺癌患者则年龄偏大。

（1）肉眼观　典型的浆液性囊腺瘤由单个或多个纤维分隔的囊腔组成，囊内含有清亮液体，偶混有黏液。良性瘤囊内壁光滑，一般无囊壁的上皮性增厚和乳头状突起。交界性囊腺瘤可见较多的乳头，大量的实体和乳头在肿瘤中出现时应疑为癌。双侧发生多见。

（2）光镜下 良性瘤囊腔由单层立方或矮柱状上皮衬覆，具有纤毛，与输卵管上皮相似，虽有乳头状结构形成，但一般乳头较宽，细胞形态较一致，无异型性。交界瘤上皮细胞层次增加，达2~3层，乳头增多，细胞异型，但无间质的破坏和浸润。浆液性囊腺癌除细胞层次增加超过3层外，最主要的特征是伴有癌细胞间质浸润。肿瘤细胞呈现腺细胞特点，细胞异型性明显，核分裂象多见，乳头分支多而复杂，呈树枝状分布，或呈未分化的特点。常可见砂粒体。

浆液性肿瘤的生物学行为取决于肿瘤的分化和分布范围。浆液性肿瘤可以在卵巢表面生长，少数情况下，可原发在腹膜部位。交界性肿瘤也可起源于腹膜或由卵巢向腹膜表面延伸，一般较局限，临床上可无症状，或逐渐扩散，在许多年后，产生肠梗阻或其他并发症。癌则可向软组织浸润，形成大的腹腔内肿块，病情明显恶化。

2. 黏液性肿瘤 黏液性肿瘤较浆液性肿瘤少见，占所有卵巢肿瘤的25%。其中80%是良性，交界性和恶性各占10%。发病年龄与浆液性肿瘤相同。

（1）肉眼观 肿瘤表面光滑，由多个大小不一的囊腔组成，腔内充满富于糖蛋白的黏稠液体，双侧发生比较少见。6%的交界性黏液性囊腺瘤为双侧性。如肿瘤查见较多乳头和实性区域，或有出血，坏死及包膜浸润，则有可能为恶性。

（2）光镜下 良性黏液性囊腺瘤的囊腔被覆单层高柱状上皮，核在基底部，核的上部充满黏液，无纤毛，和子宫颈及小肠的上皮相似。交界性肿瘤含有较多的乳头结构，细胞层次增加，一般不超过3层，核轻至中度异型，但无间质和被膜的浸润。囊腺癌上皮细胞明显异型，形成复杂的腺体和乳头结构，可有出芽、搭桥及实性巢状区，如能确认有间质浸润，则可诊断为癌。如间质浸润不能确定，上皮细胞超过3层亦应诊为癌。

黏液性囊腺癌的预后决定于临床分期，一般好于浆液性囊腺癌。如卵巢黏液性肿瘤的囊壁破裂,上皮和黏液种植在腹膜上,在腹腔内形成胶冻样肿块,称为腹膜假黏液瘤。

二、卵巢性索间质肿瘤

卵巢性索间质肿瘤起源于原始性腺中的性索和间质组织,分别在男性和女性衍化成各自不同类型的细胞,并形成一定的组织结构。女性的性索间质细胞称作颗粒细胞和卵泡膜细胞,男性则为支持细胞和间质细胞,它们可各自形成女性的颗粒细胞瘤和卵泡膜细胞瘤,或男性的支持细胞瘤和间质细胞瘤,亦可混合构成颗粒细胞–卵泡膜细胞瘤或支持–间质细胞瘤。由于性索间质可向多方向分化,卵巢和睾丸可查见所有这些细胞类型来源的肿瘤。卵泡膜细胞和间质细胞可分别产生雌激素和雄激素,患者常有内分泌功能的改变。

1. 颗粒细胞瘤 颗粒细胞瘤是伴有雌激素分泌的功能性肿瘤。该瘤极少发生转移,但可发生局部扩散,应被看做低度恶性肿瘤。

颗粒细胞瘤和其他卵巢肿瘤一样,体积较大,呈囊实性。肿瘤的部分区域呈黄色,为含脂质的黄素化的颗粒细胞,间质呈白色,常伴发出血。

镜下,瘤细胞大小较一致,体积较小,椭圆形或多角形,细胞质少,细胞核通常可查见核沟,成咖啡豆样外观。

2. 卵泡膜细胞瘤 卵泡膜细胞瘤为良性功能性肿瘤,因为肿瘤细胞可产生雌激素,绝大多数患者有雌激素增多的体征,患者常表现为月经不调和乳腺增大,多发生于绝经后的妇女。卵泡膜细胞瘤呈实体状,由于细胞含脂质,切面呈黄色。镜下,瘤细胞由成束的短梭形细胞组成,核卵圆形,胞质由于含脂质而呈空泡状。玻璃样变的胶原纤维可将瘤细胞分割成巢状。瘤细胞黄素化时,细胞大而圆,核圆居中,与黄体细胞相像,称为黄素化的卵泡膜细胞瘤。

3. 支持–间质细胞瘤 支持–间质细胞瘤主要发生于睾丸,较少发生于卵巢,任何年龄均可发病,多发于年轻育龄期妇女。该瘤可分泌少量雄激素,若大量分泌,可表现为男性化。

肿瘤单侧发生，呈实体结节分叶状，色黄或棕黄。镜下，有支持细胞和间质细胞按不同比例混合而成，高分化支持－间质细胞瘤由和胎儿睾丸的曲细精管相似的腺管构成，细胞为柱状。腺管之间为纤维组织和数量不等的间质细胞，间质细胞体积较大，胞质丰富嗜酸，核圆形或卵圆形，核仁明显。中分化者，分化不成熟的支持细胞，成条索或小巢状排列；低分化者，细胞呈梭形，肉瘤样弥漫分布。

三、卵巢生殖细胞肿瘤

来源于生殖细胞的肿瘤约占所有卵巢肿瘤的 1/4。儿童和青春期的卵巢肿瘤 60% 为生殖细胞肿瘤，绝经期后则很少见。原始生殖细胞具有向不同方向分化的潜能，由原始性生殖细胞组成的肿瘤称作无性细胞瘤；原始生殖细胞向胚胎的体壁细胞分化称为畸胎瘤；向胚外组织分化，瘤细胞和胎盘的间充质细胞或它的前身相似，称作卵黄囊瘤；向覆盖在胎盘绒毛表面的细胞分化，则称为绒毛膜癌。

（一）畸胎瘤

畸胎瘤是来源于生殖细胞的肿瘤，具有向体细胞分化的潜能，大多数肿瘤含有至少两个或 3 个胚层组织成分。占肿瘤的 15%~20%，好发于 20~30 岁女性。

1. 成熟畸胎瘤　成熟畸胎瘤又称成熟囊性畸胎瘤，是最常见的生殖细胞肿瘤，约占所有卵巢肿瘤的 1/4。

（1）肉眼观　肿瘤呈囊性，充满皮脂样物，囊壁上可见头节，表面附有毛发，可见牙齿。

（2）光镜下　肿瘤由 3 个胚层的各种成熟组织构成。常见皮肤、毛囊、汗腺、脂肪、肌肉、骨、软骨、呼吸道上皮、消化道上皮、甲状腺和脑组织等。以表皮和附件组成的单胚层畸胎瘤称为皮样囊肿；以甲状腺组织为主的单胚层畸胎瘤则称为卵巢甲状腺肿。

成熟畸胎瘤中 1% 可发生恶性变，多发生在老年女性，组织学特点和发生在机体其他部位的癌相似。3/4 为鳞状细胞癌，其他包括类癌、基底细胞癌、甲状腺癌和腺癌等。

2. 未成熟性畸胎瘤　卵巢未成熟性畸胎瘤和成熟性囊性畸胎瘤的主要不同是在肿瘤组织中查见未成熟组织。未成熟畸胎瘤占 20 岁以下女性所有恶性肿瘤的 20%，随年龄的增大，发病率逐渐减少。

（1）肉眼观　未成熟畸胎瘤呈实体分叶状，可含有许多小的囊腔。实体区域常可查见未成熟的骨或软骨组织。

（2）光镜下　在与成熟性畸胎瘤相似的组织结构背景上，可见未成熟神经组织组成的原始神经管和菊形团，偶见神经母细胞瘤的成分，此外，常见未成熟的骨或软骨组织。预后和肿瘤分化有关，高分化的肿瘤一般预后较好，而主要由未分化的胚胎组织构成的肿瘤则预后较差。

（二）无性细胞瘤

卵巢无性细胞瘤是由未分化、多潜能原始生殖细胞组成的恶性肿瘤，同一肿瘤发生在睾丸则称为精原细胞瘤。大多数患者的年龄在 10~30 岁之间。无性细胞瘤仅占卵巢恶性肿瘤的 2%，精原细胞瘤则是睾丸最常见的肿瘤。

1. 肉眼观　肿瘤一般体积较大，质实，表面结节状。切面质软鱼肉样。

2. 光镜下　细胞体积大而一致，细胞膜清晰，胞质空亮，充满糖原，细胞核居中，有 1~2 个明显的核仁，核分裂多见。瘤细胞排列成巢状或条索状。瘤细胞巢周围的纤维间隔中常有淋巴细胞浸润，并可有结核样肉芽肿结构。约 15% 的无性细胞瘤含有和胎盘合体细胞相似的合体细胞滋养层成分。肿瘤细胞胎盘碱性磷酸酶阳性可有助于诊断的确立。

（三）胚胎性癌

胚胎性癌主要发生于 20~30 岁的青年人，比无性细胞瘤更具有浸润性，是高度恶性的肿瘤。

1. 肉眼观　肿瘤体积小于无性细胞瘤，切面肿瘤边界不清，可见出血和坏死。

2. 光镜下　肿瘤细胞排列成腺管、腺泡或乳头状，分化差的细胞则排列成片状。肿瘤细胞形态呈上皮样，细胞大，显著异型，细胞之间界限不清，细胞核大小形态不一，核仁明显，常见核分裂象和瘤巨细胞。若伴有畸胎瘤、绒毛膜癌和卵黄囊瘤成分，应视为混合性肿瘤。

（四）卵黄囊瘤

卵黄囊瘤又称内胚窦瘤，多发生在 30 岁以下妇女，是婴幼儿生殖细胞肿瘤中最常见的类型，生物学行为呈高度恶性。体积一般较大，结节分叶状，边界不清。切面灰黄色，呈实体状，局部可见囊腔形成，可有局部出血坏死。

镜下见多种组织形态：①疏网状结构，是最常见的形态。②S-D 小体，由含有肾小球样结构的微囊构成，中央有一纤维血管轴心。③多泡性卵黄囊结构，形成与胚胎时期卵黄囊相似大小不等的囊腔，内衬扁平上皮、立方上皮或柱状上皮，囊之间为致密的结缔组织。④细胞外嗜酸性小体也是常见的特征性结构。

第五节 前列腺疾病

一、前列腺增生症

良性前列腺增生又称结节状前列腺增生或前列腺肥大，以前列腺上皮和间质增生为特征，发生与激素平衡失调有关。由于增生多发生在前列腺的内区、移行区和尿道周围区，尿道受压而产生尿道梗阻或尿流不畅。是 50 岁以上男性的常见疾病，发病率随年龄的增加而递增。

1. 病理变化

（1）肉眼观 呈结节状增大，重者可达 300g，颜色和质地与增生的成分有关，以腺体增生为主的呈淡黄色，质地较软，切面可见大小不一的蜂窝状腔隙，挤压可见奶白色前列腺液体流出；而以纤维平滑肌增生为主者，色灰白，质地较韧，和周围正常前列腺组织界限不清。

（2）光镜下　前列腺增生的<u>成分主要由纤维、平滑肌和腺体组成</u>，3种成分所占比例因人而异。增生的腺体和腺泡相互聚集或在增生的间质中散在随机排列，腺体的上皮由两层细胞构成，内层细胞呈柱状，外层细胞呈立方或扁平形，周围有完整的基膜包绕。上皮细胞向腔内出芽呈乳头状或形成皱褶。腔内常含有淀粉小体。

2. 临床病理联系　前列腺增生由于多发生在前列腺的中央区、移行区和尿道周围区，尿道前列腺部受压而产生尿道梗阻的症状和体征，患者可有排尿困难、尿流变细、滴尿、尿频和夜尿增多。时间久者，可产生尿潴留和膀胱扩张。尿液潴留可进一步诱发尿路感染或肾盂积水，严重者最后可导致肾衰竭。一般认为，前列腺极少发生恶变。

二、前列腺癌

前列腺癌是源自前列腺上皮的恶性肿瘤，多发于50岁以后，发病率随年龄增加逐步提高，60~85岁为高峰。其发病率和死亡率在欧美国家仅次于肺癌，居所有癌肿的第二位。去势手术（切除睾丸）或服用雌激素可抑制肿瘤生长，说明雄激素和前列腺癌的发生相关。和正常前列腺一样，前列腺癌上皮细胞也具有雄激素受体，激素和受体结合可促进肿瘤生长。

1. 病理变化

（1）肉眼观　约有70%的肿瘤发生在前列腺的周围区，以<u>后叶多见，可在肛门检查时扪及</u>。切面质硬沙砾样，但由于和正常前列腺界限不清，肉眼常不易辨认，用手触摸可感知。

（2）光镜下　前列腺癌多数为分化较好的腺癌，肿瘤腺泡较规则，排列拥挤，可见<u>背靠背现象</u>。腺体由单层细胞构成，外层的基底细胞缺如。偶见腺体扩张或腺上皮在腔内呈乳头状或筛状。细胞质一般无明显改变，但是细胞核体积增大，呈空泡状，含有1个或多个大的核仁。细胞核大小形状不一，但总体上，多形性不很明显，分裂少见。

高分化的前列腺癌最可靠的恶性证据是包膜、淋巴管、血管和周围神经的浸润。邻近的前列腺浸润性癌的腺管和腺泡中常可查见灶性非典型增生，或称作前列腺上皮内瘤变。常为多灶分布，也可呈单个病灶。和癌相比，前列腺上皮内瘤变没有间质浸润，异型的细胞外则有一层基底细胞和完整的基底膜。

2. **临床病理联系** 5%~20%的前列腺可发生局部浸润和远方转移，常直接向精囊和膀胱底部浸润，后者可引起尿道梗阻。血道转移可转移到骨、肺和肝，其中骨转移，尤其以脊柱骨最常见，其次为股骨近端、盆骨和肋骨。男性肿瘤骨转移应首先想到前列腺癌转移的可能。偶见内脏的广泛转移。淋巴转移首先至闭孔淋巴结，随之到内脏淋巴结、胃底淋巴结、髂骨淋巴结、骶骨前淋巴结和主动脉旁淋巴结。

第六节 睾丸和阴茎肿瘤

一、睾丸肿瘤

除卵巢囊腺瘤极少发生在睾丸以外，和卵巢性索间质及生殖细胞肿瘤相同类型的肿瘤均可发生在睾丸，发生在睾丸或卵巢的同一类型的肿瘤的肉眼观、组织学改变和生物学行为无明显区别。

二、阴茎肿瘤

阴茎鳞状细胞癌是起源于阴茎鳞状上皮的恶性肿瘤，多发于40~70岁的男性。发病与HPV有一定关系，包皮环切可保持生殖器局部的卫生，减少含有HPV和其他致癌物质的包皮垢，减低HPV的感染概率，有效地防止阴茎癌的发生。

1. **病理变化** 阴茎鳞状细胞癌通常发生在阴茎龟头或包皮内接近冠状沟的区域。

（1）**肉眼观** 呈乳头型或扁平型：乳头型似尖锐湿疣，或呈菜花样外观；扁平型局部黏膜表面灰白，增厚，表面可见裂隙，逐渐形成溃疡。

（2）光镜下　阴茎癌为分化程度不一的鳞状细胞癌，一般分化较好，有明显的角化。

疣状癌为发生在男性的高分化鳞癌，低度恶性，也可发生在女性的外阴黏膜。肿瘤向外、向内呈乳头状生长，仅在局部呈舌状向下推进性浸润，极少发生转移。

2. **临床病理联系**　阴茎鳞状细胞癌进展缓慢，可局部转移，除非有溃疡形成或感染，一般无痛感，常可伴有出血。早期肿瘤可转移至腹股沟和髂淋巴结，除非到晚期，广泛播散极其少见。

第七节　乳腺疾病

一、乳腺增生性病变

（一）乳腺纤维囊性变

乳腺纤维囊性变是一组非肿瘤性病变，以末梢导管和腺泡扩张、间质纤维组织和上皮不同程度的增生为特点，是最常见的乳腺疾患，多发于25~45岁之间的女性，绝经前达发病高峰，绝经后一般不再进展，极少在青春期前发病。发病多与卵巢内分泌失调有关，孕激素减少而雌激素分泌过多，对此病的发生起一定的作用。

病理变化：分为非增生型和增生型两种。

1. **非增生型纤维囊性变**

（1）肉眼观　非增生型纤维囊性变常为双侧，多灶小结节性分布，边界不清，囊肿大小不一，多少不等，相互聚集的小囊肿和增生的间质纤维组织相间交错，可产生斑驳不一的外观。大的囊肿因含有半透明的浑浊液体，外表面呈蓝色，故称作蓝顶囊肿。

（2）光镜下　囊肿被覆的上皮可为柱状或立方上皮，但多数为扁平上皮，上皮亦可完全缺如，仅见纤维性囊壁。腔内偶见钙化。如囊肿破裂，内容物外溢进入周围的间质，可致炎症性反应和间质纤维组织增生，纤维化的间质进一步发生玻璃样变。囊肿上皮常可见大汗腺（顶泌汗腺）化生，细胞体积较大，胞质嗜酸性，细胞质的顶部可见典型的顶浆分泌小突起，形态和大汗腺的上皮相似。

2. 增生性纤维囊性变 除了囊肿形成和间质纤维增生外，增生性纤维囊性变往往伴有末梢导管和腺泡上皮的增生。上皮增生可使层次增多，并形成乳头突入囊内，乳头顶部相互吻合，构成筛状结构。囊肿伴有上皮增生，尤其是有上皮异型增生时，有演化为乳腺癌的可能，应视为癌前病变。

依据上皮增生程度的轻重不同分为：①轻度增生；②旺炽性增生；③非典型性增生；④原位癌。

非增生性纤维囊性变无继发浸润性癌的危险性，旺炽性增生性纤维囊性变癌变的危险度增加 1.5~2 倍，导管和小叶的异型增生演变为浸润性癌机会增加 5 倍，而导管和小叶的原位癌进一步发展为浸润性癌的可能性则增加至 10 倍。非增生性纤维囊性变是否发展为乳腺癌主要取决于导管和腺泡上皮增生的程度和有无异型增生。

（二）硬化性腺病

硬化性腺病是增生性纤维囊性变的一少见类型，主要特征为小叶末梢导管上皮、肌上皮和间质纤维组织增生，小叶中央或小叶间的纤维组织增生使小叶腺泡受压而扭曲变形，一般无囊肿形成。

1. 肉眼观 灰白质硬，与周围乳腺界限不清。

2. 光镜下 每一终末导管的腺泡数目增加，小叶体积增大，轮廓尚存。病灶中央部位纤维组织呈程度不等的增生，腺泡受压而扭曲，病灶周围的腺泡扩张。腺泡外层的肌上皮细胞明显可见。在偶然情况下，腺泡明显受挤压，管腔消失，成为细胞条索，组织图像和浸润性小叶癌很相似。

二、乳腺纤维腺瘤

纤维腺瘤是乳腺最常见的良性肿瘤，可发生于青春期后的任何年龄，多在 20~35 岁之间。单个或多个，单侧或双侧发生。

1. 肉眼观 圆形或卵圆形结节状，与周围组织界限清楚，切面灰白色、质韧、略呈分叶状，可见裂隙状区域，常有黏液样外观。

2. 光镜下 肿瘤主要由增生的纤维间质和腺体组成，腺体圆形或卵圆形，或被周围的纤维结缔组织挤压呈裂隙状；间质通常较疏松，富于黏多糖，也可较致密，发生玻璃样变或钙化。

三、乳腺癌

乳腺癌是来自乳腺终末导管小叶单元上皮的恶性肿瘤。乳腺癌常发于 40~60 岁的妇女，小于 35 岁的女性较少发病。癌肿半数以上发生于乳腺外上象限，其次为乳腺中央区和其他象限。

（一）病因

1. 激素作用 乳腺癌的发生和雌激素的水平有关。雌激素的水平高可导致乳腺上皮增生，甚至癌变。

2. 遗传因素 5%~10% 的乳腺癌患者有家族遗传倾向，有家族史的妇女乳腺癌的发病率比无家族史者高 2~3 倍，发生年龄也较早。

3. 环境因素 乳腺癌有明显的地理区域分布，在北美和北欧发病率最高，而在多数亚洲和非洲国家则发病率较低。

4. 放射线 长时间大剂量放射线检查和治疗被认为是乳腺癌的诱发因素，接触放射线的年龄越小，剂量越大，将来发生乳腺癌的概率越高。

5. 纤维囊性变 非增生性纤维囊性变不会演变成乳腺癌，而导管和腺泡上皮的增生尤其是不典型增生则被视为癌前病变。

（二）病理变化

1. 非浸润性癌 非浸润癌分为导管内原位癌和小叶原位癌，两者均来自终末导管 – 小叶单元上皮细胞。导管内原位癌的瘤细胞位于和导管相似的扩张的小叶，不见小叶结构；小叶原位癌的瘤细胞充满轻度扩张的小叶腺泡，小叶结构尚存。二者均局限于基底膜内，未向间质或淋巴管、血管浸润。

（1）**导管内原位癌** 发生于乳腺小叶的终末导管，导管明显扩张，癌细胞局限于扩张的导管内，导管基膜完整。根据组织学改变分为粉刺癌和非粉刺型导管内原位癌。

①粉刺癌 粉刺癌一半以上位于乳腺中央部位，切面可见扩张的导管内含灰黄色软膏样坏死物质，挤压时可由导管内溢出，状如皮肤粉刺，故称为粉刺癌。由于粉刺癌间质纤维化和坏死区钙化，质地较硬，肿块明显，容易被临床和乳腺摄片查见。

镜下，癌细胞体积较大，胞质嗜酸，分化不等，大小不一，核仁明显，伴丰富的核分裂象。癌细胞呈实性排列，中央总会查见坏死，是其特征性的改变。坏死区常可查见钙化。导管周围见间质纤维组织增生和慢性炎细胞浸润。

②非粉刺型导管内癌 细胞呈不同程度异型，但不如粉刺癌明显，细胞体积较小，形态比较规则，一般无坏死或仅有轻微坏死。癌细胞在导管内排列成实性、乳头状或筛状等多种形式。管周围间质纤维组织增生亦不如粉刺癌明显。

（2）**小叶原位癌** 小叶原位癌发生于乳腺小叶的末梢导管和腺泡。扩张的乳腺小叶末梢导管和腺泡内充满呈实体排列的癌细胞，癌细胞体积较导管内癌的癌细胞小，大小形状较为一致，核圆形或卵圆形，核分裂象罕见。增生的癌细胞未突破基膜。一般无癌细胞坏死，亦无间质的炎症反应和纤维组织增生。

约30%的小叶原位癌累及双侧乳腺，常为多中心性，因肿块小，临床上一般扪及不到明显肿块，不易和乳腺小叶增生区别。发展为浸润性癌的概率和导管内原位癌相似。

2. 浸润性癌

（1）**浸润性导管癌** 由导管内癌发展而来，癌细胞突破导管基膜向间质浸润，是最常见的乳腺癌类型，约占乳腺癌70%左右。

①肉眼观 肿瘤呈灰白色，质硬，切面有砂粒感，无包膜，与周围组织分界不清，活动度差。常可见癌组织呈树根状侵入邻近组织内，大者可深达筋膜。如果癌肿侵及乳头又伴有大量

纤维组织增生时，由于癌周增生的纤维组织收缩，可导致<u>乳头下陷</u>。如果癌组织阻塞真皮内淋巴管，可导致皮肤水肿，而毛囊汗腺处皮肤相对下陷，呈橘皮样外观。晚期乳腺癌形成巨大肿块，在癌周浸润蔓延，形成多个卫星结节。如癌组织穿破皮肤，可形成溃疡。

②光镜下　组织学形态多种多样，癌细胞排列成巢状、团索状，或伴有少量腺样结构。可保留部分原有的导管内原位癌结构，或完全缺如。癌细胞大小形态各异，多形性常较明显，核分裂象多见，常见局部肿瘤细胞坏死。肿瘤间质有致密的纤维组织增生，癌细胞在纤维间质内浸润生长，二者比例各不相同。

（2）浸润性小叶癌　占乳腺癌 5%~10% 左右。<u>癌细胞呈单行串珠状或细条索状浸润于纤维间质之间</u>，或环形排列在正常导管周围。癌细胞小，大小一致，核分裂少见，细胞形态和小叶原位癌的瘤细胞相似。

大约 20% 的浸润性小叶癌累及双侧乳腺，在同一乳腺中呈弥漫性多灶性分布，因此不容易被临床和影像学发现。肉眼观，切面呈橡皮样，色灰白柔韧，与周围组织无明确界限。该瘤常转移至脑脊液、浆膜表面、卵巢、子宫和骨髓。

3. 特殊类型癌

（1）<u>髓样癌</u>　髓样癌约占乳腺癌的 2% 左右。肿瘤由明显型的大细胞组成，相互融合成片，呈推进性生长。癌细胞巢之间间质较少，周围有明显的淋巴细胞浸润。肉眼观，肿瘤灰白、质软、境界清楚。

（2）<u>腺癌</u>　腺癌又称小管癌，占乳腺浸润性癌的 1%~2%，为高分化癌。癌组织主要由腺管样结构组成，腺管小而规则，在乳腺间质中浸润性生长。腺管上皮细胞一般为单层，细胞小，轻度异型及上皮细胞缺如。预后较好。

（3）<u>黏液癌</u>　黏液癌多发生于老年人，占乳腺浸润性癌的 2%~3%，预后良好，一般单纯乳腺癌切除即可治愈。癌细胞分泌大量黏液，堆积在腺腔内，由于腺体崩解释放到间质中，形成黏液湖，癌巢或癌细胞漂浮在黏液中，肉眼观呈半透明胶冻状，故又称胶样癌。

（4）**佩吉特病** 伴有或不伴有间质浸润的导管内癌的癌细胞沿乳腺导管向上扩散，累及乳头和乳晕，在表皮内可见大而异型、胞质透明的肿瘤细胞，这些细胞可孤立散在，或成簇分布。在病变下方可查见导管内癌，其细胞形态和表皮内的肿瘤细胞相似。乳头和乳晕可见渗出和浅表溃疡，呈湿疹样改变，因此，又称湿疹样癌。

（三）扩散

1. **直接蔓延** 癌细胞沿乳腺导管直接蔓延，可累及相应的乳腺小叶腺泡，或沿导管周围组织间隙向周围扩散到脂肪组织。随着癌组织不断扩大，甚至可侵及胸大肌和胸壁。

2. **淋巴道转移** 乳腺淋巴管丰富，淋巴管转移是乳腺癌最常见的转移途径。首先转移至同侧腋窝淋巴结，晚期可相继至锁骨下淋巴结、逆行转移至锁骨上淋巴结。位于乳腺内上象限的乳腺癌常转移至乳内动脉旁淋巴结，进一步至纵隔淋巴结。偶尔可转移到对侧腋窝淋巴结。少部分病例可通过胸壁浅部淋巴管或深筋膜淋巴管转移到对侧腋窝淋巴结。

3. **血道转移** 晚期乳腺癌可经血道转移至肺、骨、肝、肾上腺和脑组织等或器官。

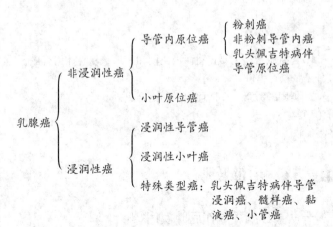

第十四章
内分泌系统疾病

一、基本概念

1. **内分泌系统**　包括内分泌腺、内分泌组织（如胰岛）和散在于各系统或组织内的内分泌细胞。内分泌系统与神经系统共同调节机体的生长发育和代谢，维持体内平衡或稳定。

2. **激素**　由内分泌腺或散在的内分泌细胞所分泌的高效能的生物活性物质，经组织液或血液传递而发挥其调节作用的化学物质。

3. **远距离分泌**　大多数激素经血液运输至远距离的靶细胞或组织而发挥作用。

4. **自分泌**　激素作用于分泌激素细胞的本身，这种方式称为自分泌。

5. **胞内分泌**　内分泌细胞的信息物质不分泌出来，原位作用该细胞质内的效应器上。

二、分类

1. **含氮激素**　主要在粗面内质网和高尔基复合体内合成，其分泌颗粒有膜包绕。

2. **类固醇激素**　在滑面内质网内合成，不形成有膜包绕的分泌颗粒。

第一节　垂体疾病

一、下丘脑及垂体后叶疾病

下丘脑－垂体后叶轴的功能性或器质性病变，均可引起其内分泌功能异常而出现各种综合征，如尿崩症等。

尿崩症

1. 概念 尿崩症是由于抗利尿激素（ADH）缺乏或减少而出现多尿、低比重尿、烦渴和多饮等的临床综合征。

2. 病因和分类

（1）因垂体后叶释放 ADH 不足引起，称为垂体性尿崩症。

（2）因肾小管对血内正常 ADH 水平缺乏反应，则称为肾性尿崩症。

（3）因下丘脑 - 垂体后叶轴的肿瘤、外伤、感染等引起，则称为继发性尿崩症。

（4）原因不明者，则称为特发性或原发性尿崩症等。

二、垂体前叶功能亢进与低下

1. 概念 垂体前叶功能亢进是垂体前叶的某一种或多种激素分泌增加，一般由前叶功能性肿瘤引起，少数由下丘脑作用或其靶器官的反馈抑制作用消失所致。

2. 垂体前叶功能低下的病因

（1）肿瘤。

（2）外科手术。

（3）外伤。

（4）血液循环障碍等。

（一）性早熟症

性早熟症是因中枢神经系统疾病（如脑肿瘤、脑积水等）或遗传异常而使下丘脑 - 垂体过早分泌释放促性腺激素所致，表现为女孩 6~8 岁、男孩 8~10 岁前出现性发育。

（二）垂体性巨人症及肢端肥大症

1. 病因 多由垂体生长激素细胞腺瘤分泌过多的生长激素所致。

2. 分类 垂体性巨人症，在青春期以前发生，骨骺未闭合时，各组织、器官、骨骼和人体按比例的过度生长，身材异常高大（但生殖器官发育不全）。肢端肥大症，在青春期后发生，骨骺已闭合，表现为头颅骨增厚，下颌骨、眶上嵴及颧骨弓增大突出，鼻、唇、舌增厚肥大，皮肤增厚粗糙，面容特异，四肢手足宽而粗厚，手（足）指（趾）粗钝。

（三）高催乳素血症

1.**病因**　由于垂体催乳激素细胞腺瘤分泌过多的催乳素（PRL）引起；由下丘脑病变或药物所致。

2.**临床表现**　溢乳－闭经综合征：女性闭经、不育和溢乳，男性性功能下降，少数也可溢乳。

（四）垂体性侏儒症

1.**病因**　因垂体前叶分泌生长激素（GH）部分或完全缺乏（常伴促性腺激素缺乏）所致儿童期生长发育障碍性疾病。

2.**临床表现**　骨骼、躯体生长发育迟缓，体型停滞于儿童期，身材矮小，皮肤和颜面可有皱纹，常伴性器官发育障碍，但智力发育正常。

（五）Simmond 综合征

1.**概念**　由于炎症、肿瘤、血液循环障碍、损伤等原因使垂体前叶各种激素分泌障碍的一种综合征，导致相应的靶器官如甲状腺、肾上腺、性腺等的萎缩，病程呈慢性经过。

2.**特征**　出现恶病质、过早衰老及各种激素分泌低下和产生相应临床症状。

（六）Sheehan 综合征

1.**概念**　Sheehan 综合征是垂体缺血性萎缩、坏死，前叶各种激素分泌减少的一种综合征，多由于分娩时大出血或休克引起。

2.**典型病例**　分娩后乳腺萎缩、乳汁分泌停止，相继出现生殖器官萎缩、闭经，甲状腺、肾上腺萎缩，功能低下，进而全身萎缩和老化。

三、垂体肿瘤

（一）垂体腺瘤

来源于垂体前叶上皮细胞的良性肿瘤，是鞍内最常见的肿瘤。占颅内肿瘤的 10%~20%，多在 30~60 岁之间，女性较多见。垂体腺瘤中功能性腺瘤约占 65%。

1. 临床表现 ①分泌某种过多的激素，表现相应的功能亢进；②肿瘤浸润、破坏、压迫垂体，使其激素分泌障碍，表现为功能低下；③肿瘤压迫视神经表现为视野损失、视力下降或失明等。

2. 肉眼观 ①垂体腺瘤生长缓慢，大小不一，直径可由数毫米达 10cm，直径小于 1 cm 者为小腺瘤，大于 1cm 者为大腺瘤；②功能性腺瘤一般较小，无功能性的一般较大；③肿瘤一般境界清楚，约 30% 的腺瘤无包膜（当肿瘤侵入周围脑组织时，称之为侵袭性垂体腺瘤），肿瘤质软、色灰白、粉红或黄褐；④可有灶性出血、坏死、囊性变、纤维化和钙化。

3. 镜下 ①肿瘤失去了正常组织结构特点；②瘤细胞似正常的垂体前叶细胞，核圆或卵圆形，有小的核仁；③多数腺瘤由单一细胞构成，少数可由几种瘤细胞构成；④瘤细胞排列成片块、条索、巢状、腺样或乳头状；⑤有的瘤细胞可有异型性或核分裂，瘤细胞巢之间为血管丰富的纤细间质。

4. 分类 根据 HE 染色特点：①嫌色性细胞腺瘤，约占垂体腺瘤的 2/3；②嗜酸性细胞腺瘤；③嗜碱性细胞腺瘤；④混合细胞腺瘤。

根据内分泌检测的新技术、免疫组织化学、电镜等，将形态和功能特点结合分类。

（1）**催乳素细胞腺瘤** 为垂体腺瘤中最多的一种，约占 30%，功能性垂体腺瘤近半数为此瘤。瘤细胞多由嫌色性或弱嗜酸性细胞构成，胞质中可见稀疏的小神经内分泌颗粒，血中催乳素（PRL）水平增高，出现溢乳-闭经综合征,免疫组化染色: PRL（+）。

（2）**生长激素细胞腺瘤** 约占垂体腺瘤的 25%，主要由嗜酸性和嫌色性瘤细胞构成，胞质内可见神经内分泌颗粒，血中生长激素（GH）水平增高，免疫组化染色：GH（+），可出现巨人症或肢端肥大症，也可出现垂体前叶功能低下。

（3）**促肾上腺皮质激素细胞腺瘤** 约占垂体腺瘤的 15%，瘤细胞嗜碱性，部分患者可出现 Cushing 综合征和 Nelson 综合征（表现在双肾上腺切除术后全身皮肤、黏膜色素沉着），免疫组化染色：ACTH 及其相关肽 β–LPH 和内啡肽等均为阳性。

（4）**促性腺激素细胞腺瘤** 占 5%~15%，为嫌色性或嗜碱性瘤细胞构成，瘤细胞可同时产生促黄体素（LH）和促卵泡素（FSH）两种激素；临床表现为性功能减退或无症状。免疫组化染色：FSH 或 LH 阳性，或两者均为阳性。胞质内可见较小的分泌颗粒。

（5）**促甲状腺细胞腺瘤** 约占 1%。大多数患者有甲状腺功能低下，仅少数患者伴"甲亢"及血中 TSH 升高。瘤细胞为嫌色性和嗜碱性。PAS（+），免疫组化染色：TSH（+）。

（6）**多种激素细胞腺瘤** 约占 10%，多数为 GH 细胞及 PRL 细胞混合腺瘤，瘤细胞染色呈多样性。

（7）**无功能性细胞腺瘤** 嫌色性瘤细胞构成。

（二）垂体腺癌

较少见。

第二节 甲状腺疾病

一、弥漫性非毒性甲状腺肿

（一）概念

亦称单纯性甲状腺肿，是由于缺碘使甲状腺素分泌不足，促甲状腺素（TSH）分泌增多，甲状腺滤泡上皮增生，滤泡内胶质堆积而使甲状腺肿大。

（二）特点

（1）一般不伴甲状腺功能亢进。

（2）常常是地方性分布，又称地方性甲状腺肿，也可为散发性。

（3）主要表现为甲状腺肿大，一般无临床症状，部分患者后期可引起压迫、窒息、吞咽和呼吸困难，少数患者可伴甲状腺功能亢进或低下等症状，极少数可癌变。

（三）病理变化

1. 增生期　又称弥漫性增生性甲状腺肿。

（1）肉眼观　甲状腺弥漫性对称性中度增大，一般不超过150g（正常 20~40g），表面光滑。

（2）镜下　滤泡上皮增生呈立方或低柱状，伴小滤泡和小假乳头形成，胶质较少，间质充血。

（3）甲状腺功能无明显改变。

2. 胶质贮积期　又称弥漫性胶样甲状腺肿。

（1）病因　长期持续缺碘，胶质大量贮积。

（2）肉眼观　甲状腺弥漫性、对称性显著增大，重200~300g，有的可达 500g 以上，表面光滑，切面呈棕褐色，半透明胶胨状。

（3）镜下　部分上皮增生，可有小滤泡或假乳头形成，大部分滤泡上皮复旧变扁平，滤泡腔高度扩大，腔内大量胶质贮积。

3. 结节期　又称结节性甲状腺肿。

（1）本病后期滤泡上皮局灶性增生、复旧或萎缩不一致，分布不均，形成结节。

（2）肉眼观　甲状腺呈不对称结节状增大，结节大小不一，有的结节境界清楚（但无完整包膜），切面可有出血、坏死、囊性变、钙化和瘢痕形成。

（3）镜下　部分滤泡上皮呈柱状或乳头样增生，小滤泡形成；部分上皮复旧或萎缩，胶质贮积；间质纤维组织增生、间隔包绕形成大小不一的结节状病灶。

（四）病因和发病机制

1. 缺碘

（1）地方性水、土、食物中缺碘及机体青春期、妊娠和哺乳期对碘需求量增加而相对缺碘，甲状腺素合成减少，通过反馈刺激垂体TSH分泌增多，甲状腺滤泡上皮增生，摄碘功能增强，达到缓解。

（2）如果持续长期缺碘，一方面滤泡上皮增生，另一方面所合成的甲状球蛋白没有碘化而不能被上皮细胞吸收利用，则滤泡腔内充满胶质，使甲状腺肿大。

（3）治疗和预防：食用碘化食盐和其他富含碘的食品。

2. 致甲状腺肿因子的作用

（1）水中大量钙和氟可引起甲状腺肿，因其影响肠道碘的吸收，且使滤泡上皮细胞膜的钙离子增多，从而抑制甲状腺素分泌。

（2）某些食物（如卷心菜、木薯、菜花、大头菜等）可致甲状腺肿。如木薯内含氰化物，抑制碘化物在甲状腺内运送。

（3）硫氰酸盐及过氯酸盐妨碍碘向甲状腺聚集。

（4）药物如硫脲类药、磺胺类药、锂、钴及高氯酸盐等，可抑制碘离子的浓集或碘离子有机化。

3. 高碘　常年饮用含高碘的水，因碘摄食过高，过氧化物酶的功能基团过多地被占用，影响了酪氨酸氧化，因而碘的有机化过程受阻，甲状腺呈代偿性肿大。

4. 遗传与免疫　家族性甲状腺肿的原因是激素合成中有关酶的遗传性缺乏，如过氧化物酶、去卤化酶的缺陷及碘酪氨酸偶联缺陷等。

二、弥漫性毒性甲状腺肿

（一）概念

指血中甲状腺素过多，作用于全身各组织所引起的临床综合征，临床上统称为甲状腺功能亢进症，简称"甲亢"，由于约有1/3患者有眼球突出，故又称为突眼性甲状腺肿，也有人将毒性甲状腺肿称之为 Graves 病或 Basedow 病。

（二）临床表现

（1）甲状腺肿大，基础代谢率和神经兴奋性升高，血中 T_3、T_4 高，吸碘率高。

（2）心悸、多汗、烦热、潮汗、脉搏快、手震颤、多食、消瘦、乏力、突眼等。

（3）本病多见于女性，男女之比为 1 ：4~1 ：6，以 20~40 岁最多见。

（三）病理变化

1. 肉眼观

（1）甲状腺弥漫性对称性增大，为正常的 2~4 倍（60~100g）。

（2）表面光滑，血管充血，质较软。

（3）切面灰红呈分叶状，胶质少，棕红色，质如肌肉。

2. 光镜下

（1）滤泡上皮增生呈高柱状，有的呈乳头样增生，并有小滤泡形成。

（2）滤泡腔内胶质稀薄，滤泡周边胶质出现许多大小不一的上皮细胞的吸收空泡。

（3）间质血管丰富、充血，淋巴组织增生。

3. 电镜下

（1）滤泡上皮细胞有吸收空泡。

（2）间质淋巴组织增生，滤泡上皮细胞胞质内内质网丰富、扩张，高尔基体肥大，核糖体增多，分泌活跃。

4. 免疫荧光

（1）滤泡基底膜上有 IgG 沉着。

（2）往往甲亢手术前需经碘治疗，治疗后甲状腺病变有所减轻，甲状腺体积缩小、质变实。

（3）光镜下　①上皮细胞变矮，增生减轻；②胶质增多、变浓，吸收空泡减少；③间质血管减少，充血减轻；④淋巴细胞也减少。

5. 全身病变

（1）淋巴组织增生，胸腺和脾脏增大。

（2）心脏肥大、扩大，心肌和肝细胞可有变性、坏死及纤维化。

（3）眼球外突的原因是眼球外肌水肿、球后纤维脂肪组织增生、淋巴细胞浸润和黏液水肿。

（四）病因和发病机制

1. 是一种自身免疫病

（1）血中球蛋白增高，并有多种抗甲状腺的自身抗体，且常与一些自身免疫性并存。

（2）血中存在与TSH受体结合的抗体，具有类似TSH的作用。

2. 遗传因素　可能与遗传有关。

3. 精神因素　与精神创伤有一定关系。

三、甲状腺炎

（一）慢性淋巴细胞性甲状腺炎

亦称桥本甲状腺炎或自身免疫性甲状腺炎，是一种自身免疫病，多见于中年女性。

1. 临床表现

（1）甲状腺无毒性弥漫性肿大，晚期一般有甲状腺功能低下的表现。

（2）TSH较高，T_3、T_4低，患者血内出现一系列自身抗体。

2. 病理变化

（1）肉眼观　①甲状腺弥漫性对称性肿大，稍呈结节状；②质较韧，重量一般为60~200g左右；③被膜轻度增厚，但与周围组织无粘连；④切面呈分叶状，色灰白或灰黄。

（2）光镜下　①甲状腺实质组织广泛破坏、萎缩；②大量淋巴细胞及不等量的嗜酸性粒细胞浸润，淋巴小结形成，纤维组织增生；③有时可出现多核巨细胞。

（二）慢性纤维性甲状腺炎

又称Riedel氏甲状腺肿或慢性木样甲状腺炎，罕见。男女之比为1：3，年龄为30~60岁。

1. 临床表现

（1）早期症状不明显，功能正常。

（2）晚期甲状腺功能低下，增生的纤维瘢痕组织压迫可产生声音嘶哑、呼吸及吞咽困难等。

2. 病理变化

（1）肉眼观　甲状腺中度肿大，病变范围和程度不一，呈结节状，质硬似木样，与周围明显粘连，切面灰白。

（2）光镜下　甲状腺滤泡萎缩，小叶结构消失，而大量组织增生、玻璃样变，有少量淋巴细胞浸润。

3. 与淋巴细胞性甲状腺的主要区别

（1）本病向周围组织蔓延、侵犯、粘连，后者仅限于甲状腺内。

（2）本病虽有淋巴细胞浸润，但不形成淋巴滤泡。

（3）本病有显著的纤维化及玻璃样变，质硬。

（三）亚急性甲状腺炎

又称肉芽肿性甲状腺炎、巨细胞性甲状腺炎等。与病毒感染有关的巨细胞性或肉芽肿性炎症。

临床表现：

（1）女性多于男性，中青年多见。

（2）起病急，发热不适。

（3）颈部有压痛。

（4）可有短暂性甲状腺功能异常，病程短，常在数月内恢复正常。

四、甲状腺功能低下

（一）克汀病或呆小症

1. 病因　地方性缺碘。

2. 临床症状　在胎儿和婴儿期从母体获得或合成甲状腺素不足或缺乏，导致生长发育障碍，表现为大脑发育不全、智力低下、表情痴呆、愚钝颜貌，骨形成及成熟障碍，四肢短小，形成侏儒。

（二）黏液水肿

组织学特点：

（1）由于甲状腺功能低下，组织间质内出现大量类黏液（氨基多糖）积聚。

（2）镜下可见间质胶原纤维分解、断裂变疏松，充以 HE 染色为蓝色的胶状液体。

（3）临床上可出现怕冷、嗜睡、月经周期不规律，动作、说话及思维减慢，皮肤发凉、粗糙及非凹陷性水肿。氨基多糖沉积的组织和器官可出现相应的功能障碍或症状。

（三）病因

（1）甲状腺肿瘤、炎症、外伤、放射等实质性损伤。

（2）发育异常。

（3）缺碘、药物及先天或后天性甲状腺素合成障碍。

（4）自身免疫病。

（5）垂体或下丘脑病变。

五、甲状腺肿瘤

（一）甲状腺腺瘤

甲状腺滤泡上皮发生的一种常见的良性肿瘤。中青年女性多见。肿瘤生长缓慢，随吞咽活动而上下移动。

1. 肉眼观

（1）多为单发，圆或类圆形，直径一般 3~5cm。

（2）切面多为实性，色暗红或棕黄。

（3）可并发出血、囊性变、钙化和纤维化。

（4）有完整的包膜，常压迫周围组织。

2. 分类

（1）单纯型腺瘤　又称正常大小滤泡型腺瘤。肿瘤包膜完整，肿瘤组织由大小较一致、排列拥挤、内含胶质、与成人正常甲状腺相似的滤泡构成。

（2）胶样型腺瘤　又称巨滤泡型腺瘤。肿瘤组织由大滤泡或大小不一的滤泡组成，滤泡内充满胶质，并可互相融合成囊。肿瘤间质少。

（3）胎儿型腺瘤　又称小滤泡型腺瘤。主要由小而一致、仅含少量胶质或没有胶质的小滤泡构成，上皮细胞为立方形，似胎儿甲状腺组织，间质呈水肿、黏液样，此型易发生出血、囊性变。

（4）胚胎型腺瘤　瘤细胞小，大小较一致，分化好，呈片状或条索状排列；偶见不完整的小滤泡，无胶质，间质疏松呈水肿状。

（5）非典型腺瘤　瘤细胞丰富，轻度非典型增生，可见核分裂象。排列成索或巢片状。很少形成完整滤泡，间质少。

（6）嗜酸性细胞腺瘤　较少见，瘤细胞大而多角形，核小，胞质丰富嗜酸性，内含嗜酸性颗粒；电镜下见嗜酸性细胞内有丰富的线粒体。瘤细胞排列成索网状或巢状，很少形成滤泡。

3. 结节性甲状腺肿和甲状腺腺瘤的诊断及鉴别要点

（1）前者常为多发结节、无完整包膜；后者一般单发，有完整包膜。

（2）前者滤泡大小不一致，一般比正常的大；后者则相反。

（3）前者周围甲状腺组织无压迫现象，邻近的甲状腺内与结节内有相似病变；后者周围甲状腺有压迫现象，周围和邻近处甲状腺组织均正常。

（二）甲状腺癌

是一种较常见的恶性肿瘤，约占所有恶性肿瘤的 1.3% 以下，占癌症死亡病例的 0.4%，约占甲状腺原发性上皮性肿瘤的 1/3；男女之比约 2 : 3，任何年龄均可发生，但以 40~50 岁多见。

1. 各类型的甲状腺癌生长规律

（1）有的生长缓慢似腺瘤；有的原发灶很小，而转移灶较大，首先表现为颈部淋巴结肿大而就诊。

（2）有的短期内生长很快，浸润周围组织引起临床症状。

（3）多数甲状腺癌患者甲状腺功能正常，仅少数引起内分泌紊乱（甲状腺功能亢进或低下）。

2. 分类

（1）乳头状癌　①是甲状腺癌中最常见的类型，约占 60%；②青少年、女性多见，约为男性的 3 倍；③肿瘤生长慢，恶性程度较低，预后较好，10 年存活率达 80% 以上，肿瘤大小和是否有远处转移与生存率有关，而是否有局部淋巴结转移与生存率无关，但局部淋巴结转移较早；④肉眼观：肿瘤一般呈圆形，直径 2~3cm，无包膜、质地较硬、切面灰白；部分病例有囊形成，囊内可见乳头，肿瘤常伴有出血、坏死、纤维化和钙化；⑤光镜下：乳头分支多，乳头中心有纤维血管间质（真乳头）。间质内常见呈同心圆状的钙化小体，即砂粒体，有助于诊断。乳头上皮可呈单层或多层，癌细胞可分化程度不一，核染色质少，常呈透明或毛玻璃状，无核仁。乳头状癌有时以微小癌出现，癌直径小于 1cm，临床又称之为"隐匿性癌"。甲状腺微小癌预后较好，远处转移也少见。

（2）滤泡癌　①一般比乳头状癌恶性程度高，预后差，较常见；②多发于 40 岁以上的女性，早期易血道转移，癌组织侵犯周围组织或器官时可引起相应的症状；③肉眼观：结节状，包膜不完整，境界较清楚，切面灰白、质软；④光镜下：可见不同分化程度的滤泡，有时分化好的滤泡癌很难与腺瘤鉴别，需多处取材、切片，注意是否有包膜浸润和血管侵犯需加以鉴别；分化差的呈实性巢片状，瘤细胞异型性明显，滤泡少而不完整。少数病例由嗜酸性癌细胞构成，称嗜酸性细胞癌。

（3）髓样癌　①又称 C 细胞癌，是由滤泡旁细胞（即 C 细胞）发生的恶性肿瘤；②属于 APUD 瘤，占甲状腺癌的 5%~10%，40~60 岁为高发期；③部分为家族常染色体显性遗传；④90%的肿瘤分泌降钙素，产生严重腹泻和低钙血症；⑤有的病例分泌多种激素和物质；⑥肉眼观：单发或多发，可有假包膜，直径 1~11cm，切面灰白或黄褐色，质软而实。⑦光镜下：瘤细胞圆形、多角或梭形，核圆或卵圆，核仁不明显，瘤细胞呈实体片巢状或乳头状，滤泡状排列，间质内常有淀粉样物质沉积（可能与降钙素分泌有关）。胞浆内有大小较一致的神经分泌颗粒。

（4）未分化癌　①又称间变性癌或肉瘤样癌，较少见，多发生在 50 岁以上，女性较多见，生长快，早期即可发生浸润和转移，恶性程度高，预后差；②肉眼观：肿块较大，病变不规则，无包膜、广泛浸润、破坏，切面灰白，常有出血、坏死；③光镜下：癌细胞大小、形态、染色深浅不一，核分裂象多。组织学上可分为小细胞型、梭形细胞型、巨细胞型和混合细胞型。可用抗角蛋白、癌胚抗原及甲状腺球蛋白等抗体作免疫组织化学染色，证实是否来自甲状腺腺上皮。

第三节　肾上腺疾病

一、肾上腺皮质功能亢进

（一）Cushing 综合征

1. <u>概念</u>　由于长期分泌过多的糖皮质激素，促进蛋白质异化、脂肪沉积。

2. **临床表现**　表现为满月脸、向心性肥胖、高血压、皮肤紫纹、多毛、糖耐量降低、月经失调、性欲减退、骨质疏松、肌肉乏力等。

3. **多发人群**　成人多于儿童，常见 20~40 岁，女性多于男性，约 2.5：1。

4. **病因及病变**

（1）**垂体性**　由于<u>垂体肿瘤或下丘脑功能紊乱</u>，分泌过多的 ACTH 或下丘脑分泌皮质激素释放因子过多，血清中 ACTH 增高。双肾上腺弥漫性中度肥大，重量可达 20g（正常约 8g），切面皮质厚度可达 2mm。镜下主要为网状带和束状带细胞增生。又称为垂体性 Cushing 综合征。

（2）**肾上腺性**　由于<u>肾上腺功能性肿瘤或增生</u>，分泌大量皮质醇的结果，血中 ACTH 降低。双肾上腺增生并显著肥大，可超过 50g。镜下：主要为网状带和束状带细胞增生，而结节增生者多为束状带细胞。

（3）**异位性**　为异位分泌的 ACTH 引起。最常见的原因为小细胞性肺癌，其他有恶性胸腺瘤、胰岛胸腺瘤等，血内 ACTH 增高。

（4）**医源性**　长期使用<u>糖皮质激素引起</u>，如地塞米松等，由于反馈抑制垂体释放 ACTH 等，故血中 ACTH 降低，双肾上腺皮质萎缩。

（二）醛固酮增多症

醛固酮增多症分为原发性和继发性两种。

1. 原发性醛固酮增多症

（1）大多数由功能性肾上腺肿瘤引起，少数为肾上腺皮质增生所致。

（2）临床主要表现为高钠血症、低钾血症及高血压，血清中肾素降低，这是因为钠潴留使血容量增多，抑制肾素的释放。

（3）镜下主要为球状带细胞增生，少数也可杂有束状带细胞。

2. 继发性醛固酮增多症 系指各种疾病（或肾上腺皮质以外的因素）引起肾素－血管紧张素分泌过多，刺激球状带细胞增生而引起继发性醛固酮分泌增多的疾病。

二、肾上腺皮质功能低下

本病可分为急、慢性两类。

1. 急性肾上腺皮质功能低下 ①主要原因是皮质大片出血或坏死、血栓形成或栓塞、重症感染或应急反应及长期使用皮质激素治疗后突然停药等；②临床表现为血压下降、休克、昏迷等症状，少数严重者可致死。

2. 慢性肾上腺皮质功能低下 ①又称 Addison 病，少见，主要病因为双肾上腺结核和特发性肾上腺萎缩，极少数为肿瘤转移和其他原因，双肾上腺皮质严重破坏（约90%以上）；②主要临床表现为皮肤和黏膜及瘢痕处黑色素沉着增多、低血糖、低血压、食欲缺乏、肌力低下、易疲劳、体重减轻等；③黑色素沉着增多是由于肾上腺皮质激素减少，促使具有黑色素细胞刺激活性的垂体 ACTH 及 β–LPH 分泌增加，促进黑色素细胞制造黑色素之故。

3. 特发性肾上腺萎缩

（1）又称自身免疫性肾上腺炎，是一种自身免疫病。

（2）多见于青年女性。

（3）患者血中常有抗肾上腺皮质细胞线粒体和微粒体抗体，往往和其他自身免疫病并存。

（4）双肾上腺高度萎缩、皮质菲薄，内有大量淋巴细胞和浆细胞浸润。

三、肾上腺肿瘤

（一）肾上腺皮质腺瘤

肾上腺皮质腺瘤是肾上腺皮质细胞发生的一种良性肿瘤，可分为无功能性和功能性皮质腺瘤。临床上女性多于男性，约2∶1，且儿童多见。

1. 肉眼观

（1）肿瘤一般较小，直径1~5cm，重5~10g，大者可达1000g，有完整包膜（亦有突出包膜之外的）。

（2）切面实性，金黄色或棕黄色，可见出血或小囊变区，偶有钙化。

2. 光镜下

（1）主要由富含类脂质的透明细胞构成（少数瘤细胞胞质含类脂质少，可为嗜酸性）。

（2）瘤细胞与正常皮质细胞相似，核较小，瘤细胞排列成团，由内含毛细血管的少量间质分隔。

（3）大多数脂质腺瘤是非功能性，少数为功能性，可引起醛固酮增多症或Cushing综合征。

3. 皮质腺瘤与灶性结节状皮质增生的区别

（1）前者常为单侧单发有包膜，对周围组织有压迫现象。

（2）后者常为双侧多发，直径一般在1cm以下，多见于高血压患者。

（3）有时二者很难区别，有人将直径超过1cm以上者归入腺瘤。

（二）肾上腺皮质癌

少见，12岁以下儿童相对较多见，仅少数发生在成年人。

1. 肉眼观 肿瘤体积一般较大，常在100g以上，偶可达1000g以上；呈侵袭性生长，境界不清；切面呈棕黄色或多色性，质较软，常有出血、坏死及囊性变。

2. 光镜下

（1）分化差者瘤细胞异型性大，常可见多核瘤巨细胞及核分裂象，分化好的似腺瘤。

（2）如果肿瘤体积小、有包膜，很难与腺瘤区别。<u>两者的区别可参考以下几点</u>：①皮质癌常见广泛出血、坏死，而腺瘤很少有坏死；②破坏包膜、侵入血管及周围组织者一般为癌；③核分裂象多，大于 2/10 高倍视野者多为恶性，而腺瘤核分裂很少；④癌有广泛而明显的核异型、多核瘤巨细胞、较大的核仁及核内有包涵体；⑤肿瘤体积、重量有一定参考价值，腺瘤直径多在 5cm 以下，重量不到 50g。

（3）皮质癌多为功能性，常表现女性男性化及肾上腺功能亢进。

（4）易发生局部浸润和转移，如果有淋巴道和血道播散，一般平均存活期为 2 年。

3. 功能性和无功能性肾上腺皮质肿瘤的鉴别　主要依靠临床表现、生化和激素测定。

（三）肾上腺髓质肿瘤

1. 分类　肾上腺髓质来自神经嵴，可发生神经母细胞瘤、神经节细胞瘤和嗜铬细胞瘤。

2. 嗜铬细胞瘤

（1）由肾上腺髓质嗜铬细胞发生的一种少见的肿瘤，又称肾上腺内副神经节瘤。

（2）90% 来自肾上腺髓质，余下 10% 左右发生在肾上腺髓质以外的器官或组织内。

（3）本瘤多见于 20~50 岁，性别无差异。

（4）嗜铬细胞瘤临床上均可伴儿茶酚胺的异常分泌，并可产生相应的症状：①表现为间歇性或持续性高血压、头痛；②出汗；③心动过速、心悸；④基础代谢率升高；⑤高血糖；⑥可出现心力衰竭、肾衰竭；⑦脑血管意外和猝死。

（5）肉眼观　①常为单侧单发，右侧多于左侧；②肿瘤大小、重量不一，从数毫克至数千克重均有报道，但一般大小在

2~6cm，平均重约100g；③可有完整包膜，切面灰白或粉红色，经Zellker或Helly固定液（含重铬酸盐）固定后显棕黄或棕黑色；④常有出血、坏死、钙化及囊性变。

（6）光镜下 ①瘤细胞为大多角形细胞，少数为梭形或柱状细胞，并有一定程度的多形性；②可出现瘤巨细胞；③瘤细胞质内可见大量嗜铬颗粒，瘤细胞呈索、团状排列，间质为血窦。

（7）电镜下 胞质内含有被界膜包绕的、具有一定电子密度的神经内分泌颗粒。

（8）免疫组织化学标记 对嗜铬细胞瘤的诊断具有一定的价值，对嗜铬蛋白A、神经微丝蛋白表达阳性。

第四节 胰岛疾病

一、成人胰岛内主要内分泌细胞

1. A细胞 分泌胰高血糖素，占15%~25%。

2. B细胞 分泌胰岛素，占60%~70%。

3. D细胞 分泌生长抑素，占5%~10%。

4. PP细胞 分泌胰多肽，占2%。

注：（1）在胚胎和新生儿胰腺内及胰腺导管黏膜内还有分泌促胃泌素的G细胞等。

（2）胰腺的各种内分泌细胞可以增生或形成肿瘤，可引起有关激素的过多分泌和功能亢进；也可以变性、萎缩，引起有关激素（如胰岛素）分泌不足和功能低下。

二、糖尿病

（一）概念

一种体内胰岛素相对或绝对不足或靶细胞对胰岛素敏感性降低，或胰岛素本身存在结构上的缺陷而引起的糖类、脂肪和蛋白质代谢紊乱的一种慢性疾病。

（二）分类、病因和发病机制

1. 原发性糖尿病

（1）胰岛素依赖型。

（2）非胰岛素依赖型。

2. 继发性糖尿病

（三）病理变化

1. 胰岛病变

2. 血管病变

（1）细血管到大、中动脉均可有不同程度的病变，且病变发病率较一般人群高、发病早、病变严重。

（2）毛细血管和细、小动脉内皮细胞增生，基底膜明显增厚，有的比正常厚几倍乃至十几倍。

（3）血管壁增厚、玻璃样变性、变硬，血压增高。

（4）血管壁发生纤维素样变性和脂肪变性，血管壁通透性增强。

（5）可有血栓形成或管腔狭窄，导致血液供应障碍，引起相应组织或器官缺血、功能障碍和病变。

（6）电镜下 ①内皮细胞增生；②基底膜高度增厚，有绒毛样突起，突向管腔；③内皮细胞间连接增宽，可见窗孔形成，内皮细胞饮液小泡增加；④管壁有纤维素样坏死，有的地方有血小板聚集，血栓形成。

（7）大、中动脉有动脉粥样硬化或中层钙化，粥样硬化病变程度重。临床表现为主动脉、冠状动脉、下肢动脉、脑动脉和其他脏器动脉粥样硬化，引起冠心病、心肌梗死、脑萎缩、肢体坏疽等。

3. 肾脏病变

（1）**肾脏体积增大** 由于糖尿病早期肾血流量增加，肾小球滤过率增高，导致早期肾脏体积增大，通过治疗可恢复正常。

（2）**结节性肾小球硬化** 表现为肾小球系膜内有结节状玻璃样物质沉积；结节增大可使毛细血管腔阻塞。

（3）**弥漫性肾小球硬化** 约见于75%的患者，同样在肾小球内有玻璃样物质沉积，分布弥漫，主要损害肾小球毛细血管壁和系膜，肾小球基底膜普遍增厚，毛细血管腔变窄或完全闭塞，导致肾小球缺血和玻璃样变性。

（4）**肾小管-间质性损害** 肾小管上皮细胞出现颗粒样和空泡样变性（属退行性变），晚期肾小管萎缩；肾间质病变包括纤维化、水肿和白细胞浸润。

（5）**血管损害** 糖尿病累及所有的肾血管，多数损害的是肾动脉，引起动脉硬化，特别是入球和出球小动脉硬化；至于肾动脉及其主要分支的动脉粥样硬化，在糖尿病患者要比同龄的非糖尿病患者出现得更早、更常见。

（6）**肾乳头坏死** 常见于糖尿病患者患急性肾盂肾炎时，肾乳头坏死是缺血并感染所致。

4. 视网膜病变

（1）早期表现为微小动脉瘤和视网膜小静脉扩张。

（2）继而渗出、水肿、微血栓形成、出血等非增生性视网膜病变。

（3）还可因血管病变引起缺氧，刺激纤维组织增生、新生血管形成等增生性视网膜性病变。

（4）视网膜病变可造成白内障或失明。

5. 神经系统病变

（1）周围神经可因血管病变引起缺血性损伤或症状。

（2）肢体疼痛、麻木、感觉丧失、肌肉麻痹等。

（3）脑细胞也可发生广泛变性。

6. 其他组织或器官病变

（1）皮肤黄色瘤。

（2）肝脂肪变和糖原沉积。

（3）骨质疏松。

（4）糖尿病性外阴炎。

（5）化脓性和真菌性感染等。

三、胰岛细胞瘤

胰岛细胞瘤又称胰岛细胞腺瘤。好发部位依次为胰尾、体、头部，异位胰腺也可发生。常见于 20~50 岁。

1. 肉眼观

（1）肿瘤多为单个，体积较小，1~5cm 或更大，可重达 500g，圆形或椭圆形。

（2）境界清楚，包膜完整或不完整。

（3）色浅灰红或暗红，质软、均质。

（4）可继发纤维组织增生、钙化、淀粉或黏液样变性和囊性变。

2. 镜下

（1）细胞排列形式多样　①呈岛片状排列（似巨大的胰岛）或团块状；②呈脑回状、梁状、索带状、腺泡和腺管状；③呈菊形团样结构；④呈实性、弥漫、不规则排列及各种结构混合或单独排列。

（2）细胞间为毛细血管，可见多少不等的胶原纤维分隔瘤组织，可有黏液、淀粉样变性、钙化等继发改变。

（3）瘤细胞形似胰岛细胞，呈小圆形、短梭形或多角形，形态较一致。

（4）细胞核呈圆或椭圆形、短梭形。

（5）染色质细颗粒状，可见小核仁，核分裂少见，偶见巨核细胞。

（6）胰岛细胞瘤多数具有分泌功能，已知的功能性胰岛细胞瘤有 6 种：即胰岛素瘤、胃泌素瘤、高血糖素瘤、生长抑素瘤、血管活性肠肽瘤、胰多肽瘤。

（7）胰岛细胞瘤在 HE 染色切片上不能区别细胞种类，常需特殊染色、电镜及免疫组织化学加以鉴别。

第五节　弥散性神经内分泌肿瘤

一、弥散性神经内分泌系统概述

（1）概念　即弥散性神经内分泌系统（DNES），是指广泛分布在全身各部位的一些内分泌细胞和细胞群，这些细胞内含有胺或具有摄取胺的前体，进行脱羧反应的能力，把具有这种特性（或能力）的所有细胞统称为 DNES 细胞系统。

（2）由于 DNES 细胞银染色呈阳性，又称为嗜银细胞。

（3）DNES 细胞来自神经外胚层的神经嵴细胞或内胚层细胞（即神经上皮编码的内胚层细胞），且均有内分泌功能，故有人又称之为神经内分泌细胞。

（4）DNES 细胞的分布：遍布全身各部位，以脑和胃肠道最多，肺、胰、胆道、咽喉、鼻、涎腺、泌尿、生殖道以及皮肤等部位均有很多的神经内分泌细胞存在。

二、DNES 肿瘤

（1）由 DNES 细胞（弥散的神经内分泌细胞）发生的肿瘤，称为 DNES 肿瘤。

（2）根据 DNES 细胞的来源可分为：①神经型，嗜铬细胞瘤、副神经节瘤等；②上皮型，胃肠道和其他部位的类癌、小细胞未分化癌、甲状腺髓样癌、胰岛细胞瘤等。

（3）DNES 肿瘤的瘤细胞特点 ①圆形或卵圆形、核短梭形或多边形；②胞膜清楚；③胞质空或淡粉细颗粒状；④核小圆形或卵圆形，居中或偏位，核染色细颗粒状，可见小核仁；⑤有的瘤细胞核较大，空泡状或短梭形；有的瘤细胞大小、形态较一致，核分裂很少；⑥DNES 肿瘤细胞多呈片块状、索带状、巢状或腺泡状排列，有的可见菊形团样结构；⑦间质血管丰富，有时可见淀粉样物质沉积；⑧低分化、恶性程度高的 DNES 肿瘤的瘤细胞多呈弥漫性分布，瘤细胞大，核异型性明显、核分裂多，可见病理性核分裂。

第十五章　神经系统疾病

第一节　神经系统疾病的基本病变

一、神经元及其神经纤维的基本病变

（一）神经元的基本病变

急性损伤导致的神经元坏死、嗜神经现象、单纯性神经元萎缩中央性尼氏小体溶解和轴索反应。病毒感染或代谢产物导致胞内包涵体形成。细胞结构蛋白异常等。

1. 神经元急性坏死

（1）红色神经元为急性缺氧性、缺氧和感染一起的神经元凝固性坏死。神经元呈核固缩、胞体缩小变性、胞质尼氏小体消失。

（2）HE染色胞质呈深红色，成为红色神经元，继而出现核溶解、核消失，有时仅见死亡细胞的轮廓或痕迹，称为鬼影细胞。

2. 单纯性神经元萎缩

（1）概念　单纯性神经元萎缩多见于缓慢进展、病程较长的变性疾病，如多系统萎缩、肌萎缩性侧索硬化。

（2）病理变化

①神经元呈慢性进行性变性和死亡。

②神经元胞体及胞核固缩、消失，无炎症反应。

③病变早期此类神经元缺失很难被察觉。

④晚期，局部胶质性细胞增生，则提示该处曾有神经元存在。

3. 神经元胞质内包涵体形成　神经元胞质内包涵体形成可见于某些病毒感染和变性疾病等，其形态、大小和着色不同，分布部位也有一定规律，如Parkinson病的黑质、蓝斑等处的神经细胞中的Lewy小体；狂犬病时海马和脑皮质锥体细胞中的

Negri 小体，分别对这些疾病具有诊断意义。此外，神经元胞质中出现脂褐素多见于老年人。

4. **神经原纤维变性** 神经原纤维变粗在胞核周围凝结卷曲呈缠结状。镀银染色为阳性，电镜下为直径 7~10nm 双螺旋微丝成分，此乃神经元趋向死亡的一种标志。常见于 Alzheimer 病。

5. **中央性尼氏小体溶解** 常由病毒感染、缺氧、维生素 B 缺乏及轴突损伤等引起。表现为神经元肿胀变圆，核偏位，核仁增大，胞质中央尼氏小体崩解，进而溶解消失。

（二）神经纤维的基本病变

1. **Waller 变性**

（1）中枢或周围神经纤维离断后，其远端和部分近端的轴索及其所属髓鞘发生变性，崩解并被细胞吞噬的过程称 Waller 变性。

（2）整个过程包括轴索断裂崩解，髓鞘崩解脱失和细胞增生反应三个阶段。

2. **脱髓鞘样变性**

（1）神经纤维损伤后或在一些病理条件下，由于 Schwann 细胞变性或髓鞘损伤导致髓鞘板层分离、肿胀、断裂、崩解成脂质小滴，进而完全脱失称脱髓鞘样变，与此同时，轴索相对保留。随着病情的发展，轴索可出现继发性损伤，而中枢神经系统具有有限的髓鞘再生能力。

（2）患者的临床表现 ①取决于脱髓鞘继发性轴索损伤和再生髓鞘的程度；②创伤、感染、缺氧等原因引起的脱髓鞘称为继发性脱髓鞘；③某些遗传性髓鞘合成障碍性疾病，称为蛋白质营养不良。

二、神经胶质细胞的基本病变

1. **噬神经细胞现象** 坏死的神经元被增生的小胶质细胞或巨噬细胞吞噬的过程称为噬神经细胞现象，例如乙型脑炎时，大脑皮质神经元被吞噬，这是小胶质细胞对坏死的神经元的一种反应。

2. **卫星现象** 是指神经元胞体被 5 个以上的少突胶质细胞

所围绕形成卫星样结构，此与神经元损害的程度和时间无明确关系，意义不明，可能和神经营养有关。

3. 格子细胞 小胶质细胞或巨噬细胞吞噬神经组织崩解产物后，胞体增大，胞质中出现大量小脂滴，HE 染色呈空泡状，称为格子细胞或泡沫细胞，苏丹染色呈阳性反应。

4. 胶质结节 中枢神经系统感染，特别是病毒性脑炎时，小胶质细胞常呈局灶性增生，聚集成团，称胶质结节。

5. 反应性胶质化与胶质瘢痕 反应性胶质化是神经组织受到损伤后的修复反应，表现为纤维型星形胶质细胞增生，形成大量胶质纤维，最后成为胶质瘢痕。胶质瘢痕与纤维瘢痕不同之处在于前者没有胶原纤维和相应的间质蛋白，故机械强度较弱。

三、中枢神经系统的感染性疾病分类

1. 按病因分类 可分为病毒、细菌、立克次体、螺旋体、真菌和寄生虫等引起的疾病。

2. 病原体侵入的途径

（1）血源性感染 如脓毒血症的感染性血栓等。

（2）局部扩散 如颅骨开放性骨折、乳突炎、中耳炎、鼻窦炎等。

（3）直接感染 如创伤或医源性（腰椎穿刺）感染。

（4）经神经感染 某些病毒，如狂犬病病毒Ⅵ沿周围神经；单纯疱疹病毒可沿嗅神经、三叉神经侵入中枢神经系统而引起感染。

（5）乙型脑炎常经蚊媒介传播乙脑病毒而引起发病。

第二节 中枢神经系统疾病常见并发症

一、颅内压升高及脑疝形成

（一）颅内压升高

1. 概念　颅内正常的脑脊液压力（颅内压）一般保持在 0.6~1.8kPa，如侧卧位时脑脊液持续地超过 2kPa 时，即为颅内压增高，这是由于颅内内容物的容积增加，超过了颅腔所能代偿的极限所致。

2. 颅内压增高的主要原因　颅内占位性病变和脑脊液循环障碍所致的脑积水。

3. 常见的占位性病变
（1）脑出血和颅内血肿形成；
（2）脑梗死；
（3）脑肿瘤；
（4）脑脓肿；
（5）脑膜脑炎等。

4. 后果　其后果与病变的大小、程度及其增大的速度有关。有时将其分为弥漫性颅内压增高和局限性颅内压增高。脑水肿可加重病变的占位性。

5. 颅内压增高的三个阶段
（1）**代偿期**　通过反应性血管收缩致脑脊液吸收增加或形成减少，使颅内血容量和脑脊液容量相应减少，颅内空间相对增加，以代偿占位性病变引起的脑容积增加。

（2）**失代偿期**　占位性病变和脑水肿使颅内容物继续增大，超过颅腔所能容纳的程度，可引起头痛、呕吐、眼底视乳头水肿、意识障碍、血压升高及反应性脉搏变慢和脑疝形成。

（3）**血管运动麻痹期**　颅内压严重持续升高使脑组织灌流量减少，引起脑缺氧，导致脑组织损害和血管扩张，继而引起血管运动麻痹，加重脑水肿，引起昏迷及并发症，后果严重，可导致死亡。

（二）脑疝形成

1. 原因　升高的颅内压可引起脑移位、脑室变形，使部分脑组织嵌入颅脑内的分隔（大脑镰、小脑天幕）和颅骨孔道（如枕骨大孔等），导致脑疝形成。

2. 常见的脑疝类型

(1) 扣带回疝 ①又称大脑镰下疝,是因一侧大脑半球特别是额、顶、颞叶的血肿或肿瘤等占位性病变,引起中线向对侧移位,同侧扣带回从大脑镰的游离边缘向对侧膨出,形成扣带回疝;②疝出的扣带回背侧受大脑镰边缘压迫成压迹,受压处的脑组织发生出血或坏死;③大脑前动脉的胼胝体支也可受压引起相应脑组织梗死;④大脑冠状面上可见对侧的侧脑室抬高,第三脑室变形,状如新月。

(2) 小脑天幕疝 ①又称海马钩回疝,位于小脑天幕以上的额叶或颞叶内侧的肿瘤、出血或梗死等病变引起脑组织体积肿大,导致颞叶的海马钩回经小脑天幕孔向下膨出;②海马钩回疝可导致以下后果:同侧动眼神经在穿过小脑天幕裂孔处受压,引起同侧瞳孔一过性缩小,继之散大固定及同侧眼上视和内视障碍;中脑及脑干受压后移,可导致意识丧失;导水管变狭窄,脊液循环受阻,加剧颅内压的升高;血管牵伸过度,引起中脑和桥脑上部出血梗死,可导致昏迷死亡;中脑侧移,形成 Kernohan 切迹。严重时该处脑组织(含椎体索)出血坏死,导致与天幕上原发病变同侧的肢体瘫痪,引起假定位症。

(3) 小脑扁桃体疝 ①又称枕骨大孔疝;②主要由于颅内高压或后颅凹占位性病变,将小脑和延髓推向枕骨大孔,并向下移位而形成小脑扁桃体疝;③疝入枕骨大孔的小脑扁桃体和延髓成圆锥形,其腹侧出现枕骨大孔压迹,由于延髓受压,生命中枢及网状结构受损,严重时可引起呼吸变慢甚至骤停,接着心脏停搏而猝死。

二、脑水肿

1. 血管源性脑水肿

(1) 最为常见。

(2) 是血管通透性增加的结果,特别多见于脑肿瘤、脑出血、脑外伤及脑膜炎、脑膜脑炎等。

(3) 颅内血管壁的通透性增加,富于蛋白质的液体自血管内通过血管壁进入脑组织间隙,引起脑水肿。

2. 细胞毒性脑水肿

（1）多由于缺血缺氧、中毒引起细胞损伤，Na^+，K^+-ATP 酶功能失常，细胞内水、钠潴留所致。

（2）可与血管源性脑水肿合并存在，在缺血性脑病时尤为如此。

3. 脑水肿的肉眼形态

（1）脑组织体积和重量增加；

（2）脑回宽而扁平，脑沟浅而窄；

（3）脑室缩小，白质水肿明显；

（4）严重的脑水肿常同时有脑疝形成。

4. 光镜下

血管源性脑水肿时，脑组织疏松，血管和细胞周围间隙增大，有大量液体积聚。细胞毒性脑水肿时，由于神经元、神经胶质细胞及血管内皮细胞内均有过多水分积聚，故见细胞体积增大，胞质淡染，而细胞外间隙和血管间隙扩大不明显。

5. 电镜下

血管源性脑水肿时，细胞外间隙增宽，星形胶质细胞足突肿胀，而细胞毒性水肿时仅有细胞肿胀。

三、脑积水

1. 概念

脑室系统内脑脊液含量异常增多伴脑室持续性扩张状态，称为脑积水。

2. 病因

（1）脑脊液循环通路阻塞　如脑囊虫、脑肿瘤、先天性畸形、炎症、外伤、蛛网膜下隙出血等。脑室内通路阻塞引起的脑积水称阻塞性脑积水或非交通性脑积水。

（2）脑脊液产生过多或吸收障碍　常见于脉络丛乳头状瘤、慢性蛛网膜炎等，此类脑积水称为非阻塞性脑积水或交通性脑积水。

3. 病理变化

（1）根据病变部位和程度不同，病变也不完全相同。

（2）轻度脑积水时，脑室呈轻度扩张，脑组织呈轻度萎缩。

（3）严重脑积水时，脑室高度扩张，脑组织受压，变薄，脑实质萎缩消失扩张，脑组织受压，变薄，脑实质萎缩消失。

4. 颅骨未闭合前的婴幼儿　如有脑积水则头颅渐进性增大，脑室扩张，颅骨缝分开，前囟扩大；因大脑皮质萎缩，患儿智力减退，肢体瘫痪。

5. 成人脑积水　因颅腔不能增大，可导致颅内压进行性升高，脑积水严重者可致脑疝形成。

第三节　中枢神经系统感染性疾病

1. 中枢神经系统常见病原体　包括：①病毒；②细菌；③立克次体；④螺旋体；⑤真菌和寄生虫等。

2. 病原体入侵中枢神经系统的途径

（1）血源性感染　如脓毒血症的感染性栓子等。

（2）局部扩散　如颅骨开放性骨折、乳突炎、中耳炎和鼻窦炎等。

（3）直接感染　如创伤或医源性（腰椎穿刺）感染。

（4）经神经感染　某些病毒，如狂犬病病毒可沿周围神经、单纯疱疹病毒可沿嗅神经、三叉神经入侵中枢神经而引起感染。

一、细菌性疾病

常见的颅内细菌性感染为脑膜炎和脑脓肿。脑膜炎可累及硬脑膜、蛛网膜和软脑膜。

（一）脑膜炎

1. 病因

（1）硬脑膜炎　①多继发于颅内感染；②由于抗生素的广泛应用，该病的发病率已大为降低。

（2）软脑膜炎　包括软脑膜、蛛网膜和脑脊液的感染。严重及病程较长者可累及脑实质而引起脑膜脑炎。

2. 脑膜炎的基本类型

（1）化脓性脑膜炎（多由细菌引起）　①急性化脓性脑膜

炎的致病菌，因患者年龄而异；②新生儿及婴幼儿脑膜炎常见的致病菌是大肠埃希菌、B族链球菌和流感杆菌；③脑膜炎球菌性脑膜炎则最多见于儿童和青少年；④肺炎球菌性脑膜炎见于幼儿（源于中耳炎）和老年人（肺炎的并发症）；⑤金黄色葡萄球菌脑膜炎常是败血症的并发症。

（2）淋巴细胞性脑膜炎（多为病毒所致）。

（3）慢性脑膜炎（可由结核杆菌、梅毒螺旋体、布鲁斯杆菌及真菌引起）。

本节以流行性脑脊髓膜炎为例叙述急性化脓性脑膜炎。

流行性脑脊髓膜炎是由脑膜炎双球菌感染引起的脑脊髓膜的急性化脓性炎症。多为散发性，在冬、春季可引起流行，称为流行性脑膜炎（简称流脑）。

患者多为儿童和青少年。临床上可出现发热、头痛、呕吐、皮肤瘀点或瘀斑，脑膜刺激症状，部分患者可出现中毒性休克。

1. 病因和发病机制

（1）脑膜炎双球菌具有荚膜，能抵抗体内白细胞的吞噬作用。

（2）脑膜炎双球菌可存在于正常人的鼻咽部黏膜，成为带菌者。

（3）患者或带菌者鼻咽部分泌物中的细菌通过咳嗽、喷嚏等，由飞沫经呼吸道侵入人体，但大多数不发病，或仅有轻度局部卡他性炎。

（4）当机体抗病能力低下或菌量多、毒力强时，则细菌在局部大量繁殖，同时产生内毒素，引起短期菌血症或败血症。

（5）2%~3% 机体抵抗力低下患者，病菌到达脑（脊）膜引起化脓性脑膜炎。

（6）化脓菌可在蛛网膜下腔的脑脊液循环中迅速繁殖、播散，因此脑膜炎症一般呈弥漫分布。

2. 病理变化

3. 临床病理联系

（1）发热等感染性全身系统症状。

（2）神经系统症状

①颅内压增高症状

a.原因　脑膜血管充血，蛛网膜下隙脓性渗出物积聚，蛛网膜颗粒因脓性渗出物的阻塞而致脑脊液吸收障碍，如伴有脑水肿则颅内压增高更显著。

b.表现　剧烈的头痛；喷射性呕吐；小儿前囟饱满、视神经乳头水肿等症状和体征。

②脑膜刺激症状

a.颈项强直　炎症累及脊髓神经根周围的蛛网膜、软脑膜及软脊膜，致使神经根在通过椎间孔处受压，当颈部或背部肌肉运动时可引起疼痛，颈项强直是颈部肌肉对上述情况所发生的一种保护性痉挛状态，在婴幼儿，由于腰背肌肉发生保护性痉挛可引起角弓反张。

b. Kernig征（屈髋伸膝征）阳性　发生原因是腰骶阶段神经后根受到炎症波及而受压所致，当屈髋伸膝时，坐骨神经受到牵引而发生疼痛。

③脑脊液改变　由于基底部脑膜炎累及自该处出颅的Ⅲ、Ⅳ、Ⅴ、Ⅵ和Ⅶ对脑神经，因而引起相应的神经麻痹征。脑脊液的变化为压力升高，浑浊不清，含大量脓细胞，蛋白质增多，糖减少，经涂片和培养检查可找到病原体（脑膜炎双球菌）。脑脊液检查是本病诊断的一个重要依据。

4.结局和并发症

（1）由于磺胺类药物及抗生素广泛应用，流脑如能及时治疗，大多数患者都能痊愈，目前病死率已从过去的70%~90%下降至5%以下。

（2）只有很少数患者可发生以下后遗症　①脑积水：由于脑膜粘连，脑脊液循环障碍所致；②颅神经受损麻痹，如耳聋、视力障碍、面神经麻痹等；③脑底部动脉炎所致的阻塞性病变，引起相应部位脑梗死。

（3）少数病例（主要是儿童）起病急，病情危重，称为暴发性流脑。根据临床病理特点，又可分为以下两型。

①暴发型脑膜炎双球菌败血症　主要表现为败血症性休克而脑膜的炎症病变较轻。短期内即出现皮肤、黏膜下的广泛性

出血点和瘀斑及周围循环衰竭等严重临床表现。其发生机制是由于脑膜炎双球菌败血症时，大量内毒素释放到血液中，引起中毒性休克及弥散性血管内凝血，两者相互影响，引起病情进一步恶化。

②暴发型脑膜脑炎　除脑膜炎外，软脑膜下脑组织也受累，主要是由于脑微循环障碍，引起脑组织淤血，进而发生严重脑水肿，使颅内压急骤升高。临床表现为突然高热、剧烈头痛、频繁呕吐，常伴惊厥、昏迷或脑疝形成。若抢救不及时，可危及生命。

（二）脑脓肿

1. 脑脓肿的致病菌　多为葡萄球菌、链球菌等需氧菌，近年来厌氧菌属于无芽孢革兰阴性菌、类杆菌等也已成为常见致病菌。

2. 病理变化

（1）一般由局部感染灶直接蔓延所致的脑脓肿常为单个。其中，耳源性（化脓性中耳炎、乳突炎）脑脓肿多见于颞叶或小脑；鼻窦（额窦）炎引起的脑脓肿多见于额叶。

（2）血源性感染者常为多发性，可分布于大脑各部。

（3）急性脓肿发展快，境界不清，无包膜形成，可向四周扩大，甚至破入蛛网膜下隙或脑室，引起脑室积脓，可迅速致死。

（4）慢性脓肿边缘可形成炎性肉芽组织和纤维包膜，境界清楚。

（5）脑脓肿周围组织明显水肿并伴有星形胶质细胞增生。

二、病毒性疾病

（一）概述

1. 引起中枢神经系统病毒性感染疾病的病毒种类　包括：①疱疹病毒（DNA病毒）；②虫媒病毒（RNA病毒，包括乙型脑炎病毒，森林脑炎病毒）；③肠源性病毒（小型RNA病毒，如脊髓灰质炎病毒等）；④狂犬病病毒以及人类免疫缺陷病毒（HIV）等。

2. 中枢神经系统病毒感染的特点

（1）**绝对细胞内寄生**，不同的病毒可定位于不同的细胞，或定位于不同的核团：①疱疹病毒主要寄生于颞叶及顶叶眶部的神经元。②乙型脑炎主要累及大脑皮质、基底节和视丘的神经元。③引起进行性灶性白质软化（PML）的乳多空病毒则以少数胶质细胞为靶细胞。

（2）病毒感染的细胞病变可有：①细胞溶解（神经元），小胶质细胞增生可形成小胶质细胞结节或可有多核巨细胞形成（HIV 阳性巨噬细胞）；②感染细胞的胞质或胞核中出现包涵体，其中感染狂犬病病毒的神经元胞质中的 Negri 小体具有诊断意义。

3. 浸润的炎症细胞以淋巴细胞（包括 T、B 细胞）、巨噬细胞和浆细胞为主，常环绕血管，集聚于 V-R 间隙形成血管套，亦称袖套现象。病变处于修复期则可以出现星形胶质细胞结节。

（二）流行性乙型脑炎

1. 概述

（1）**流行性乙型脑炎是乙型脑炎病毒感染所致的一种急性传染病**。

（2）多在夏秋之交流行。

（3）本病起病急，病情重，病死率高，临床表现为高热、嗜睡、抽搐、昏迷等。

（4）儿童的发病率比成人高，尤以 10 岁以下的儿童为多，占乙型脑炎的 50%~70%。

2. 病因及传染途径

（1）本病的病原体是嗜神经性乙型脑炎病毒，为 RNA 病毒。

（2）传染源为乙型脑炎患者和中间宿主家畜、家禽。

（3）其传播媒介为库蚊、伊蚊和按蚊（在我国主要为三节吻库蚊）。带病毒的蚊子叮人吸血时，病毒可侵入人体，先在血管内皮细胞及全身单核 - 吞噬细胞系统中繁殖，然后入血引起短暂病毒血症。

（4）病毒能否进入中枢神经系统，取决于机体免疫反应和血 - 脑屏障功能状态。①凡机体免疫力强，血 - 脑屏障功能正常者，病毒不能进入脑组织致病，故成为隐性感染，多见于成人。②在免疫功能低下，血－脑屏障不健全者，病毒可侵及中枢神经系统而致病。

（5）由于受感染的神经细胞表面有膜抗原存在，随后机体产生了相应的抗体并与膜抗原结合，同时激活补体，通过体液免疫或细胞免疫反应引起神经细胞损害，是本病发病的基础。

3. 病理变化

（1）本病的病变主要广泛累及脑实质，但以大脑皮质、基底核、视丘最为严重。小脑皮质、丘脑及桥脑次之；脊髓病变最轻，常仅限于颈段脊髓。

（2）肉眼观察 ①软脑膜充血，脑水肿明显，脑回变宽，脑沟变浅；②切面上在皮质深层、基底核、视丘等部位可见粟粒或针尖大小的半透明软化灶，其境界清楚，弥散分布或聚集成群。

（3）光镜下出现的病变

①血管变化和炎症反应 血管高度扩张充血，可发生明显的瘀滞，血管周围间隙增宽，脑组织水肿，有时可见环状出血。灶性炎症细胞浸润多以变性坏死的神经元为中心，或围绕血管周围间隙形成血管套。浸润的炎性细胞以淋巴细胞、单核细胞和浆细胞为主，仅在早期有为数不多的中性粒细胞。

②神经细胞变性、坏死 病毒在神经细胞内增殖，导致细胞的损伤，表现为细胞肿胀、尼氏小体消失、胞质内空泡形成、核偏位等。病变严重者神经细胞可发生核固缩、溶解、消失。可见卫星现象和噬神经现象。

③软化灶形成 灶性神经组织的坏死、液化，形成镂空筛网状软化灶，对本病的诊断具有一定的特征性。病灶呈圆形，边界清楚，分布广泛，除大脑（顶叶、额叶、海马回）皮质灰、白质交界处外，丘脑、中脑等处也颇常见。

关于软化灶发生的机制：病毒或免疫反应对神经组织可能造成的损害；病灶的局灶性分布提示局部循环障碍（瘀滞或小血管中透明血栓形成）可能也是造成软化灶的一个因素。

④胶质细胞增生 小胶质细胞增生明显，形成小胶质细胞

结节，后者多位于小血管旁或坏死的神经细胞附近。少突胶质细胞的增生也很明显。星形胶质细胞增生和角质瘢痕形成，在亚急性或慢性病例中较为多见。

4. 临床病理联系

（1）嗜睡和昏迷常是最早出现和主要的症状，此乃神经元广泛受累所致。

（2）脑神经核受损导致脑神经麻痹症状。

（3）由于脑内血管扩张充血、血流瘀滞、血管内皮细胞受损，使血管通透性增高而引起脑水肿和颅内压升高，患者常出现头痛、呕吐。

（4）<u>严重的颅内压增高可引起脑疝，其中小脑扁桃体疝可致延髓呼吸中枢受压、呼吸衰竭而致死。</u>

（5）由于脑膜有不同程度的反应性炎症，临床上有脑膜刺激症状和脑脊液中细胞数增多的现象。

5. 结局

（1）本病患者经过治疗，<u>多数可在急性期痊愈，脑部病变逐渐消失。</u>

（2）病变较重者，可出现痴呆、语言障碍、肢体瘫痪及脑神经麻痹引起的吞咽困难、中枢神经性麻痹、眼球运动障碍等，这些表现经数月之后多能恢复正常。

（3）少数病例不能完全恢复而留下后遗症。

三、海绵状脑病

以前被规划为慢病毒感染疾病，以中枢神经系统慢性海绵状退行性变为特征。致病因子是朊蛋白，病变主要累及大脑皮质和深度灰质。

第四节　神经系统变性疾病

1. 概念　神经系统变性疾病是指一组原因不明的以神经元

原发性变性为主的中枢神经系统疾病。

2. 病变特点 选择性地累及某1~2个功能系统的神经元而引起受累部位特定的临床表现：①累及大脑皮质神经细胞的病变主要表现为痴呆；②累及基底核锥体外系则引起运动障碍，临床上常表现为震颤性麻痹；③累及小脑可导致共济失调。本组疾病的共同病理特点为受累部位神经元的萎缩、坏死和星形胶质细胞增生；④不同的疾病还可有各自特殊的病变，如在细胞内形成包涵体或发生神经元纤维缠结等病变。

神经系统主要变性疾病

病变部位	疾病
大脑皮质	老年性痴呆（Alzheimer病）
	Pick病
基底节及脑干	Huntington病
	Parkinson病
	进行性核上性麻痹
	多系统萎缩，包括纹状体黑质变性、Shy-Drager综合征、橄榄核桥脑小脑萎缩（OPCA）
脊髓与小脑	Friedriech共济失调
	共济失调性毛细血管扩张症
运动神经元	肌萎缩性侧索硬化
	脊髓性肌萎缩

一、阿尔茨海默病

（一）概述

阿尔茨海默病（Alzheimer病，AD），又称老年性痴呆，是以进行性痴呆为主要临床表现的大脑变性疾病。起病多在50岁以后，随着年龄增长和世界人口的老龄化，本病的发病率呈增高趋势。

临床表现：进行性精神状态衰变，包括记忆、智力、定向、判断能力、情感障碍和行为失常甚至发生意识模糊等。患者通常在发病后5~10年内死于继发感染和全身衰竭。

（二）病因和发病机制

本病的发病可能与以下因素有关：

（1）神经细胞的代谢改变。

（2）遗传因素。

（3）APOE4 等位基因的存在。

（4）受教育程度　AD 的发病率与受教育程度有关，受教育程度越高，发病率越低。

（5）继发性递质改变　其中最主要的改变是乙酰胆碱的减少。

（三）病理变化

1. 肉眼观察

（1）脑明显萎缩，脑重量减轻，脑回窄，脑沟宽。

（2）病变尤以额叶、顶叶及颞叶最为显著。

（3）切面可见脑室呈代偿性扩张。

2. 光镜下　本病的主要组织学改变为老年斑、神经元纤维缠结、颗粒空泡变性、Hirano 小体等。

（1）老年斑　①为细胞外结构，直径为 20~200μm，最多见于内嗅区皮质、海马 CA-1 区，其次为额叶和顶叶皮质；②银染色显示，斑块中心为一均匀的嗜银团，HE 染色呈阳性反应，提示其中含淀粉样蛋白，含该蛋白质的前体 β/A-4 蛋白及免疫球蛋白成分；③中心周围有空晕环绕，外围有不规则嗜银颗粒或丝状物质；④电镜下可见该斑块主要由多个异常扩张变性之轴索突触终末构成。

（2）神经元纤维缠结　①神经元纤维增粗扭曲形成缠结，在 HE 染色中往往较模糊，呈淡蓝色，而银染色可清晰显示；②电镜下证实为由双螺旋缠绕的细丝构成，多见于较大的神经元，尤以海马、杏仁核、颞叶内侧及额叶皮质的锥体细胞最为多见。此外，Mey-nert 基底核及蓝斑中也可见到；③神经元纤维构成神经元胞体及突起中物质的慢相运输系统。其缠结导致该运输系统功能丧失。因此，这一变化是神经元趋向死亡的标志。

（3）颗粒空泡变性　表现为神经细胞胞质中出现小空泡，内含嗜银颗粒，多见于海马的锥体细胞。

（4）Hirano 小体　为神经细胞树突近端棒形嗜酸性包涵体，生化分析证实大多为肌动蛋白，多见于海马锥体细胞。

二、帕金森病

（一）概述

（1）帕金森病（PD）又称原发性震颤性麻痹，是一种缓慢进行性疾病，多发生在 50~80 岁。

（2）临床表现为震颤、肌强直、运动减少、姿势及步态不稳、起步及止步困难、假面具样面容等。

（3）病程在 10 年以上，患者死于继发感染或跌倒损伤。

（二）病因和发病机制

（1）黑质多巴胺神经元受损，致使其投射到纹状体的多巴胺减少，使纹状体抑制性神经元（GABA）活动增强，后者抑制了丘脑核团投射到皮质的谷氨酸（兴奋性递质），兴奋性递质的减少，降低了皮质运动区的兴奋性，产生运动减少和强直。

（2）甲型脑炎后，动脉硬化及一氧化碳、锰、汞中毒等均可产生类似 PD 的症状或病理改变。这类情况称为帕金森综合征。

（三）病理变化

（1）早期无明显病变，晚期可见中脑黑质、桥脑的蓝斑及迷走神经运动核等处的神经色素脱失，是本病相对具有的特征性的变化。

（2）光镜下可见该处的神经黑色素细胞丧失。

（3）残留的神经细胞中有 Lewy 包涵小体形成，该小体位于神经细胞胞质内，呈圆形，中心嗜酸性着色，折光性强，边缘着色浅。

（4）电镜下，Lewy 小体由细丝构成，中心细丝致密，周围则较松散。

第五节 缺氧与脑血管病

一、缺血性脑病

由于低血压、心搏骤停、失血、低血糖及窒息等原因引起的全脑损伤。

1. **病变的影响因素** 各类细胞对缺氧敏感性由高至低依次为：神经元、星形胶质细胞、少突胶质细胞、内皮细胞。

2. **病理变化** 轻度缺氧无明显病变。

第1~2天出现脑水肿，第4天星形胶质细胞明显增生，出现修复反应。大约30天，形成蜂窝状胶质瘢痕。

常见的缺血性脑病有层状坏死、海马硬化和边缘带梗死。

二、阻塞性脑血管病

1. **血栓性阻塞** 常发生在动脉粥样硬化的基础上。所致脑梗死发展较慢。表现为偏瘫、神志不清和失语等。

2. **栓塞性阻塞** 心源性栓子居多，常累及大脑中动脉供应区。

三、脑出血

1. **脑内出血** 最常见的原因为高血压，也可见于血液病、血管瘤破裂等。

2. **蛛网膜下隙出血** 突发性剧烈头痛、脑膜刺激症状和血性脑脊液。常见原因为先天性球性动脉瘤破裂。

3. **混合性出血** 常由动、静脉畸形引起。

第六节 脱髓鞘疾病

一、多发性硬化症

1. **病因和发病机制** 环境因素和遗传因素共同作用，导致机体丧失对自身蛋白（髓鞘抗原）耐受性所致的自身免疫病。

2. **病理变化**　主要累及白质，形成多灶性斑块。

镜下：脱髓鞘是本病的主要变化，早期多从静脉周围开始伴血管周围单核细胞和淋巴细胞浸润。

3. **临床病理联系**　临床表现多样，有大脑、脑干、小脑、脊髓和视神经损害等症状。

二、急性播散性脑脊髓膜炎

可见于病毒感染后或疫苗接种后，临床表现为发热、呕吐、嗜睡及昏迷。

静脉周围脱髓鞘伴炎症反应是本病的特点。

三、急性坏死出血性白质脑炎

罕见，发展迅速，凶险，主要见于年轻人和儿童。

病变多见于大脑半球和脑干，呈灶型分布。

病变的特点：脑肿胀伴白质点状出血。

第七节　神经系统肿瘤

一、中枢神经系统肿瘤

（1）中枢神经系统肿瘤包括起源于脑、脊髓或脑膜的原发性肿瘤和转移性肿瘤两大类。

（2）在原发性肿瘤中，40% 为胶质瘤，15% 为脑膜瘤，约 8% 为听神经瘤。转移性肿瘤则以转移性肺癌为多见。

（3）儿童颅内恶性肿瘤仅次于白血病，儿童常见的颅内肿瘤是胶质瘤和髓母细胞瘤。

神经系统常见肿瘤

中枢神经系统肿瘤	周围神经肿瘤
胶质瘤	神经鞘膜肿瘤

中枢神经系统肿瘤	周围神经肿瘤
星形胶质细胞瘤	神经鞘瘤
少突胶质细胞瘤	神经纤维瘤
室管膜瘤	神经细胞源性肿瘤
脉络丛乳头状瘤	神经母细胞瘤
原始神经上皮源性肿瘤	节细胞神经瘤
髓母细胞瘤	
脑膜瘤	
松果体肿瘤	
垂体肿瘤	

（4）颅内原发性中枢神经系统肿瘤有一些共同的生物学特性：①肿瘤压迫或破坏周围脑组织所引起的局部神经症状，如癫痫、瘫痪、视野缺损等；②颅内占位病变引起的颅内压增高的症状，表现为头痛、呕吐和视神经乳头水肿等；③颅内一些分化良好的肿瘤也可因压迫重要部位而致死；④尽管在形态学上分化很差的肿瘤，也很少发生颅外转移。

（一）胶质瘤

1.胶质瘤的生物学特性

（1）良、恶性的相对性　①胶质瘤无论分化高低均呈浸润性生长，无包膜形成；②生长迅速、间变程度高的肿瘤，与周围组织截然不同，故边界往往较清楚；③第三脑室的幼年型胶质瘤尽管分化良好，但因手术禁区难以切除，因此预后差。

（2）局部浸润　胶质瘤的浸润性生长主要累及血管周围间隙、软脑膜、室管膜和神经纤维束间。

（3）转移　脑脊液转移是颅内肿瘤常见的转移方式，特别是位于脑室旁的胶质瘤经脑脊液转移的机会最多，经其他途径转移到颅外极少见。

2.星形胶质细胞瘤

（1）是最常见的胶质瘤，约占颅内肿瘤的30%，占胶质瘤的78%以上，男性较多见。高峰发病年龄为30~40岁。肿瘤部位以大脑额叶和颞叶最多见。

（2）肉眼观 ①肿瘤大小可为数厘米大的结节至巨大肿块不等；②分化较好的肿瘤，一般境界不清；③分化程度较低的肿瘤，在肿瘤组织出现坏死出血时，似与周边组织境界分明，但边界外仍有瘤组织浸润；④瘤体灰白色，可形成大小不等的囊腔。脑的原有结构因受挤压而扭曲变形。

（二）髓母细胞瘤

髓母细胞瘤是中枢神经系统中最常见的原始神经外胚层肿瘤（PNET）。

（1）神经外胚层肿瘤包括以下几类：①髓母细胞瘤；②神经母细胞瘤；③松果体母细胞瘤；④室管膜母细胞瘤。

（2）共同的特点是原始、未分化的肿瘤细胞，显示不同程度向神经元、胶质细胞，甚至向间质细胞方向分化。

（3）髓母细胞瘤多见于小儿，其次为儿童和青年，发病高峰年龄在 7 岁左右，偶见于成人。

（4）该肿瘤为一胚胎性肿瘤，起源于小脑皮质的胚胎性外颗粒层细胞，或室管膜下基质细胞。因此肿瘤常位于小脑蚓部，占据第四脑室顶部。部分病例可发生于小脑半球。

（5）肉眼观察，肿瘤组织呈鱼肉状，灰红色。

（6）光镜下：①瘤细胞呈圆形、卵圆形，胞质少，胞核深染；②可见数量不等的病理性核分裂象；③瘤细胞排列较密集，间质中有纤细的纤维，血管不多；④瘤细胞环绕一个嗜银性纤细的神经纤维中心作放射状排列，形成典型的菊形团，具有诊断意义。

（7）易发生脑脊液播散，恶性程度高，预后差。

（三）脑膜瘤

（1）发生率仅次于星形胶质细胞瘤，是颅内和椎管内最常见的肿瘤之一。

（2）由于其多为良性，世界卫生组织分类为Ⅰ级，生长缓慢，易于手术切除，复发率和侵袭力均很低，此瘤在中枢神经系统肿瘤中预后最好。

（3）肿瘤大体形态：①常与硬膜紧密相连，有包膜，呈球形或分叶状；②一般仅压迫脑组织，呈膨胀性生长；③肿块质实，灰白色，呈颗粒状，条索状，可见白色钙化砂粒，偶见出血。

（四）神经元肿瘤

颅内神经节细胞瘤好发于第三脑室、颞叶和额叶。

二、周围神经肿瘤

（一）分类

1. 来源　神经鞘膜，包括神经鞘瘤和神经纤维瘤。

2. 神经源性肿瘤　主要发生在交感神经节和肾上腺髓质。

（1）原始而低分化的恶性肿瘤为神经母细胞瘤。

（2）高分化的良性肿瘤为节细胞神经瘤。

（二）神经鞘瘤

又称施万细胞瘤或神经膜细胞瘤，是起源于胚胎期神经嵴来源的神经膜细胞或施万细胞的良性肿瘤。神经鞘瘤是椎管内最常见的肿瘤，其发生率占椎管内肿瘤的 25%~30%。

1. 发生部位　颅内的神经鞘瘤主要发生在听神经的前庭（又称听神经瘤）、小脑脑桥角和三叉神经等。发生于周围神经的神经鞘瘤多见于四肢屈侧较大的神经干。

2. 肉眼观察　①多呈圆形或分叶状，界限清楚，包膜完整；②切面灰白色或灰黄色，可见旋涡状结构，有时可见出血，囊性变。

3. 光镜下　一般可见两种组织结构：①束状型（Antoni A 型），细胞呈梭形，细胞间界限不清，核呈梭形或卵圆形，相互紧密平行排列呈栅栏状或不完全的旋涡状，称 Verocay 小体；②网状型（Antoni B 型），细胞稀少，排列呈稀疏的网状结构，细胞间有较多的液体，常有小囊腔形成。

4. 临床表现　视肿瘤大小和部位而异：①较大者因受累神经受压而引起麻痹或疼痛，并沿神经放射；②颅内听神经瘤可引起听觉障碍或耳鸣等症状。

5. **愈后** 大多数肿瘤能手术根治，极少数与脑干或脊髓等紧密粘连未能完全切除者可复发，复发肿瘤仍属良性。

（三）神经纤维瘤

多发生在皮下，可单发或多发，多发性神经纤维瘤又称神经纤维瘤病1型。

1.肉眼观察

（1）单发性神经纤维瘤境界清楚，无包膜，切面灰白略透明，常不能找到其发源的神经。

（2）如发生肿瘤的神经粗大，则可见神经纤维消失于肿瘤中，质实，可见漩涡状纤维，很少发生出血、囊性变。

2.光镜下

（1）肿瘤组织由增生的神经膜细胞和成纤维细胞构成，交织排列，成小束并分散在神经纤维之间，伴大量网状纤维和胶质纤维及疏松的黏液样基质。

（2）若细胞密度增大，核异型并见核分裂象，提示恶变可能。

三、转移性肿瘤

中枢神经系统转移性肿瘤约占全部临床脑肿瘤的20%左右。最容易发生脑转移的恶性肿瘤是肺癌，其次是乳腺癌、恶性黑色素瘤以及胃癌、结肠癌、肾癌和绒毛膜上皮癌等。白血病时脑膜或脑实质也常可发生白血病细胞灶性浸润。

1.颅内转移性肿瘤的形式

（1）**转移结节** 多见于皮质与白质交界处及脑的深部。

（2）**软脑膜癌病** 肿瘤细胞沿蛛网膜下隙弥漫性浸润，局部可呈现大小不等的结节或斑块，由于脑脊液循环受阻，可产生颅内高压和脑积水。

（3）**脑炎性转移** 弥漫性血管周围瘤细胞浸润可形成局限性瘤结节或广泛浸润，并伴发软脑膜癌病。

2.**转移瘤的组织形态** 与原发性肿瘤相似，常伴有出血、坏死、囊性变及液化。如出现坏死，可见泡沫细胞。

第十六章　传染病

一、概述

1. **概念**　传染病是由病原微生物通过一定的传播途径进入易感人群的个体所引起的一组疾病，并能在人群中引起局部或广泛的流行。

2. **基本环节**　传染病在人群中发生或流行是一个复杂过程，必须同时具备传染源、传播途径和易感人群三个基本环节。传染病的病原体入侵人体，常有一定的传染途径和方式，并往往定位于一定的组织或器官。

二、病原微生物的传播

1. **病原菌**　引起传染病的病原微生物种类繁多。

2. **传播过程**

（1）宿主的防御屏障及病原微生物的侵入　①病原微生物可破坏宿主的皮肤屏障而侵入机体；②病原微生物可破坏宿主的呼吸道黏膜屏障而侵入机体；③尿路阻塞和（或）膀胱和输尿管尿液反流是泌尿道生殖感染的重要原因。

（2）病原微生物在宿主体内的播散　①病原体一旦侵入血流，则以多种方式播散：血浆携带播散，白细胞携带播散，红细胞携带播散；②病原体在宿主体内播散的主要特点：临床上表现为全身性感染，主要病变发生在远离侵入口的组织或脏器，胎盘－胎儿途径是一个重要的传播方式。

（3）病原微生物从宿主体内释出　粪便污染的食物和饮水是肠道病原体广泛流行的重要传播载体。呼吸道的病原体可在交谈、唱歌、吐痰和接吻时释出而污染环境。大多数病原微生物可通过密切的黏膜接触和性交接触传播。有些病原体（乙型脑炎病毒、杜氏利什曼虫和克氏锥虫）必须借助吸血的节肢动物作为媒介，通过叮咬宿主进行传播。

3. **传染病的流行过程**　必须具备传染源、传播途径和易感人群三个基本环节。

主要传播途径有：①消化道传播；②呼吸道传播；③虫媒传播；④接触传播，包括泌尿生殖道传播；⑤母婴传播。

三、病原微生物的致病机制

（一）病原体损伤细胞的机制

（1）病原体接触或进入细胞内，直接引起细胞死亡。

（2）病原体释放内、外毒素杀伤细胞，或释放酶降解组织成分，或损伤血管引起缺血性坏死。

（3）病原体引起机体免疫反应，虽可抵御入侵的病原体，但也可诱发变态反应引起组织损伤。

（二）病毒致病机制

1. **病毒侵入细胞的特异性**　病毒只感染某些细胞而不感染其他细胞，主要是通过病毒特异性蛋白和宿主细胞表面特异性受体相结合来实现的。

2. **病毒进入靶细胞的方式**

（1）整个病毒易位跨过质膜。

（2）病毒衣壳包膜与细胞膜融合。

（3）受体介导的内吞作用，入胞后病毒体与细胞的核内体膜融合。

3. **病毒进入细胞后复制**

第一节　结核病

一、概述

（一）概念

结核病是由结核杆菌引起的一种慢性肉芽肿病。以肺结核最常见，但可见于全身各器官。典型病变为结核结节形成伴有不同程度干酪样坏死。

（二）病因

1.病原体 结核病的病原菌是结核分枝杆菌，简称结核杆菌，属分枝杆菌属。

（1）该菌是一类细长弯曲、革兰阳性的专性需氧杆菌；

（2）有荚膜、无鞭毛、无芽孢、无菌丝、无运动力；

（3）其细胞壁中含大量分支杆酸，具有抗酸性，用抗酸染色使细菌呈红色。

（4）对人致病的主要是人型、牛型，前者感染率最高，后者次之。

2.传染途径

（1）结核病主要经呼吸道传染。肺结核（主要是空洞型肺结核）病人在谈话、咳嗽和喷嚏时，从呼吸道排出大量含菌的微滴，每个微滴可有 1~20 个细菌，带菌微滴直径小于 5μm 即可被吸入到达肺泡而造成污染。

（2）也可经消化道感染（食入带菌的食物，包括含菌牛奶），偶尔亦可经皮肤伤口感染。

（三）发病机制

1.结核杆菌的致病物质

（1）结核杆菌是细胞内生长的细菌，既不产生内、外毒素，也无侵袭性酶类。

（2）结核杆菌的致病性与其逃脱被巨噬细胞杀伤的能力以及诱发机体产生迟发型变态反应有关。

2.初次感染引起的细胞免疫和超敏反应

（四）基本病理变化

由于机体的反应性、菌量和毒力以及病变组织的不同，可呈现三种不同的病变类型。

1.以渗出为主的病变

（1）出现在炎症的早期或机体免疫力低下，菌量多、毒力强或变态反应较强时。

（2）病变主要表现为浆液性或浆液纤维素性炎。

（3）早期病灶内有中性粒细胞浸润，但很快就被巨噬细胞取代。

（4）在渗出液和巨噬细胞内可查见病菌。

（5）此型变化好发于肺、浆膜、滑膜和脑膜等处。

（6）渗出物可完全被吸收，不留痕迹，或转变为以增生为主，或以坏死为主的病变。

2. 以增生为主的病变

（1）当细菌量少、毒力较低或人体免疫反应较强时，则发生以增生为主的变化，形成具有诊断价值的结核结节，又称结核性肉芽肿。

（2）结核结节是在细胞免疫的基础上形成的，由上皮样细胞、朗汉斯巨细胞加上外周局部聚集的淋巴细胞和少量反应性增生的成纤维细胞构成。

（3）典型者结节中央有干酪样坏死。

（4）吞噬有结核杆菌的巨噬细胞体积增大，逐渐转变为上皮样细胞：呈梭形或多角形，胞质丰富，HE染色呈淡伊红色，境界不清。核呈圆或卵圆形，染色质甚少，甚至可呈空泡状，核内有1~2个核仁。上皮样细胞的活性增加，有利于吞噬和杀灭结核杆菌。多个上皮样细胞互相融合或一个细胞核分裂胞质不分裂乃形成朗汉斯巨细胞。

（5）朗汉斯巨细胞　为一种多核巨细胞，直径可达300μm，胞质丰富，HE染色呈淡伊红色。其胞质突起常和上皮样细胞的胞质突起相连接，核与上皮样细胞核相似。核的数目由十几个到几十个不等，有超过百个者。核排列在胞质周围，呈花环状、马蹄形或密集于胞体的一端。

（6）结核结节　单个结核结节非常小，直径约0.1 mm，肉眼和X线片不易查见。三四个结节融合成较大结节时才能见到。这种融合结节境界分明，约粟粒大小，呈灰白、半透明状。有干酪样坏死时略显微黄，可微隆起于器官表面。

3. 以坏死为主的病变

（1）在结核杆菌数量多、毒力强、机体抵抗力低或变态反应强时，上述以渗出为主或以增生为主的病变均可继发干酪样坏死。

（2）结核坏死灶由于含脂质较多，呈淡黄色，均匀细腻，质地较实，状似奶酪，故称干酪样坏死。

（3）镜下为红染无结构的颗粒状物。

（4）干酪样坏死对结核病病理诊断具有一定的意义。

（5）干酪样坏死物中大都会有一定量的结核杆菌，但其中心为低氧、低 pH 和高脂肪酸环境，因此在大片干酪样坏死灶的中心很难检出病菌。

（6）坏死灶内含有多量抑制酶活性的物质，故坏死物可长期保存，可不发生自溶、排出，也不易被吸收。

（7）有时可因中性粒细胞及巨噬细胞释放大量溶解酶，使干酪样坏死物发生软化和液化，形成半流体物质。

（8）液化虽有利于干酪样坏死物的排出，但重要的是，可成为病菌在体内蔓延扩散的有利条件，可成为结核病恶化进展的原因。

4. 渗出、坏死与增生的关系　渗出、坏死和增生三种变化往往同时存在而以某一种改变为主，而且可以互相转化。结核病基本病变与机体免疫状态之间的关系如下。

病变	机体免疫力	机体超敏反应	结核杆菌菌量	结核杆菌毒力	病理特征
渗出为主	低	较强	多	强	浆液性或浆液纤维素性炎
增生为主	较强	较弱	少	较低	结核结节
坏死为主	低	强	多	强	干酪样坏死

（五）基本病理变化的转化规律

结核病的发展和结局取决于机体抵抗力和结核杆菌致病力之间的矛盾关系。在机体抵抗力增强时，结核杆菌被抑制、杀灭，病变转向愈合；反之，则转向恶化。

1. 转向愈合

（1）吸收、消散　①为渗出性病变的主要愈合方式；②渗出物逐渐经淋巴道吸收，使病灶缩小或完全吸收消散；③ X 线检查可见边缘模糊、密度不匀、呈云絮状的渗出性病变的阴影逐渐缩小或被分割成小片，以致完全消失，临床上称为吸收好转期；④较小的干酪样坏死灶及增生性病灶，经积极治疗也有吸收消散或缩小的可能。

（2）纤维化、钙化 ①增生性病变转向愈合时，上皮样细胞逐渐消失，并为纤维细胞所取代，结核结节周围增生的成纤维细胞长入，使结节纤维化而愈合。未被完全吸收的渗出性病变也可被机化而发生纤维化。②增生性病变和小的干酪样坏死灶（1~2cm），可被机化而发生逐渐纤维化，最后形成瘢痕而愈合，较大的干酪样坏死灶难以全部纤维化，则由其周边纤维组织增生将坏死物包裹，继而坏死物逐渐干燥浓缩，并有钙盐沉着。③在纤维包裹及钙化的干酪样坏死灶中仍有少量结核杆菌残留，病变处于相对静止状态，即临床痊愈，当机体抵抗力降低时仍可复发进展。X线检查，可见纤维化病灶呈边缘清楚、密度增高的条索状阴影；钙化灶为密度甚高、边缘清晰的阴影。临床称为硬结钙化期。

2. 转向恶化

（1）浸润进展 ①疾病恶化时，病灶周围出现渗出性病变（病灶周围炎），其范围不断扩大，并继发干酪样坏死，坏死区随渗出性病变的扩延而增大；②X线检查，原病灶周围出现絮状阴影，边缘模糊，临床上称为浸润进展期。

（2）溶解播散 ①病情恶化时，干酪样坏死物可发生液化，形成的半流体物质可经体内的自然管道（如支气管、输尿管等）排出，致局部形成空洞；②空洞内液化的干酪样坏死物中含有大量结核杆菌，可通过自然管道播散到其他部位，形成新的结核病灶；③X线检查，可见病灶阴影密度深浅不一，出现透亮区及大小不等的新播散病灶阴影，临床称为溶解播散期；④结核杆菌还可循血道、淋巴道播散至全身各处。

二、肺结核病

结核杆菌的感染途径主要是呼吸道，因此结核病中最常见的是肺结核。

肺结核病可因初次感染和再次感染结核菌时机体反应性的不同，而致肺部病变的发生、发展各有不同的特点，从而可分为原发性和继发性肺结核病两大类。

（一）原发性肺结核病

1.概念

（1）是指机体第一次感染结核杆菌所引起的肺结核病。

（2）多发生于儿童，故又称儿童型肺结核病，但也偶见于未感染过结核杆菌的青少年或成人。

（3）免疫功能严重受抑制的成年人由于丧失对结核杆菌的敏感性，因此可多次发生原发性结核病。

2.病变特点

（1）结核菌吸入肺泡后，最先引起的病变称为原发灶，或称为Ghon灶。原发灶以右肺多见，通常只有一个。

常位于通气较好的上叶下部或下叶上部靠近胸膜处，形成1~1.5cm大小的灰白色炎性实变病灶（Ghon灶），病变以结核性肉芽肿形成为特征，绝大多数病例病灶中央有干酪样坏死。

因初次感染结核菌，机体缺乏特殊免疫力，原发灶的细菌游离或被巨噬细胞吞噬。结核杆菌很快侵入淋巴管，循淋巴液引流到局部肺门淋巴结，引起结核性淋巴管炎和淋巴结炎，表现为淋巴结肿大和干酪样坏死。

（2）肺的原发病灶、淋巴管炎和肺门淋巴结结核称为原发综合征，又称Ghon综合征。

（3）X线可见原发灶和肺门淋巴结阴影，并由淋巴管炎的较模糊的条索状阴影相连，形成哑铃状阴影。

（4）原发性临床症状和体征多不明显，患儿多在不知不觉中度过，仅结核菌素试验为阳性。少数病变较重者，可出现倦怠、食欲减退、潮热和盗汗等中毒症状，但很少有咳嗽、咯血等呼吸道症状。

（5）原发综合征形成后，虽然在最初几周内有病菌通过血道或淋巴道播散到全身其他器官，但随着细胞免疫的建立，绝大多数（95%左右）患者病变不再发展而自然痊愈。

小的病灶可完全吸收或纤维化，较大的病灶可纤维包裹和钙化。

有时原发灶虽已愈合，而肺门淋巴结病变继续发展，形成支气管淋巴结病变继续发展，形成支气管淋巴结结核，经适当治疗后这些病灶仍可痊愈。

3. 播散 少数营养不良或同时患有其他传染病（如流感、麻疹、百日咳、白喉等）的患儿，机体抵抗力下降，病变恶化，肺内原发灶及肺门淋巴结病变继续扩大，并通过支气管、淋巴道和血道播散。

（1）支气管播散 ①肺原发灶的干酪样坏死范围扩大，侵及相连的支气管，液化的坏死物质通过支气管排出后形成空洞；②含菌的液化坏死物还可沿支气管播散，引起邻近或远隔的肺组织发生小叶性干酪性肺炎；③肺门淋巴结干酪样坏死亦可蚀破支气管而发生播散；④原发性肺结核病形成空洞和支气管播散者较少见，可能与儿童支气管未充分发育而易受外部病变压迫以及管径较小易发生阻塞有关。

（2）淋巴道播散 ①肺门淋巴结病变恶化进展时，细菌可经引流淋巴管蔓延至气管分叉处、气管旁、纵隔及锁骨上下淋巴结；②如果引流淋巴管因结核病变发生阻塞，病菌可逆流到腋下、腹股沟、腹膜后及肠系膜淋巴结，颈淋巴结可受累；③病变淋巴结肿大，出现干酪样坏死，并可互相粘连形成肿块。

（3）血道播散 ①病菌侵入血流可引起血道播散；②若进入血流的菌量较少而机体的免疫力很强，则往往不发生明显病变；③如大量细菌侵入血流、机体免疫力较弱时，则可引起血源性结核病。这种改变也可见于继发性肺结核病。

（二）继发性肺结核病

1. 概念 继发性肺结核病是指再次感染结核杆菌所引起的肺结核病，多见于成人，故又称成人型肺结核病。

2. 发生机制

（1）病变常开始于肺尖，称再感染灶。

（2）形成机制的两种学说 ①外源性再感染学说，认为结核菌是由外界再次侵入机体所致，与原发性肺结核无关；②内源性再感染学说：认为再感染灶大多数是由原发性肺结核病血源性播散时在肺尖部形成的潜伏病灶，在机体免疫力下降时，潜伏病灶可发展为继发性肺结核病。

（3）继发性者因对结核菌已有一定的特殊免疫力，故其病变与原发性肺结核病有以下不同特点：①病变多始于肺尖部，可能与直立时该部动脉压低、血循环较差，巨噬细胞较少，且通气不畅，以致局部组织抵抗力较低，加之肺泡内氧分压高，病菌易在该处繁殖有关。②由于超敏反应，病变发生迅速且强烈，易发生干酪样坏死；同时免疫反应较强，在坏死灶周围常有以增生为主的病变，形成结核结节。免疫反应使病变局限化，还可抑制病菌繁殖，防止其沿淋巴道和血道播散，因此肺门淋巴结一般无明显病变，由血源性播散引起的全身粟粒性结核病亦极少见。病变在肺内蔓延主要通过支气管播散，因此空洞形成较为常见。③病程较长，病变复杂，随着机体免疫反应和变态反应的消长，临床经过常呈波浪状起伏，时好时坏，病变有时以增生变化为主，有时则以渗出、坏死变化为主，常新旧病变交杂存在。

原发性肺结核病和继发性肺结核病比较

	原发性肺结核病	继发性肺结核病
结核杆群感染	初染	再染
发病人群	儿童	成人
特异性免疫力和过敏性	先天，病程中发生	有
病理特征	原发综合征	病变多样，新旧病灶并存，较局限，常见空洞形成
起始病灶	上叶下部、下叶上部近肺膜处	肺尖部

续表

	原发性肺结核病	继发性肺结核病
病变性质	以渗出和坏死为主	以肉芽肿形成和坏死为主
播散方式	多为淋巴道或血道	多为支气管，趋于肺内病变
病程	短，大多自愈	长，波动性，需治疗

3.临床类型和病理变化

（1）局灶型肺结核　①继发性肺结核病的早期病变，属无活动性肺结核病；②病变多位于肺尖下 2~4cm 处，右肺较多，单个或多个结节状病灶，境界清楚，一般为 0.5~1cm 大小；③病变多以增生为主，中央为干酪样坏死，周围有纤维组织包裹；④临床上患者常无明显自觉症状，多在体检时发现；⑤X 线显示肺尖部单个或多个境界清楚的阴影。

（2）浸润型肺结核　①是临床上最常见的活动性、继发性肺结核；②多由局灶型肺结核发展而来，X 线示锁骨下可见边缘模糊的云絮状阴影；③病变多以渗出为主，中央有干酪样坏死，病灶周围有炎症包绕；④患者常有低热、疲乏、盗汗、咳嗽等症状；⑤急性空洞一般易愈合。

经适当治疗后，最后形成瘢痕组织而愈合；也可通过空洞塌陷，形成条索状瘢痕而愈合。

（3）慢性纤维空洞型肺结核　为成人慢性肺结核的常见类型，亦是继发性肺结核发展的晚期类型。多在浸润型肺结核形成急性空洞的基础上发展而来。

①病变特点　肺内有一个或多个厚壁空洞。多位于肺上叶，大小不一，不规则。壁厚可达 1cm 以上。后期肺组织严重破坏，广泛纤维化、胸膜增厚并与胸壁粘连，最终使肺体积缩小、变形、变硬，肺膜广泛增厚并与胸壁粘连，严重影响肺功能，演变为硬化性肺结核，甚至使肺功能丧失。

②症状　发热、盗汗等结核中毒症状，还有咳嗽、咳痰、咯血、呼吸困难或气短等症状。X 线可见一侧或两侧上、中肺野有一

个或多个厚壁空洞互相重叠呈蜂窝状，多伴有支气管播散病灶及肺组织广泛纤维化和明显的胸膜增厚。

由于病变空洞与支气管相通，成为结核病的传染源，故此型又有开放性肺结核之称。如果空洞壁的干酪样坏死侵蚀较大血管，可引起大咯血，患者可因吸入大量血液而窒息死亡。

（4）干酪性肺炎　发生人群：机体免疫力低并对结核杆菌变态反应过高的患者。

①病因　可由浸润型肺结核恶化进展而来，也可由急、慢性空洞内的细菌经支气管播散所致。

②分类　根据病灶范围的大小分小叶性和大叶性干酪性肺炎。后者可累及一个或几个肺叶。

③肉眼观　肺叶肿大实变，切面黄色干酪样，坏死物液化排出后可有急性空洞形成。

④光镜下　肺内广泛的干酪样坏死，周围肺泡腔内有大量浆液纤维素性渗出物，内含以巨噬细胞为主的炎细胞。

抗酸染色可见大量病菌。

临床上起病急剧，病情危重，中毒症状明显，病死率高，故有"百日痨"或"奔马痨"之称。

（5）结核球　又称结核瘤。结核球是直径 2~5cm，有纤维包裹的孤立的境界分明的干酪样坏死灶。多为单个，也可多个，常位于肺上叶。

结核球可来自浸润型肺结核的干酪样坏死灶纤维包裹；结核空洞引流支气管阻塞，空洞由干酪样坏死物填充；多个结核病灶融合而成。

本型为相对静止的病变，可保持多年无进展，临床上多无症状。也可恶化进展，表现为干酪样坏死灶扩大、液化、溃破包膜、经支气管播散和形成空洞。

结核球因由纤维包裹，抗结核药物不易发挥作用，并且 X 线检查需与肺癌鉴别，因此临床上多采取手术切除。

（6）结核性胸膜炎　结核性胸膜炎根据病变性质可分干性和湿性两种，以湿性结核性胸膜炎为常见。

①湿性结核性胸膜炎　多见于年轻人。多由肺原发灶或肺

门淋巴结病灶的病菌播散至胸膜引起，或为弥散在胸膜的结核菌体蛋白引起过敏反应。<u>病变主要为浆液纤维素性炎。</u>浆液渗出量多时可引起胸腔积液，也可为血性胸水，渗出液中常不易检出病菌。当积液量不多，附有纤维素之胸膜壁层和脏层在呼吸时发生摩擦，可听到摩擦音，患者有胸痛。

胸腔积液明显时，叩诊呈浊音，听诊时语颤和呼吸音减弱，并有肺受压及纵隔移位等体征。

经适当治疗后，渗出性病变可吸收。如渗出纤维素较多，可机化而使胸膜增厚和粘连。

<u>②干性结核性胸膜炎</u> 又称增殖性结核性胸膜炎。是由肺膜下结核病灶直接蔓延到胸膜所致。常发生于肺尖。病变多为局限性，以增生性改变为主，很少有胸腔积液。一般通过纤维化而愈合，常使局部胸膜增厚、粘连。

<u>结核病是 AIDS 最常见的合并症。</u>

预后：一般来讲，病变局限在肺内的结核病，预后较好。由抗药菌株引起，或发生在老年、体弱、免疫抑制者以及粟粒性肺结核患者有高危险性，预后较差。

三、肺结核病血源播散所致病变

1. 病因 由于肺内原发病灶或肺门干酪样坏死灶及肺外结核病灶内的结核杆菌侵入血流或经淋巴管由胸导管入血，可引起血源播散性结核病。

2. 分类

（1）急性全身粟粒性结核病 ①多见于原发性肺结核病恶化进展，也可见于其他类型结核病的扩散。②结核杆菌在短时间内一次或反复多次大量侵入肺静脉分支，<u>经左心至体循环，播散到全身各器官如肺、肝、脾和脑膜等处，可引起急性全身性粟粒性结核病。</u>③肉眼观，各器官内均匀密布大小一致，<u>灰白色，圆形，境界清楚的小结节。</u>④镜检，主要为增生性病变，偶尔出现渗出、坏死为主的病变。⑤临床上，病情危重、凶险，有高热、衰竭、食欲缺乏、盗汗、烦躁不安等明显中毒症状，肝脾肿大，常有脑膜刺激征。⑥X线可发现两肺有散在分布、密度均匀、粟粒大小细点状阴影，病情危重，若能及时治疗，预后仍属良好。少数病例可因结核性脑膜炎而死亡。⑦个别病例当机体抵抗力极差或应用大量激素、免疫抑制剂或细胞毒性药物后，可发生严重的结核性败血症，是最剧烈的急性血源性结核病，患者常迅速死亡。

（2）**慢性全身性粟粒性结核**　①如急性期不能及时控制而病程迁延3周以上，或结核杆菌在较长时期内每次以少量反复多次不规则进入血液，则形成慢性粟粒性结核病；②病变的性质和大小均不一致，同时可见增生、坏死及渗出性病变；③病程长，成人多见。

（3）**急性肺粟粒性结核病**　①又称血行播散型肺结核病，常是全身粟粒性结核病的一部分，有时仅局限于肺；②由于肺门、纵隔、支气管旁的淋巴结干酪样坏死破入邻近大静脉，或因含有结核杆菌的淋巴液由胸导管回流，经静脉入右心，沿肺动脉播散于两肺，而引起两肺急性粟粒性结核病；③肉眼观，两肺充血，重量增加，切面暗红，密布灰白或灰黄色粟粒大小的结节，微隆起于表面；④临床上多起病急骤，有较严重的结核中毒症状；⑤X线可见两肺散在分布、密度均匀、粟粒大小的细点状阴影。

（4）**慢性肺粟粒性结核病**　①多见于成人；②患者原发灶已痊愈，由肺外某器官的结核病灶内的结核杆菌长期、间歇性地入血而致本病；③病程较长，病变新旧、大小不一，小的如粟粒，大者直径可达数厘米以上；④病变以增生性改变为主。

（5）**肺外结核**　①又称肺外器官结核病，多由原发性肺结核病经血道播散所致；②在原发综合征期间如有少量细菌侵入血流，在肺外一些器官内可形成潜伏病灶，当机体抵抗力下降时潜伏的结核菌再活化乃恶化进展为肺外结核病。

四、肺外结核病

肺外器官均可发生结核病，但病变多数只限于一个器官内，常见有肠、腹膜、肾、生殖系、脑膜、骨关节、淋巴结等脏器，多呈慢性经过。

（一）肠结核病

1. 分类 肠结核病可分原发性和继发性两型。

（1）原发性者很少见，常发生于小儿。

（2）一般由饮用带有结核杆菌的牛奶或乳制品而感染。

2. 肠原发综合征 可形成与原发性肺结核时原发综合征相似的肠原发综合征（肠的原发性结核性溃疡、结核性淋巴管炎和肠系膜淋巴结结核）。

3. 病因 绝大多数肠结核继发于活动性空洞型肺结核病，因反复咽下含结核杆菌的痰液所引起。

4. 发生部位 肠结核病大多（约85%）发生于回盲部，其他肠段少见。

（1）该段淋巴组织最为丰富，病菌易于通过肠壁淋巴组织侵入肠壁。

（2）食物在此段停留时间较长，接触细菌的机会较多。

5. 分类 依其病变特点不同分两型。

（1）溃疡型 ①较多见；②结核杆菌侵入肠壁淋巴组织，形成结核结节，以后结节逐渐融合并发生干酪样坏死，破溃后形成溃疡；③肠壁淋巴管环肠管行走，病变沿淋巴管扩散，因此典型的肠结核溃疡多呈环形，其长轴与肠腔长轴垂直；④溃疡边缘参差不齐，一般较浅，底部有干酪样坏死物，其下为结核性肉芽组织；⑤溃疡愈合后由于瘢痕形成和纤维收缩引起肠腔狭窄而致肠梗阻症状；⑥受累肠段的浆膜面可见纤维素性渗出物和多数灰白色结核结节，连接成串，这是结核性淋巴管炎所致；⑦后期纤维化可致与邻近组织发生粘连；⑧临床上可有腹痛、腹泻、营养障碍和结核中毒症状；⑨由于溃疡底部血管多发生闭塞，一般很少发生肠出血和穿孔。

（2）增生型 ①较少见；②病变特点为肠壁内大量结核性肉芽组织形成和纤维组织显著增生；③肠壁高度肥厚、肠腔狭窄，黏膜面可有浅溃疡或息肉形成；④临床上表现为慢性不完全低位肠梗阻；⑤右下腹常可扪及包块，故需与肠癌相鉴别。

（二）结核性腹膜炎

1. 患者 多见于青少年。

（1）大多数继发于溃疡型肠结核、肠系膜淋巴结结核或输卵管结核。

（2）由腹膜外结核灶经血道播散至腹膜者少见。

2. 分类（根据病理特征）

（1）湿型 ①主要表现为腹膜上密布无数结核结节和腹腔内有大量腹水，多呈草黄色，也可血性，因含纤维蛋白少，一般无腹膜粘连；②临床上常有腹痛、腹胀、腹泻和结核中毒症状。

（2）干型 ①特点：腹膜上除见结核结节外尚有大量纤维素性渗出物，机化后常引起腹腔器官广泛粘连。粘连处可发生干酪样坏死，在肠管之间或向腹外溃破形成瘘管；②临床上：因广泛肠粘连而出现慢性肠梗阻症状；腹上部可触及一横行块状物，为收缩粘连的大网膜；因腹膜增厚触诊时有柔韧感或橡皮样抗力。

（三）结核性脑膜炎

1. 多见于儿童

2. 病因 主要由结核菌经血道播散所致。

（1）在儿童往往是肺原发综合征血行播散的结果，常为全身粟粒性结核病的一部分。

（2）在成人除肺结核病外，骨关节结核和泌尿生殖系统结核常是血源播散的根源。

（3）部分病例也可由脑实质内结核球液化溃破，大量病菌进入蛛网膜下隙引起。

3. 病变部位

（1）病变以脑底最明显。

（2）在脑桥、脚间池、视神经交叉及大脑外侧裂等处之蛛网膜下隙内，有多量灰黄色浑浊的胶胨样渗出物积聚。

（3）脑室脉络丛及室管膜有时也可有灰白色结核结节。

4. 光镜下

（1）蛛网膜下隙内炎性渗出物主要由浆液、纤维素、巨噬细胞和淋巴细胞组成，常有干酪样坏死。

（2）偶见典型的结核结节形成。

5. 病情转化规律

（1）病变严重者可累及脑皮质而引起脑膜脑炎。

（2）病程较长者可发生闭塞性血管内膜炎，引起多发性脑软化而出现偏瘫。

（3）部分未经适当治疗而致病情迁延者，因渗出物机化而发生蛛网膜粘连，可使第四脑室正中孔与外侧孔堵塞，引起脑积水，出现颅内压增高的症状和体征，如头痛、呕吐、眼底视乳头和不同程度意识障碍，甚至脑疝形成等。

（四）泌尿生殖系统结核病

1. 肾结核病

（1）多由原发性肺结核血行播散所致，最常见于 20~40 岁男性。多为单侧性，双侧性者约为 10%。

（2）病变过程　①多始于肾皮、髓质交界处或乳头体内；②初为局灶性，继而病变扩大并发生干酪样坏死，破坏肾乳头而溃破肾盂，形成结核性空洞；③随着病变在肾内扩大蔓延，形成多数空洞，最后肾仅剩一空壳。

（3）累及的器官　①由于液化的干酪样坏死物随尿液下行，常使输尿管和膀胱相继感染；②输尿管黏膜可发生溃疡和结核性肉芽组织形成，使管壁增厚、管腔狭窄，甚至阻塞而引起肾盂积水或积脓；③膀胱结核往往以膀胱三角区最先受累，形成溃疡，以后可侵及整个膀胱，引起膀胱壁纤维化，发生膀胱挛缩，使其容积缩小；④膀胱病变如影响对侧输尿管口，造成对侧健肾引流不畅，最终引起肾盂积水而损害肾功能。

（4）临床症状　①因肾实质破坏而出现血尿，液化的干酪样坏死物排出时形成脓尿，尿中可检见结核菌；②多数患者可出现尿频、尿急和尿痛等膀胱刺激征，最初由含有脓细胞和结核菌尿刺激膀胱所致，后期则是由于膀胱继发性结核之故。

2. 生殖系统结核病

（1）男性生殖系统结核　与泌尿系统结核病有密切关系。

病菌经尿道可感染精囊和前列腺,并可蔓延至输精管、附睾,睾丸也偶可受累。

血源性感染较少见。

病变器官结核结节形成和干酪样坏死。其症状主要由附睾结核引起,病变附睾逐渐增大、轻微疼痛,可与阴囊壁粘连,溃破后可形成经久不愈的窦道,是造成男性不育的重要原因之一。

(2)女性生殖系统结核病 多由血道或淋巴道播散而来,也可由邻近器官的结核病蔓延而来。以输卵管结核最多见,为女性不孕的原因之一,其次是子宫内膜和卵巢结核。

(五)骨与关节结核病

骨关节结核多见于儿童和青少年,多由血源播散所致,因骨发育旺盛时期骨内血管丰富,感染机会较多。

1. 骨结核病

(1)多侵犯脊椎骨、指骨及长骨骨骺(股骨下端和胫骨上端)等处。

(2)病变常由骨松质内的小结核病灶开始,以后可发展分为两型。

①干酪样坏死型 较多见。可见明显干酪样坏死和死骨形成。病变常累及周围软组织,引起干酪样坏死和结核性肉芽组织形成。坏死物液化后在骨旁形成结核性"脓肿",由于局部并无红、热、痛,故又称"冷脓肿"。病变穿破皮肤可形成经久不愈的窦道。

②增生型 比较少见。主要形成结核性肉芽组织,病灶内骨小梁逐渐被侵蚀、吸收和消失,但无明显的干酪样坏死和死骨形成。

脊椎结核是骨结核中最常见者,多见于第10胸椎至第2腰椎。病变起自椎体,常发生干酪样坏死,病变进展可破坏椎间盘和邻近椎体。

2. 关节结核

(1)以髋、膝、踝、肘等关节结核多见,多继发于骨结核。

(2)病变通常开始于骨骺或干骺端,发生干酪样坏死。

(3)病变常始于骨骺或干骺段,当病变发展侵入关节软骨和滑膜时则成为关节结核。

（4）关节滑膜内有结核性肉芽组织形成，关节腔内有浆液、纤维素性渗出物。<u>游离的纤维素凝块长期互相撞击可形成白色圆形或卵圆形小体，称为关节鼠。</u>

（5）关节附近的软组织因水肿和慢性炎症致关节肿胀，病变累及周围软组织和皮肤可形成窦道。

（6）关节结核痊愈时，关节腔常被大量纤维组织充填，造成关节强直，失去运动功能。

（六）淋巴结结核病

（1）多见于儿童和青年，以颈部、支气管和肠系膜淋巴结多见，尤以颈部淋巴结结核（俗称瘰疬）最为常见。

（2）淋巴结结核病结核杆菌可来自肺门淋巴结结核的播散，亦可来自口腔、咽喉部结核感染灶。

（3）病变淋巴结常成群受累，有结核结节形成和干酪样坏死。①淋巴结逐渐肿大，最初各淋巴结尚能分离；②当炎症累及淋巴结周围组织时，则淋巴结彼此粘连，形成较大的包块；③颈淋巴结结核干酪样坏死物液化后可穿破皮肤，在颈部形成多处经久不愈的窦道。

第二节 伤寒

一、概念和临床表现

1. 概念　由伤寒杆菌引起的急性传染病，<u>病变特征是全身单核－吞噬细胞系统细胞的增生，</u>以回肠末端淋巴组织的病变最为突出。

2. 临床表现　持续高热、相对缓脉、脾肿大、皮肤玫瑰疹及<u>中性粒细胞和嗜酸性粒细胞减少等。</u>

二、病因与传播途径

1. 伤寒杆菌属　沙门菌属中的 D 族，革兰阴性。

（1）其菌体"O"抗原、鞭毛"H"抗原及表面"Vi"抗原都能使人体产生相应抗体，尤以"O"及"H"抗原性较强，故可用血清凝集试验（肥达反应，Widal reaction）来测定血清中抗体的增高，可作为临床诊断伤寒的依据之一。

（2）菌体裂解时所释放的内毒素是致病的主要因素。

2. 传染源 伤寒患者或带菌者。

3. 传染途径

（1）由含菌的排泄物（粪、尿等）污染食物和饮用水等，经口入消化道传播。

（2）苍蝇可作为传播本病的媒介。

4. 易感人群 多见于儿童和青壮年。

5. 发病季节性 全年均可发病，但以夏秋两季最多。

三、发病机制

（1）伤寒杆菌随污染的饮水或食物进入胃内即可被胃酸杀灭。

（2）当机体抵抗力低下或入侵病菌多时，可经胃进入小肠。

（3）细菌首先凭借其表面的甘露醇受体黏附至小肠 M 细胞，然后穿过上皮细胞侵入肠壁的淋巴组织，特别是回肠下段的集合淋巴小结和孤立淋巴小结，沿淋巴管至肠系膜淋巴结。

（4）在淋巴组织内，病菌被巨噬细胞吞噬并在其内生长繁殖；同时经胸导管进入血流形成一过性菌血症。

（5）血液中的细菌很快被全身单核 - 巨噬细胞系统（MPS）吞噬，并进一步在其内大量繁殖。

这段时间内患者无明显临床症状，故称潜伏期，约10天左右。此后，在 MPS 内繁殖的病菌及其释放的内毒素再次大量进入血流，形成败血症，呈现全身中毒症状。病菌随之散布至全身各脏器和皮肤等处引起病变，主要发生于回肠末段，其肠壁淋巴结明显增生肿胀，此时相当于疾病的第 1 周，血培养为阳性。

（6）随着病程发展，在发病后第 2~3 周，细菌在胆囊内大量繁殖并随胆汁再次进入小肠，又可穿过肠黏膜再次侵入肠壁淋巴组织，使原已致敏的淋巴组织发生强烈过敏反应，导致增生的淋巴组织坏死、脱落和溃疡形成。

（7）病菌随同脱落的坏死组织和粪便排出体外，此期粪便培养易获阳性结果。

（8）同时机体免疫力逐渐增强，血中抗体上升，肥达反应多在病程第2周以后呈现阳性。

血中抗体滴度的高低与机体对病菌的抵抗力无关，抗菌主要依靠细胞免疫，即有致敏的T细胞产生淋巴因子，激活和促进巨噬细胞吞噬、杀灭细菌。

（9）一般在第4周，随着患者免疫力增强，病菌逐渐被清除而病变痊愈。

四、病理变化及临床病理联系

病变主要累及全身MPS，尤其是肠道淋巴组织、肠系膜淋巴结、肝、脾和骨髓等处，主要以巨噬细胞增生为特征。

增生的巨噬细胞吞噬能力十分活跃，胞浆中常吞噬有病菌、红细胞、淋巴细胞及坏死细胞屑，而吞噬红细胞的作用尤为显著，称为伤寒细胞。

伤寒细胞聚集成团，形成小结节，称为伤寒肉芽肿或伤寒小结，是伤寒的特征性病变，具有病理诊断价值。

（一）肠道病变

以回肠下段集合和孤立淋巴小结的病变最为常见和明显。按病变自然发展过程可分四期，每期约1周。

1. **髓样肿胀期** ①起病第1周；②回肠下段淋巴组织增生、肿胀，凸出于黏膜表面，色灰红，质软；③以集合淋巴小结病变最为显著，呈圆形或椭圆形，表面形似脑回样隆起。

2. **坏死期** ①起病第2周；②肿胀淋巴组织的中心部坏死，并逐渐融合扩大，累及黏膜表层。

3. **溃疡期** ①发病后第3周；②坏死组织崩解脱落，形成溃疡；③溃疡边缘稍隆起，底部高低不平；④集合淋巴小结处发生的溃疡呈椭圆形，其长轴与肠管长轴平行；⑤溃疡一般深及黏膜下层，严重者可深达浆膜，甚至穿孔，如侵及小动脉，可引起严重出血。

4. 愈合期 ①相当于起病第4周；②溃疡底部长出肉芽组织并将溃疡填平，然后由溃疡边缘的上皮再生覆盖而告愈合；③临床上患者每有食欲减退、腹胀、便秘或腹泻及右下腹压痛。发热，第1周内可高达40℃，第4周病变愈合体温迅速下降，体温曲线呈梯形变化。粪便菌培养自第2周起阳性率逐渐增高，在第3~5周最高可达85%。

（二）其他单核 – 巨噬细胞系统病变

（1）肠系膜淋巴结、肝、脾及骨髓由于巨噬细胞的活跃而致相应组织器官肿大。

（2）镜检可见伤寒肉芽肿和灶性坏死。

（3）骨髓中巨噬细胞摄取病菌较多，存在时间较长，故骨髓菌培养阳性率可高达90%。

（三）其他脏器病变

（1）心肌纤维水肿，严重者可出现中毒性心肌炎，表现为相对缓脉。

（2）肾小管上皮细胞水肿，免疫荧光发现肾小球毛细血管壁可有免疫蛋白及补体沉着，并查见 Vi 抗原，可能为免疫复合物性肾炎，临床上出现蛋白尿，尿菌培养在病程 3~4 周阳性率约为25%。

（3）皮肤出现淡红色小丘疹（玫瑰疹），可检见伤寒菌。

（4）膈肌、腹直肌和股内收肌常发生凝固性坏死（亦称蜡样变性）。

（5）临床出现肌痛和皮肤知觉过敏。

（6）大多数伤寒患者胆囊无明显病变，但伤寒杆菌可在胆汁中大量繁殖。即使患者临床痊愈后，细菌仍可在胆汁中生存，并通过胆汁由肠道排出，在一定时期内仍是带菌者，有的患者甚至可成为慢性带菌者或终身带菌者。

五、结局和并发症

1. 结局　在无并发症的情况下，一般经过4~5周即可痊愈，并可获得较强的免疫力。

2. 抗生素的应用 可使病程显著缩短，症状减轻，但复发率有所增加。

3. 并发症 如治疗不当可导致并发症，极少数严重者可致死，败血症、肠出血和肠穿孔是本病的重要死亡原因。

（1）肠出血和肠穿孔 ①均多发生于溃疡期；②出血严重者可引起出血性休克；③肠穿孔是伤寒的最严重并发症，穿孔后可导致弥漫性腹膜炎。

（2）支气管肺炎 ①小儿患者多见；②常因抵抗力下降，继发肺炎球菌或其他呼吸道细菌感染所致，极少数病例由伤寒杆菌直接引起。

（3）其他 ①少见；②伤寒菌及其毒素借血道感染其他器官，如骨髓、脑膜、肾、关节等。

第三节 细菌性痢疾

一、概念

细菌性痢疾简称菌痢，是由痢疾杆菌所引起一种假膜性肠炎。病变多局限于结肠，以大量纤维素渗出形成假膜为特征，假膜脱落伴有不规则浅表溃疡形成。

临床主要表现为腹痛、腹泻、里急后重、黏液脓血便。

二、病因与传播途径

1. 痢疾杆菌 是革兰阴性短杆菌。

（1）菌体无鞭毛，无荚膜，无芽孢，但有菌毛。

（2）按抗原结构和生化反应可分为四型，即福氏、宋内、鲍氏和志贺菌。

（3）四群均能产生内毒素，志贺菌尚可产生强烈外毒素。

2. 传染源 患者和带菌者。

（1）痢疾杆菌从粪便中排出后可直接或间接（苍蝇为媒介）

经口传染给健康人。

（2）食物和饮水的污染有时可引起菌痢的暴发流行。

（3）菌痢全年均可发病，但以夏秋季多见。

（4）好发于儿童，其次是青壮年，老年患者较少。

三、发病机制

痢疾杆菌对黏膜的侵袭力是致病的主要因素，只有对肠黏膜上皮具有侵袭力的菌株才能引起菌痢。

病菌经口进入消化道后，是否发病取决于多种因素。

1. 在抵抗力较强的健康人，经口入胃的痢疾杆菌大部分被胃酸杀死，少量未被杀灭的病菌进入肠道后也可通过正常肠道菌群的拮抗作用将其排斥。

2. 当侵入的病菌数量多、毒力强或机体抵抗力降低时，易患本病。

（1）细菌在结肠（也可能是小肠末端）内繁殖，首先依靠其菌毛黏附于肠黏膜的上皮细胞，诱导细胞内吞。

（2）细菌穿入上皮细胞，然后通过基底膜侵入黏膜固有层，并在该处进一步繁殖。

（3）随之细菌释放具有破坏细胞作用的内毒素，迅速引起炎症反应形成感染灶，使肠上皮细胞坏死，使肠黏膜产生溃疡。

（4）菌体内毒素吸收入血，引起全身毒血症：在黏膜固有层中病菌可被巨噬细胞吞噬、杀灭或被局限，少量病菌即使到达肠系膜淋巴结，也很快被 MPS 消灭，因而痢疾杆菌败血症极为少见。志贺杆菌释放的外毒素，是导致疾病早期水样腹泻的主要因素。

四、病理变化与临床病理联系

（一）发生部位

（1）菌痢的病理变化主要发生于大肠，尤以乙状结肠和直肠为重。

（2）病变严重者可波及整个结肠甚至回肠下段。

（3）很少有肠道以外的组织。

（二）分类

根据肠道病变特征、全身变化及临床经过的不同，菌痢分为以下三种。

1.急性细菌性痢疾

（1）初期的急性卡他性炎 表现为黏液分泌亢进，黏膜充血、水肿、中性粒细胞和巨噬细胞浸润。可见点状出血。

（2）随后发展为本病特征性的假膜性炎 黏膜表层坏死，在渗出物中出现大量纤维素，后者与坏死组织、炎症细胞、红细胞和细菌一起形成假膜。假膜首先出现于黏膜皱襞的顶部，呈糠皮状，随着病变的扩大可融合成片。假膜多呈灰白色，如出血严重或被胆汁浸染时，则可分别呈暗红或灰绿色。

（3）发病后1周左右，在中性粒细胞破坏后释出的蛋白溶解酶作用下，将纤维素和坏死组织溶解、液化，假膜成片脱落，形成大小不等、形状不规则的地图状溃疡。溃疡多较浅表，很少穿破黏膜肌层。

（4）经适当治疗或病变趋向愈合时，肠黏膜渗出物和坏死组织逐渐被吸收、排出，组织缺损经再生得以修复。

浅小的溃疡愈合后瘢痕不明显；深而较大者可形成浅表瘢痕，但多不引起肠狭窄。

（5）临床上 由于毒血症可出现发热、头痛、乏力、食欲减退等全身中毒症状和血中白细胞增多；炎症激惹肠管蠕动亢进及痉挛，引起腹痛、腹泻等症状；炎症刺激直肠壁内神经末梢和肛门括约肌，导致里急后重和排便次数频繁。随着肠道炎症的变化，病程初为稀便混有黏液，继而转为黏液脓血便，偶见排出片状假膜。严重者，由于腹泻、大便次数频繁，呕吐引起明显脱水、电解质紊乱，甚至休克。

（6）急性菌痢的自然病程为1~2周，经适当治疗大多痊愈。

（7）并发症 如肠出血和肠穿孔少见；少数病例可转为慢性。

2.慢性细菌性痢疾

（1）病程超过2个月以上者称为慢性菌痢。

（2）多由急性菌痢转变而来，<u>以福氏菌感染者居多。</u>

（3）病程可长达数月或数年　在此期间随患者全身及局部抵抗力的波动，肠道病变此起彼伏，新旧并存，原有溃疡尚未愈合，新溃疡又形成。<u>由于组织的损伤修复反复进行，导致慢性溃疡形成，</u>边缘不规则，边缘黏膜常过度增生而形成息肉，<u>溃疡多深达肌层，底部高低不平，有肉芽组织和瘢痕形成。</u>

（4）肠壁可不规则增厚、变硬，<u>严重者可致肠腔狭窄。</u>

（5）临床症状　可呈现不同的肠道症状，如腹痛、腹胀、腹泻或便秘与腹泻交替出现，常带有黏液或少量脓血。在炎症加剧时，可出现急性菌痢的症状，称为<u>慢性菌痢急性发作。</u>少数慢性患者可无明显的症状和体征，但粪培养持续阳性，成为<u>慢性带菌者，常为痢疾的重要传染源。</u>

3. 中毒性细菌性痢疾

（1）特征为起病急骤，肠道病变和临床症状常不明显，而<u>全身中毒症状明显。发病后数小时或十数小时即可迅速出现中毒性休克或呼吸衰竭。</u>

多见于2~7岁儿童，常由毒力较低的福氏菌或宋内菌引起，而毒力较强的志贺菌引起者少见。

（2）本型肠道病变一般轻微，呈现卡他性肠炎。有时因肠壁集合淋巴小结和孤立淋巴小结滤泡增生、肿胀，而<u>呈现滤泡性肠炎改变。</u>

临床上常无明显的腹痛、腹泻和黏液脓血便，但全身中毒症状严重，如高热、惊厥、昏迷以及呼吸衰竭和循环衰竭等症状。

第四节　麻风

麻风由麻风杆菌引起。侵犯的部位主要是皮肤和周围神经。

临床上表现为麻木性皮肤损害、神经粗大，严重者可致肢端残疾。

病变主要分为结核样型和瘤型。

第五节　钩端螺旋体病

一、概述

1. **概念**　钩端螺旋体病是由一组致病性钩端螺旋体引起的自然疫源性急性传染病。

2. **主要传染源**　猪和鼠。

3. **传播途径**

（1）多种。

（2）以人与污染水源（如雨水、稻田）接触为其主要传播方式。

4. **钩端螺旋体的类型**

（1）都具有特异的表面抗原和共同的内部抗原。

（2）各型对人的致病力不同，主要累及的器官也有差异。

（3）菌型与疾病临床类型的关系比较复杂，同一菌型可以引起不同的临床类型，而同一临床类型可由不同的菌型引起。

5. **临床特点**

（1）高热、头痛、全身酸痛和明显的腓肠肌痛、眼结膜充血、淋巴结肿大、皮疹等全身急性感染症状。

（2）脏器损害出现的相应症状。

6. **潜伏期**　本病的潜伏期为 2~20 天，一般为 7~14 天，平均约为 7 天。

二、病因和传播途径

1. **钩端螺旋体**

（1）简称钩体，形态细长，螺旋整齐致密，长 6~12μm，一段或两端弯曲呈钩状。

（2）新鲜标本可在暗视野显微镜下检见菌体，镀银染色和姬姆萨（Giemsa）染色可使其显形。

（3）钩体含有两类抗原，一型是特异抗原，另一型是属（群）特异抗原。

2. 传播途径

（1）钩体常寄生于家畜和野生啮齿类动物体内。钩体在动物的肾小管中长期繁殖，随尿排出而污染周围环境，如水源、稻田、沟渠、坑道、矿井以及食物等。

（2）人钩体病的主要传染源是鼠类和猪。

（3）当人接触污染物后，<u>钩体可经皮肤（尤其是破损皮肤）、消化道黏膜侵入机体而致病</u>；患本病的孕妇钩体也可通过胎盘感染胎儿。

（4）<u>在洪水泛滥或大雨后可有本病的流行</u>，主要由猪含菌排泄物污染水源所致。

（5）被鼠、犬咬伤而受感染者偶有报道，<u>经患者菌尿传染者极少见。</u>

三、发病机制

1. 早期

（1）<u>败血症期（发病1~3天）。</u>

（2）钩体侵入机体后，经淋巴道和小血管进入血循环至各器官、组织内，<u>大量繁殖并产生内毒素样物质使机体出现急性中毒症状。</u>

（3）<u>此期有明显的早期急性感染症状，而无明显的组织损伤。</u>

（4）临床表现：早期中毒症候群，如畏寒、发热、乏力、头痛、躯干痛、结膜充血、腓肠肌压痛、表浅淋巴结肿大、皮疹和鼻衄等。

2. 中期

（1）<u>败血症伴器官损伤期，发病4~10天。</u>

（2）在败血症继续发展的基础上，进一步引起不同程度的器官广泛性损害，造成临床上不同的病型。轻者无明显器官损害，临床上表现为流感伤寒型；严重者出现内脏器官的病变及轻重不等的出血、黄疸、脑膜炎和肾衰竭等，重症感染多于此期死亡。

3. 后期

（1）<u>即恢复期或后发症期，发病2~3周。</u>

（2）钩体自侵入后，机体即出现非特异性免疫反应。

在发病后1周左右，体内产生IgG、IgM等特异性抗体并逐渐增高，使血液和组织中的钩体逐渐减少并消失，临床上进入恢复期。

（3）多数患者症状逐渐消失而痊愈，少数可能因迟发性变态反应而导致热退后数日或更长时间再出现发热、眼部及神经系统后发症。

四、病理变化和临床病理联系

钩端螺旋体病的病理变化属急性全身性中毒性损害，主要累及全身毛细血管，引起不同程度的循环障碍和出血，以及广泛的实质器官变性、坏死而导致严重功能障碍。

主要受累及的器官及其病变的轻重和临床表现如下。

1. **肺脏**　以肺出血型病变最为显著，全肺弥漫性出血为无黄疸钩体病患者的死亡原因。临床上可出现严重的呼吸困难、缺氧、咯血等症状。

2. **肝脏**　主要病变为肝细胞浊肿、脂肪变和小叶中央灶性坏死，汇管区胆小管胆汁淤滞和炎细胞浸润。广泛的肝细胞损害可引起胆汁排泄功能不全或肝－肾综合征。

3. **肾脏**　主要病变为间质性肾炎和肾小管上皮细胞不同程度的变性和坏死，严重者可引起急性肾功能不全。

4. **心脏**　广泛心肌细胞水肿，临床上可出现心动过速等心律失常和心肌炎的症状和体征。

5. **横纹肌**　腓肠肌病变最为明显，临床上表现为腓肠肌压痛。

6. **神经系统**　病变以脑膜炎型者最为明显，临床上表现为脑膜炎的征象，偏瘫、失语和反复短暂肢体瘫痪等。

五、结局和并发症

本病在起病24小时内接受抗菌药物及对症治疗者，恢复快，很少死亡。

低免疫状态，如儿童、青少年、孕妇、老人等预后较差。

第六节　肾综合征出血热

汉坦病毒引起的一种由鼠类传播给人的自然疫源性急性传染病。临床以发热、休克、充血、出血和急性肾衰竭为主要表现。

病程分为发热期、低血压休克期、少尿期、多尿期和恢复期。

基本病变是毛细血管内皮肿胀、脱落和纤维素样坏死。

第七节　狂犬病

由狂犬病病毒侵犯中枢神经系统引起的一种人兽共患病。临床表现为特有的狂躁、恐惧不安、怕风、流涎和咽肌痉挛。其特征性症状是恐水现象，故又名"恐水症"。

临床表现可分为前驱期、兴奋期和麻痹期。

病理学特征：神经细胞胞质内见到嗜酸性病毒包涵体，即内基小体。

第八节　性传播疾病

一、概述

性传播性疾病（STD），亦称性病，是指通过性接触而传播的一类疾病。

二、淋病

1. **概念**　淋病是由淋球菌引起的急性化脓性炎，是最常见的 STD。

2. **累及部位**　病变主要累及泌尿生殖系统。

3. **多发年龄**　多发生于 15~30 岁年龄段，以 20~24 岁最常见。

4. 主要传播途径 成人几乎全部通过性交而传染，儿童可通过接触患者用过的衣、物等传染。

5. 病因和发病机制

（1）淋球菌属奈瑟菌属，为氧化酶阳性、有菌毛、荚膜和耐药质粒的革兰阴性双球菌，碱性美蓝染色呈深蓝色。

（2）细菌有极强的传染性，患者及无症状的带菌者是本病的主要传染源。

6. 病理变化

（1）病变特征 ①化脓性炎症伴肉芽组织形成；②纤维化。

（2）主要累及男、女泌尿生殖器官，对柱状上皮和移行上皮有特别的亲和力。

（3）淋球菌侵入泌尿生殖道上皮包括黏附和侵入两个步骤。

（4）在感染的第2~7天，尿道和尿道附属腺体呈现急性卡他性化脓性炎，黏膜充血、水肿，并有黏液脓性渗出物自尿道口流出。

男性的病变从前尿道开始，可逆行蔓延到后尿道，波及前列腺、精囊和附睾。

女性的病变累及外阴和阴道腺体、子宫颈内膜、输卵管及尿道。少部分病例可经血行播散引起身体其他部位的病变。

（5）急性炎症之后伴随着肉芽组织修复和瘢痕形成，可导致受累及组织发生结构和功能的持久性损伤。

（6）慢性者淋球菌可长期在病灶潜伏，形成以显著浆细胞浸润的慢性炎症，并反复引起急性发作。

7. 临床病理联系

（1）男性患者 在感染早期主要表现为：①尿痛；②尿频；③尿道口流出白色黏液样脓性物。

（2）女性患者 在感染早期可无症状或仅有尿痛、下腹痛和阴道脓性排出物。

未经治疗者，感染上行蔓延可引起相应的临床表现，如引起的慢性输卵管炎可因瘢痕形成而导致女性不育，并增加异位妊娠的危险性。

如病变扩展到盆腔，引起盆腔器官广泛粘连，则形成所谓的盆腔炎性疾病，可导致女性不孕。

三、尖锐湿疣

（一）概述

1. 概念 尖锐湿疣是由人乳头瘤病毒引起的引起的性传播疾病（STD），主要累及生殖道上皮，呈现良性增生性疣状病变。

2. 好发人群 20~40岁的青壮年，老年人和小儿亦有发生。

（二）病因和发病机制

1. 潜伏期 通常为3周~8个月，平均约为3个月。

2. 传染源 主要为患者及无症状的带菌者，患病期3个月内传染性最强。

3. 传播途径 主要通过性接触传播直接传染，也可通过带有病毒的污染物或非性行为接触发生间接感染。

（三）病理变化

1. 好发部位 潮湿温暖的黏膜和皮肤交界的部位。

（1）男性常见于阴茎冠状沟、龟头、系带、尿道口或肛门附近。

（2）女性多见于阴蒂、阴唇、会阴部及肛周。

（3）可发生于身体的其他部位，如腋窝等。

2. 病变过程

（1）初起为小而尖的突起，逐渐扩大。

（2）淡红或暗红，质软，表面凹凸不平，呈疣状颗粒。有时较大呈菜花状。

（3）顶端可有感染溃烂，触之易出血。

（4）光镜下 表皮角质层轻度增厚，几乎全为角化不全细胞，棘层肥厚，有乳头状瘤样增生，表皮钉突增粗延长，偶见核分裂。散在或成群的凹空细胞较正常细胞大，细胞边缘常残存带状胞质。核增大居中，圆形、椭圆形或不规则形，染色深，核周胞浆空化或有空晕，可见双核或多核。真皮层可见毛细血管及淋巴管扩张，大量慢性炎症细胞浸润。

（四）临床病理联系

（1）尖锐湿疣病损多持续存在或反复发作，临床上可有局部瘙痒、烧灼感。约 1/3 可自行消退。

（2）由母婴之间传播而患病的婴幼儿易发生有潜在危险性的上呼吸道复发性乳头状瘤。

（3）有癌变可能。

四、梅毒

（一）概述

1. 概念 由梅毒螺旋体引起的慢性传染病，是 STD 中危害性较严重的一种。

2. 特点

（1）病程的长期性和隐匿性。

（2）病原体可侵犯任何器官。

（3）临床表现多样性。

（4）可隐匿多年而毫无临床表现。

（二）病因和发病机制

1. 病原体 梅毒螺旋体，又称苍白螺旋体。

2. 传染源 梅毒患者是惟一的传染源。

（1）早期梅毒患者，即第一、二期梅毒的皮肤、黏膜活动性病变中有大量梅毒螺旋体，有高度的传染性。

3. 传播途径

（1）病原体常在直接接触破损的皮肤或黏膜时才能进入机体。

（2）95% 以上经性交传播。

（3）少数可因输血、接吻、医务人员不慎受染等直接接触传播。

（4）先天性梅毒是由患病母体经胎盘传给胎儿所引起。

4. 发展过程

（1）机体免疫力的强弱决定受染后是痊愈、隐匿、抑或发展为晚期梅毒。

（2）病原体有很强的侵袭力，并有黏附组织和降低宿主免疫力的能力。

（3）宿主的免疫反应，可组织感染后形成硬性下疳。

（4）机体感染病菌后第6周血清出现特异性抗体及非特异性抗体，即反应素（reagin）。

（5）特异性抗体在补体参与下可将病原体杀死或溶解，并发挥调理素化作用。

（6）潜伏期：本病潜伏期为10~90天，通常约为3周左右。

（三）基本病理变化

1.增生性动脉炎及血管周围炎

（1）前者系指小动脉内皮细胞肥大、增生和内膜纤维化，使管壁增厚、管腔狭窄甚至闭塞。

（2）后者表现为周围血管性单核细胞、淋巴细胞和浆细胞浸润，浆细胞恒定出现是本病的特点之一。

（3）血管炎病变可见于各期梅毒。

2.树胶样肿　又称梅毒瘤。

（1）是梅毒的特征性病变，其形成可能与迟发型超敏反应有关。

（2）病灶呈灰白色，大小不一，小者仅见于镜下，大者达数厘米。

（3）因其质韧而有弹性，似树胶状，故称树胶肿。

（4）镜下结构颇似结核结节；中央为凝固性坏死，类似干酪样坏死，但坏死不彻底，弹力纤维染色可见组织内原有的血管轮廓，上皮样细胞和Langhans细胞较少，而有大量淋巴细胞和浆细胞浸润；外围为致密的纤维组织。

（5）树胶样肿后期可被吸收、纤维化，最后使器官变形，但绝少钙化，这又和结核结节截然有别。

（6）梅毒树胶样肿可发生于任何器官，最常见于皮肤、黏膜、肝、骨和睾丸。血管炎病变能见于各期梅毒，而树胶样肿则见于第三期梅毒。

（四）分类

1. 后天性梅毒 后天性梅毒分一、二、三期。一、二期梅毒称早期梅毒，有传染性。三期梅毒又称晚期梅毒，因常累及内脏，故又称内脏梅毒。

（1）第一期梅毒

①时间 梅毒螺旋体侵入人体后 3 周左右。

②病变 <u>下疳常为单个，直径约 1 cm；表面可发生糜烂或溃疡，溃疡底部及边缘质硬。</u> 病变多见于阴茎冠状沟、龟头、子宫颈、阴唇，亦可发生于口唇、舌、肛周等处。下疳经 1 个月左右多自然消退，仅留浅表的瘢痕，局部肿大的淋巴结也消退。

③临床状态 处于无症状的潜伏状态，但体内螺旋体仍继续繁殖。

④试验 于下疳表面的分泌物中，<u>镀银染色或免疫荧光染色可检见病原体。</u>

（2）第二期梅毒

①时间 下疳发生后 7~8 周。

②病变 <u>体内螺旋体又大量繁殖，并进入血液循环；淋巴结肿大以颈和腹股沟部最常见。</u>全身皮肤、黏膜广泛的梅毒疹和全身性非特异性淋巴结肿大。几周后梅毒疹可自行消退，再次进入无症状的静止状态。

③临床状态 呈典型的血管周围炎改变，病灶内可找到螺旋体。故此期传染性强。

④试验 梅毒血清反应阳性。

（3）第三期梅毒

①时间 常发生于感染后 4~5 年。

②病变特点 <u>累及内脏，特别是心血管和中枢神经系统。</u>特征性的树胶样肿形成。梅毒性主动脉瘤破裂常是患者猝死的主要原因。

③临床状态 病变常造成骨和关节损害，鼻骨被破坏形成马鞍鼻。长骨、肩胛骨与颅骨亦常受累。

④试验 <u>梅毒血清学非特异性抗体试验反应可转变为阴性，</u>但特异性抗体试验反应始终阳性。

2.先天性梅毒

（1）概念 先天性梅毒多发生于梅毒螺旋体感染2~5年间（即早期梅毒）的孕妇，其体内病原体数量最多，胎儿受染率最大。在胎龄2~3个月时，胎儿体内已有螺旋体存在，但病变只见于胎龄4个月以上的胎儿及嗣后出生的婴幼儿。

（2）早发性梅毒

①概念 是指胎儿或婴幼儿期发病的先天性梅毒，发病在2岁以内，包括死产和婴儿梅毒。

②特征 肺呈弥漫性纤维化，间质血管床减少而呈灰白色，故称白色肺炎。

③内脏病变 肝、脾、胰和心肌等脏器呈灰白色。

④骨骼病变 骨软骨炎、长骨骨膜炎伴有骨膜的新骨形成，胫骨前侧骨膜增生形成所谓马刀胫。

⑤眼部病变 眼脉络膜炎和脑膜炎。

（3）晚发性梅毒

①概念 发生在2岁以上幼儿的先天性梅毒。

②特征 牙和牙釉质发育障碍，门齿小而尖，切缘呈镰刀状缺陷，称为Hutchinson齿。

③内脏病变 与后天性梅毒第三期改变相似。

④骨骼病变 马刀胫。

⑤眼部病变 间质性角膜炎。

第九节　深部真菌病

（1）真菌致病作用与真菌在体内繁殖引起的机械性损伤及所产生的酶类、酸性代谢产物有关。

（2）常见的病理变化有：轻度非特异性炎、化脓性炎、坏死性炎、肉芽肿性炎。

（3）常见的深部真菌病主要有念珠菌病、曲菌病和隐球菌病。

第十七章　寄生虫病

第一节　阿米巴病

一、肠阿米巴病

1. **概述**　由溶组织内阿米巴寄生于结肠而引起的，因临床上常出现腹痛、腹泻和里急后重等痢疾症状，故常称为阿米巴痢疾。

2. **病因和发病机制**　成熟的四核包囊是阿米巴的传染阶段，而滋养体是致病阶段。

（1）感染途径　食入被包囊污染的食物和水而引起。

（2）发病机制　主要包括机械性损伤和吞噬作用、接触溶解侵袭作用、免疫抑制和逃避。

3. **病理变化及临床表现**　病变部位主要在盲肠和升结肠，其次为乙状结肠和直肠。

基本病变为组织溶解液化为主的变质性炎，以形成口小底大的烧瓶状溃疡为特点，可分为急性期和慢性期。

二、肠外阿米巴病

1. **阿米巴肝脓肿**　是阿米巴病最重要和最常见的并发症。肉眼观，脓肿内容物呈棕褐色果酱样，由液化性坏死物质和陈旧性血液混合而成。临床上，阿米巴肝脓肿主要为长期不规则发热，右上腹痛，肝大和压痛。

2. **阿米巴肺脓肿**　少见，大多数是由阿米巴肝脓肿穿过横膈直接蔓延而来。

3. **阿米巴脑脓肿**　极少见，往往是肝或肺阿米巴滋养体经血道进入脑而引起。

第二节 血吸虫病

一、病因及感染途径

血吸虫传播必须具备3个条件：即带虫卵的粪便入水，钉螺的孳生以及人体接触疫水。

二、基本病理变化及发病机制

（1）尾蚴引起的损害　可引起尾蚴性皮炎，入侵局部瘙痒的小丘疹。

（2）童虫引起的损害　可引起血管炎和血管周围炎，以肺组织受损最为明显，表现为肺组织充血、水肿、点状出血及白细胞浸润。

（3）成虫引起的损害　较轻。

（4）虫卵引起的损害　最主要的病变。虫卵主要沉着于乙状结肠、直肠和肝。成熟虫卵含成熟毛蚴，卵内毛蚴分泌可溶性虫卵抗原，从而引起特征性虫卵结节形成。

三、主要器官的病变及后果

（1）结肠　常累及全部结肠，以直肠、乙状结肠和降结肠为显著。肠黏膜反复溃疡和肠壁纤维化。临床上出现腹痛、腹泻等痢疾样症状。

（2）肝脏　病变主要在汇管区，以左叶更为明显。临床上常出现腹水、巨脾、食管静脉曲张等后果。

（3）脾脏　光镜下，脾窦扩张充血，窦内皮细胞及网状细胞增生，窦壁纤维组织增生而变宽。临床上可出现贫血、白细胞减少和血小板减少等脾功能亢进症状。

（4）异位血吸虫病　主要是肺和脑。

第三节　华支睾吸虫病

由华支睾吸虫成虫寄生在肝内胆管引起，俗称肝吸虫病。

一、病因及感染途径

人或动物食入未经煮熟的含活囊蚴的鱼或虾后，囊蚴经胃肠消化液的作用，在十二指肠内破囊而出。

二、病理变化和并发症

肝内胆管扩张是最突出的病变。重度感染可致胆管炎、胆囊炎、胆管结石、肝硬化、胆管上皮不典型增生等。

第四节　肺型并殖吸虫病

一、病因及感染途径

并殖吸虫成虫寄生在人及其他哺乳动物的肺内，虫卵主要随痰咳出或随痰吞咽后随粪便排出。

二、发病机制及基本病变

浆膜炎、组织破坏及窦道形成、囊肿、脓肿及纤维瘢痕形成。

三、主要脏器病变及临床表现

肺脏：胸痛、咳嗽、痰中带血。脑：儿童及青少年多见，病变多见于颞叶及枕叶。可有出血、软化及胶质细胞增生。

第五节 棘球蚴病

一、细粒棘球蚴病

可寄生于人体的任何部位，肝最为常见，其次为肺、肌肉、心、脾、肾、脑、骨、眼眶等少见。

二、泡状棘球蚴病

中间宿主主要为鼠类。主要寄生在肝脏，偶见于肺、脑。

第十八章
病理学常用技术的原理与应用

第一节 大体、组织和细胞病理学技术

一、大体观察

用肉眼或辅以放大镜、量尺等工具，对大体标本的病变性状进行细致的剖检、观察、测量、取材和记录。

二、组织病理学观察

最常用的染色方法是苏木素－伊红染色（HE）。

三、细胞病理学观察

采集病变处的细胞，涂片染色后进行观察和诊断。

第二节 组织化学与免疫组织（细胞）化学技术

一、组织化学

特殊染色，通过应用某些能与组织或细胞的化学成分进行特异性结合的显色试剂，定位地显示病变组织、细胞的特殊化学成分，同时又能保存组织原有的形态改变，达到形态与代谢的结合。

二、免疫组织化学与免疫细胞化学

利用抗原、抗体的特异性结合反应来检测和定位组织或细胞中的某种化学物质的一种技术。

第三节　电子显微镜技术

电子显微镜技术使病理学对疾病的认识从组织、细胞水平深入到细胞内超微结构水平，观察到了细胞膜、细胞器和细胞核的细微结构及其病理变化。

第四节　显微切割技术

显微切割技术的特点是可从构成复杂的组织中获得某一特定的同类细胞群或单个细胞，尤其适用于肿瘤的分子生物学研究。

第五节　激光扫描共聚焦显微技术

激光扫描共聚焦显微技术是将光学显微镜、激光扫描技术和计算机图像处理技术相结合而形成的高技术设备，主要部件有激光器、扫描头、显微镜和计算机等。能获得普通光学显微镜无法达到的分辨率。

第六节　核酸原位杂交技术

核酸原位杂交技术是将组织化学与分子生物学技术相结合以检测和定位核酸的技术。生物化学基础是 DNA 变性、复性和碱基互补配对结合。

第七节　原位聚合酶链反应技术

原位聚合酶链反应技术是将 PCR 的高效扩增与原位杂交的细胞及组织学定位相结合，在冷冻切片或石蜡包埋组织切片、细胞涂片或培养细胞爬片上检测和定位核酸的技术。

第八节　流式细胞术

流式细胞术是利用流式细胞仪进行的一种单细胞定量分析和分选的技术。

第九节　图像采集和分析技术

数字切片是指系统通过计算机控制自动显微镜移动，并对观察到的病理切片进行全自动聚焦扫描，逐幅自动采集数字化的显微图像。高精度、多视野、无缝隙自动拼图，拼接成一幅完整切片的数字图像。

第十节　比较基因组杂交技术

比较基因组杂交技术通过单一的一次杂交可对某一肿瘤全基因组的染色体拷贝数量的变化进行检查。

第十一节　生物芯片技术

生物芯片技术是近年来发展起来的生物医学高新技术，包括基因芯片、蛋白质芯片和组织芯片技术等。

第十二节　生物信息学技术

生物信息学技术是一门研究生物系统中信息现象的新兴交叉学科，涉及生物学、数学、物理学、计算机科学和信息科学等多个领域。